カラー口絵

- 本項「カラー口絵」は，本書本文中にモノクロ掲載した写真のうち，カラーで掲示すべきものを本文出現順に並べたものである．
- 図の下に当該写真の本文掲載ページを示した．

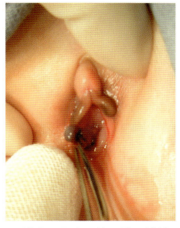

口絵①　子宮頚管原発の横紋筋肉腫

5か月女子．腟口から間欠性に腫瘍の脱出を認めた．

（p. 28　図 3）

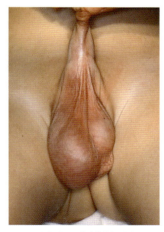

口絵②　右精巣腫瘍

（p. 30　図 7）

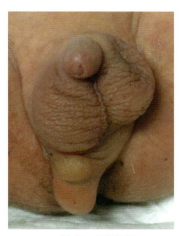

口絵③　副陰嚢

（p. 30　図 9）

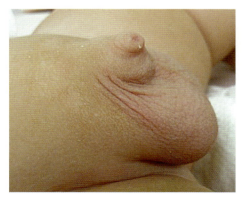

口絵④　埋没陰茎

（p. 30　図 10）

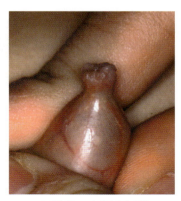

口絵⑤　小児の包茎

（p. 31　図 12）

i

カラー口絵

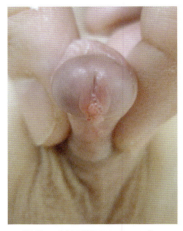

口絵⑥ 外尿道口のコンジローマ
（p. 31 図 13）

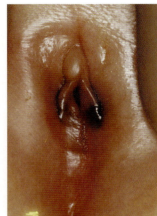

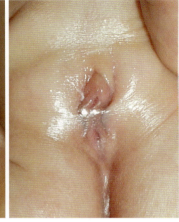

口絵⑦ 陰唇癒合
（p. 32 図 15）

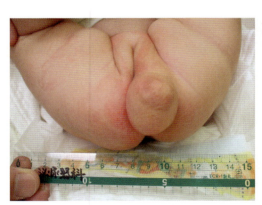

口絵⑧ 会陰部脂肪腫と副陰唇
（p. 33 図 17）

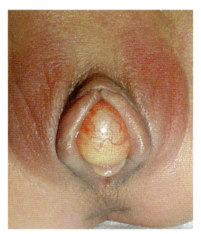

口絵⑨ 傍尿道口嚢胞
（p. 33 図 18）

カラー口絵

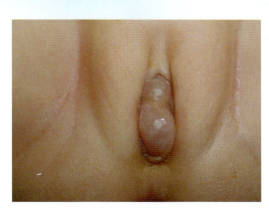

口絵⑩ 処女膜閉鎖
（p. 33 図 20）

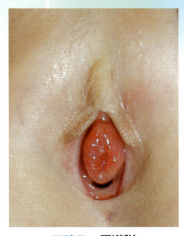

口絵⑪ 尿道脱
（p. 33 図 21）

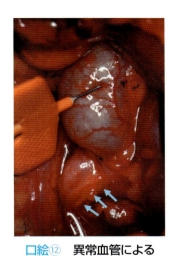

口絵⑫ 異常血管による
先天性水腎症

手術時所見．術前造影に一致する部位
（矢印）に異常血管による圧迫を認めた．
（p. 68 図 4）

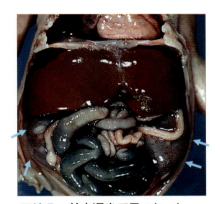

口絵⑬ 羊水過少で見つかった
ARPKD

剖検所見：両側腎の著明な腫大（矢印）．
（p. 74 図 16）

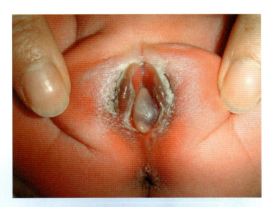

口絵⑭ 新生児女子，腟開口尿管による陰唇間
囊胞（Gartner duct cyst）

陰唇間から囊胞（Gartner duct cyst）が突出．
（p. 100 図 50）

カラー口絵

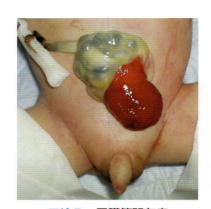

口絵⑮　尿膜管開存症
p. 108 図 67 症例の出生時の写真.
（p. 108 図 68）

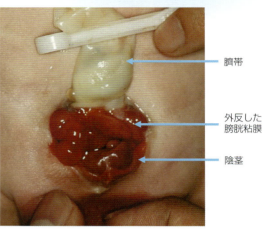

口絵⑯　男子・膀胱外反症
（p. 110 図 73）

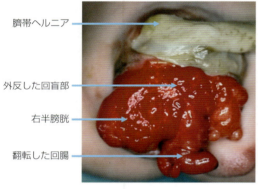

口絵⑰　総排泄腔外反症
（p. 116 図 80）

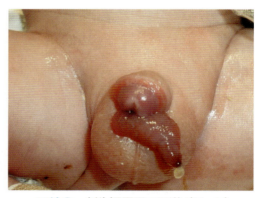

口絵⑱　新生児男子の尿道ポリープ
（p. 129 図 102）（上仁数義先生ご提供）

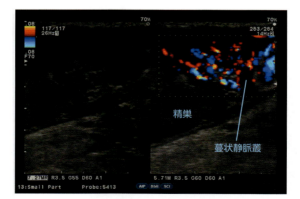

口絵⑲　精索静脈瘤症例の超音波所見
精巣頭側の蔓状静脈叢が怒張している様子が観察される.
（p. 155 図 8）

カラー口絵

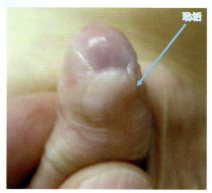

口絵⑳　包皮と亀頭は癒着
(p. 156 図 2)

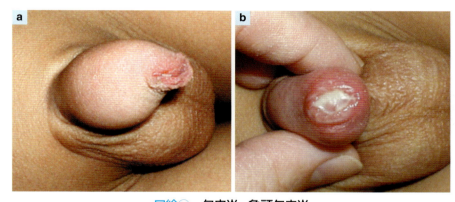

口絵㉑　包皮炎，亀頭包皮炎
a：陰茎全体の発赤腫脹　b：包皮と亀頭の間から膿汁排出
(p. 157 図 3)

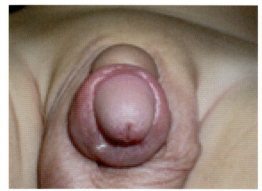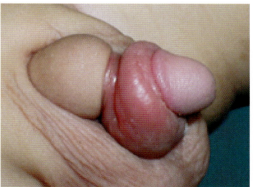

口絵㉒　嵌頓包茎
(p. 158 図 5)

v

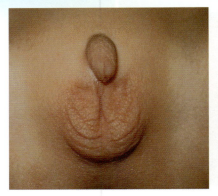

口絵㉓　マイクロペニス：SPL 2 cm
(p. 169 図 20)

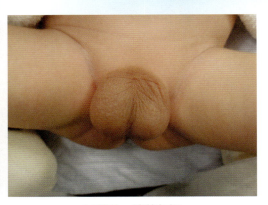

口絵㉔　陰茎欠損
(p. 169 図 21)

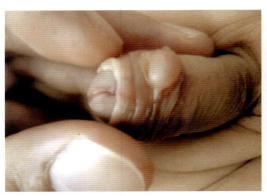

口絵㉕　縫線囊胞
(p. 170 図 22)

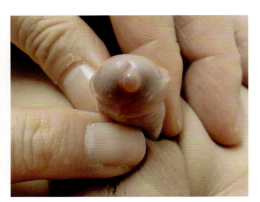

口絵㉖　傍外尿道口囊胞
(p. 170 図 23)

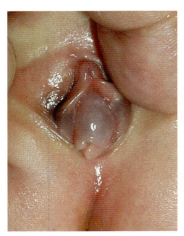

口絵㉗　尿管瘤の脱出
1か月女子．膣口は視診上識別できる．
(p. 173 図 7)

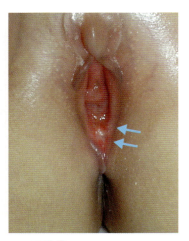

口絵㉘　perimeal groove
1歳女子．膣前庭部が肛門側にかけて裂けてみえる．
(p. 174 図 8)

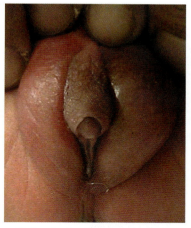

口絵㉙ 混合型性腺異形成新生児の外性器所見

女子としては陰核にあたる部位は大きく肥大し，陰茎様に見え，腟が存在する場合も未分化な尿生殖洞が残存しており，外尿道口と腟口は区別できないことが多い．陰唇は癒合して陰囊様の外観を呈する．男児としては高度尿道下裂のかたちをとり，二分陰囊や停留精巣を合併して女性化が強い．

（p. 183 図 12）

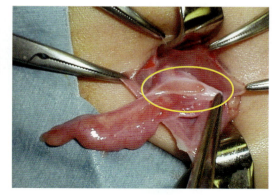

口絵㉚ 右索状性腺の肉眼像

性腺は鼠径部にあり，卵管様の付属器を伴っている．

（p. 183 図 13）

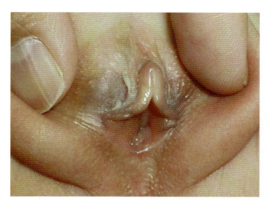

口絵㉛ 完全型アンドロゲン不応症の外陰部所見

（p. 185 図 14）

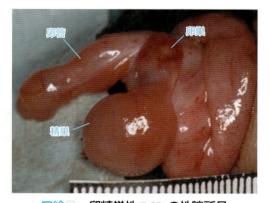

口絵㉜ 卵精巣性 DSD の性腺所見

両側ともに，陰囊内に薄い白膜に包まれた精巣様構造と小さな卵巣様構造を認める．

（p. 185 図 16）

カラー口絵

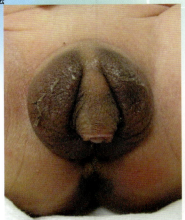

口絵㉝　**先天性副腎過形成：日齢2の外性器**
陰核は腫大しており，陰唇や肛門の色素沈着が著しい．
（p. 187　図19）

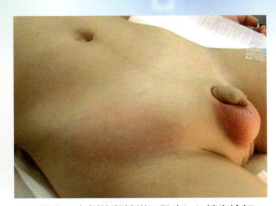

口絵㉞　**右側停留精巣に発症した精索捻転**
右鼠径部と陰嚢部の発赤を認める．右陰嚢内に精巣は触知されない．
（p. 209　図3）

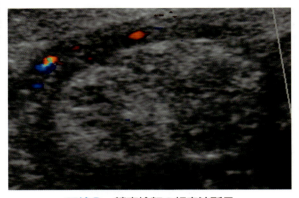

口絵㉟　**精索捻転の超音波所見**
カラードプラでは，精巣内に血流は確認されない．発症から時間が経過しており，内部エコー像は不均一である．
（p. 210　図4）

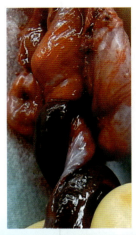

口絵㊱　**精索捻転（鞘膜内捻転）**
精索は720°内旋していた．精巣の温存は不可能だった．
（p. 210　図5）

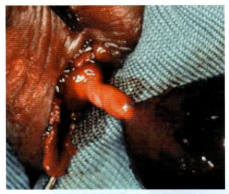

口絵㊲　**新生児精巣捻転**
精索は鞘膜外で捻転している．
（p. 217　図11）

泌尿器科医,小児外科医,小児科医も使える

小児泌尿器疾患
診療ガイドブック

編集 **島田憲次** 大阪府立母子保健総合医療センター泌尿器科

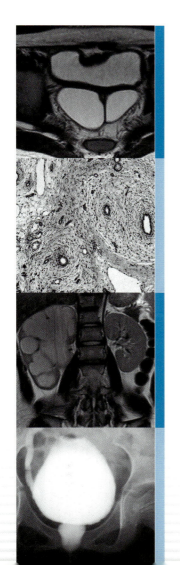

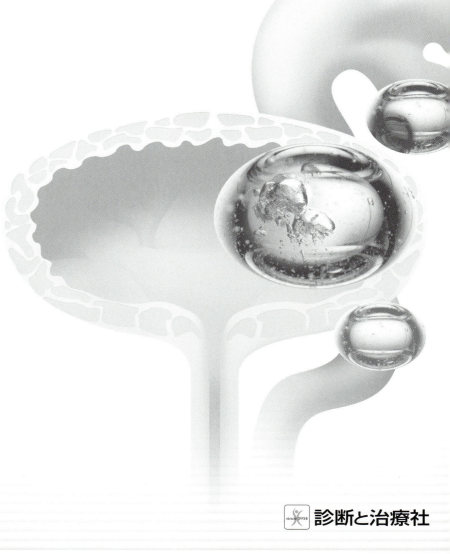

診断と治療社

執筆者一覧

● 編　集
島田憲次　　　　大阪府立母子保健総合医療センター泌尿器科

● 執　筆（五十音順）
相野谷慶子　　　宮城県立こども病院泌尿器科
井手迫俊彦　　　鹿児島大学医学部泌尿器科
岡本伸彦　　　　大阪府立母子保健総合医療センター遺伝診療科
鬼武美幸　　　　広島大学病院小児外科
鬼塚千衣　　　　宮崎大学医学部泌尿器科教室
小原　崇　　　　秋田赤十字病院泌尿器科
川越真理　　　　小林市立病院泌尿器科
黒川哲之　　　　福井大学医学部泌尿器科
小林憲市　　　　滋賀医科大学泌尿器科学講座
佐保美奈子　　　大阪府立大学大学院看護学部看護学研究科
島田憲次　　　　大阪府立母子保健総合医療センター泌尿器科
上仁数義　　　　滋賀医科大学泌尿器科学講座
東田　章　　　　守口生野記念病院泌尿器科
内藤泰行　　　　京都府立医科大学泌尿器外科学教室
松井　太　　　　大阪府立母子保健総合医療センター泌尿器科
松尾規佐　　　　大阪府立母子保健総合医療センター看護部
松本成史　　　　旭川医科大学腎泌尿器外科学講座
松本富美　　　　大阪府立母子保健総合医療センター泌尿器科
矢澤浩治　　　　大阪府立母子保健総合医療センター泌尿器科
山内勝治　　　　近畿大学医学部奈良病院小児外科
米倉竹夫　　　　近畿大学医学部奈良病院小児外科

序　文

　小児泌尿器科の手ごろな教科書を書かないか，とのお話をいただいたのは，この7月に発行の運びとなった「性分化疾患ケースカンファレンス」(小社刊)の編集が軌道に乗った頃でした．小児泌尿器科疾患は従来から，泌尿器科の1つの専門分野として泌尿器科医が対応すべしと日本泌尿器科学会が表明してきましたが，全国的にみると泌尿器科医のみならず，小児外科医も多数の症例に対応しているという現実を忘れてはなりません．

　わが国における小児泌尿器科の全国的な発展は，1977年に泌尿器科医と小児外科医とが共同で作り上げた小児泌尿器科勉強会が始まりでした．その後，小児泌尿器科研究会を経て1992年に日本小児泌尿器科学会が設立され22年が経ちますが，この20数年間の小児泌尿器科領域の発展には目覚しいものがあります．周産期泌尿器科の進歩，先天性泌尿・生殖器疾患に対する形成手術の確立と安定した手術成績，小切開・腹腔鏡手術によるさらに侵襲の少ない術式，Deflux注入療法の承認により選択肢が広がった膀胱尿管逆流(VUR)治療，外反症や総排泄腔遺残症など治療の困難な症例に対する挑戦，などの外科的側面に加え，性分化疾患や尿路再建術後の多職種による長期ケア，成人期への移行などが注目を集めております．

　このような最近の話題に加え，今回重きを置いたのは総論です．疾患ごとの各論でハウツーを知っていただくことも大切ですが，小児，とくに周産期から乳児期にかけての腎・尿路の生理的な発達を背景にして治療を考えていただきたい，との思いでページ数を多くいただきました．また，基本的な検査の落とし穴も参考にしていただければ幸いです．

　本書は泌尿器科医，小児外科医のみならず，小児科医，新生児科医，看護師，臨床心理士など他職種の皆様にも参考にしていただけるよう，画像やシェーマを多く載せました．各疾患の治療方針は，主として大阪府立母子保健総合医療センターで行っている方法を採りあげ，これまで当センターで苦労を共にした先生方や，小児外科疾患，看護・セクシュアリティー領域の御指導をいただいた先生方にも執筆をお願いしました．ここに改めて御礼申し上げます．

　最後になりましたが，画像のデジタル化を御担当いただいたMCの峯近様，本書発刊に全面的な御助力をいただきました，診断と治療社の日野秀規様，土橋幸代様，堀江康弘様に深謝いたします．

2014年12月　島田　憲次

Contents

カラー口絵 …………………………………… i
執筆者一覧 …………………………………… x
序文 …………………………………………… xi

I 総論：小児泌尿器疾患の特徴と診断へのアプローチ ………… 1

A. 腎・尿路機能の発達 …………………………………… 2
1. 胎児期，新生児・乳児期の腎・尿路の発育 ………… 2
   a. 腎・尿路の発生…2／b. 胎児腎機能の発現と尿量の変化…3／c. 腎血流量…3／d. 糸球体濾過量（GFR）…4／e. 尿細管機能…5／f. 新生児・乳児期の腎機能評価法…7／g. 胎児の腎機能を予測する方法…7
2. 排尿機能の発達 ………………………………… 8

B. 小児泌尿器の症状，徴候と診断へのアプローチ ………… 11
1. 問診，現症のとり方 …………………………… 11
2. 検尿と所見の読み方 …………………………… 12
   a. 採尿法…12／b. 膿尿(白血球尿)，細菌尿…13／c. 血尿…14／d. 蛋白尿…16
3. 排尿にかかわる症状 …………………………… 17
   a. 尿量の変化…17／b. 尿回数…19／c. 排尿痛…20／d. 排尿困難…20／e. 不随意の尿漏出…22
4. 発熱 …………………………………………… 24
5. 痛み：陰茎痛，腹痛，側腹部痛 ………………… 25
6. 帯下の異常 …………………………………… 27
7. 外性器の診察 ………………………………… 29

C. 画像診断 ………………………………………………… 35
1. 超音波検査 …………………………………… 35
   a. 腎・尿路系…35／b. 鼠径部，陰嚢内容…38
2. 排尿時膀胱尿道造影(VCUG) ………………… 40
3. 核医学検査 …………………………………… 42
4. MRU …………………………………………… 45
5. 排尿機能検査 ………………………………… 47

D. 小児泌尿器の周術期管理 ……………………………… 49

E. 泌尿器科異常を合併する先天異常症候群 ……………… 54
1. 概要と診断のプロセス ………………………… 54
2. 遺伝カウンセリング …………………………… 54

F. 保護者への説明 …… 57

II 各論：小児泌尿器疾患診療の実際 …… 59

A. 尿路感染症 …… 60

B. 腎・尿路の異常 …… 65
1. 先天性水腎症〔腎盂尿管移行部狭窄（PUJO）〕 …… 65
2. 囊胞性腎疾患（cystic renal disease） …… 71
3. その他の腎先天異常 …… 78
4. 膀胱尿管逆流（VUR） …… 80
5. 巨大尿管（原発性閉塞性巨大尿管） …… 91
6. 重複尿管，尿管開口部異常 …… 97
   a. 重複尿管…97 ／ b. 異所性尿管…98 ／ c. 尿管瘤…102
7. 膀胱の先天異常 …… 106
   a. 先天性膀胱憩室…106 ／ b. 尿膜管の異常…107 ／ c. 膀胱欠損，膀胱低形成…109 ／ d. 重複膀胱…109 ／ e. 先天性巨大膀胱…110 ／ f. 膀胱外反症…110 ／ g. 尿道上裂…115 ／ h. 総排泄腔外反症…116 ／ i. プルンベリー症候群（PBS）…118
8. 尿道の先天異常 …… 121
   a. 後部尿道弁…121 ／ b. 前部尿道弁（尿道憩室）…124 ／ c. その他の尿道の異常…125
9. 神経因性膀胱 …… 131
10. 機能的排尿異常（昼間尿失禁，尿路感染症，便秘） …… 136
11. 夜尿症 …… 140

C. 陰囊，陰囊内容の異常 …… 143
1. 停留精巣，非触知精巣，移動性精巣（遊走精巣） …… 143
   a. 停留精巣…143 ／ b. 非触知精巣…146 ／ c. ホルモン療法…147 ／ d. 移動性精巣…147 ／ e. 最新の停留精巣ガイドライン（AUA guideline 2014）から…148
2. 陰囊水腫（精巣水腫），精索水腫（精索水瘤） …… 149
3. 陰茎前位陰囊，二分陰囊 …… 151
4. 異所性陰囊，副陰囊 …… 153
   a. 異所性陰囊…153 ／ b. 副陰囊…153
5. 精索静脈瘤 …… 154

D. 陰茎の異常 …… 156
1. 包茎とその合併症 …… 156
2. 尿道下裂，陰茎彎曲症 …… 160
3. その他の異常 …… 167
   a. 埋没陰茎…167 ／ b. マイクロペニス…169 ／ c. 陰茎欠損…169 ／ d. 縫線囊胞…170 ／ e. 傍外尿道口囊胞…170

E. 女子外陰部の異常 …… 171
1. 陰唇癒合 …… 171
2. 陰唇間腫瘤（interlabial mass） …… 171
   a. 尿道脱…171 ／ b. 傍尿道囊腫（paraurethral cyst）…172 ／ c. 処女膜閉鎖，過形成…173 ／ d. その他…173

3. perineal groove ········ 174

F. 性分化疾患（DSD） ········ 175
1. 性分化疾患の基礎 ········ 175
2. 代表的な性分化疾患 ········ 182
   a. 染色体異常によるDSD…182／b. 46,XY性分化疾患…184／c. 46,XX性分化疾患…185

G. 小児の腎尿路・性器腫瘍 ········ 189
1. 腎, 副腎の腫瘍 ········ 189
   a. 腎芽腫（wilms腫瘍）…189／b. 神経芽腫…192
2. 横紋筋肉腫（RMS） ········ 196
3. 精巣腫瘍 ········ 201

H. 尿路結石症 ········ 205
1. 小児尿路結石 ········ 205

I. 緊急を要する小児泌尿器疾患 ········ 208
1. 急性陰嚢症 ········ 208
   a. 精索捻転…208／b. 精巣上体炎…212／c. 精巣付属器捻転（精巣垂捻転, 精巣上体垂捻転）…213／d. 鼠径ヘルニア嵌頓…214／e. その他の急性陰嚢症…214
2. 新生児における泌尿器科緊急 ········ 215
3. 外傷 ········ 218

J. 鎖肛, 総排泄腔遺残, 尿生殖洞奇形 ········ 221
1. 鎖肛・直腸肛門奇形（anorectal malformation, imperforate anus） ········ 221
2. 総排泄腔遺残（patent cloacal anomaly） ········ 227
3. 泌尿生殖洞奇形 ········ 229

索引 ········ 230

✏ Column!
胎児診断と胎児治療 ········ 38
腹腔鏡手術の周術期管理 ········ 53
UTIの危険因子と自然防御機構 ········ 63
先天性尿路通過障害による腎の変化 ········ 70
逆流性腎症（RN） ········ 88
中部尿管狭窄 ········ 96
逆流性巨大尿管（refluxing megaureter） ········ 96
二分脊椎の排便管理 ········ 135
妊孕性改善を目的とするホルモン治療 ········ 149
包皮の生物学的・生理学的な意味合い ········ 159
嵌頓包茎 ········ 160
先天性副腎過形成女子のセクシュアリティ ········ 187
JRSGプロトコール ········ 200

第1章

I　総論：小児泌尿器疾患の特徴と診断へのアプローチ

A. 腎・尿路機能の発達

B. 小児泌尿器の症状，徴候と診断へのアプローチ

C. 画像診断

D. 小児泌尿器の周術期管理

E. 泌尿器科異常を合併する先天異常症候群

F. 保護者への説明

A. 腎・尿路機能の発達

1. 胎児期，新生児・乳児期の腎・尿路の発育

a. 腎・尿路の発生

　ヒトの腎発生ではまず魚類の腎にあたる痕跡的な前腎が生じ，次いで在胎4週頃から両生類の腎とされる中腎が形成される．中腎では糸球体が形成され，中腎管を介する尿の排出もみられるが，8週頃から退化を始め，16週までにはほぼ消失する．5週頃に中腎管（Wolff管）から発生した尿管芽とその背側の後腎組織とが，互いにRET-GDNF-GFRなどの分子生物学的シグナルを放出し，腎組織が形成される．尿管芽は尿管，腎盂腎杯，そして集合管を形成する．後腎組織からは糸球体，尿細管（いわゆるネフロン）が分化する．胎児の成長に伴い腎は相対的に頭側に移動する（腎の上昇）とともに，腹側（前方）を向いていた腎門部は90°内側に回転する．このように尿管芽と後腎組織の相互作用と，その後の分化・発育障害により，さまざまな腎尿路形成不全が生じる（図1）．

　膀胱は後腸終末部および膀胱の原基である総排泄腔から発生する．胎生6週頃には頭側から発育を始める泌尿直腸隔膜により，前方の泌生殖洞と後方の直腸・肛門に二分される．前者は膀胱および尿道となる．中腎管から発生した尿管芽尾側は7週頃に尿生殖洞に吸収され，さらに頭外側に移動して尿管口として開口する．この尿管芽尾側が移動した部位が後部尿道，膀胱頸部，膀胱三角部となり，いずれも中胚葉性由来組織である．膀胱上皮は内胚葉由来であり，膀胱壁とそれらの周囲

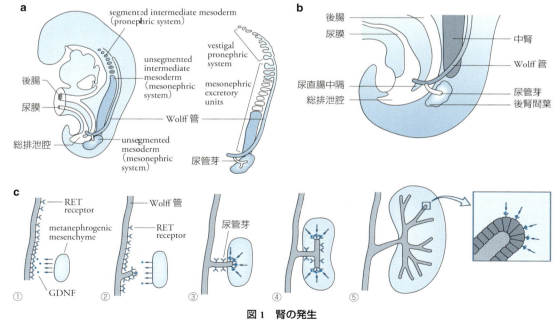

図1　腎の発生
a：前腎，中腎，後腎の発生．b：後腎，中腎管（Wolff管），総排泄腔．
c：尿管芽と後腎組織の分子生物学
　①未分化な後腎芽組織からligand（GDNF）分泌する．
　②この刺激（GDNF）により，Wolff管上のC-Ret receptorがリン酸化を受け活性化される．
　③これによりWolff管から尿管芽が発生する．
　④，⑤糸球体の発育．

は間葉組織から形成される．上皮細胞からの誘導により，間葉組織から平滑筋が分化する．その情報伝達経路として，上皮細胞増殖因子(sonic hedgehog：Shh)や平滑筋への分化を調節するBMP4(bone morphogenetic protein 4)などが研究対象となっている．

腎の主たる働きは生体の内的環境である細胞外液(extracellular fluid：ECF)の量とその組成を維持すること，つまり恒常性(homeostasis)を保つことであり，ECFのわずかな変化を敏感に察知し，尿の排出量とその組成で生じた変化を補うことにある．体液の恒常性を保つという腎機能の面からその発達をみると，ヒトでは胎児期，新生児・乳児期と成人とではかなり明瞭な違いがみられる．胎児期には胎盤が体液の恒常性を保つ働きを果たしているため，この時期の腎には成人にみられる機能がまだ備わっていないと誤解されることもあった．しかし，最近の周産期医学の発展に伴い，その対象となる先天性腎尿路疾患の病態発生が胎児期までたどられ，出生までにすでに腎機能および尿路動態のうえでさまざまな変化や障害が進行しているとの理解が進んでおり，このような先天性疾患に対する治療方針を考え直す必要が出ている．

b. 胎児腎機能の発現と尿量の変化

胎児における尿の排泄は，中腎からはすでに在胎7週頃に始まっているが，後腎からは在胎9〜12週から始まるとされている．在胎週数に伴う尿量の変化は図2に示されるように，在胎20週頃には5 mL/時であるが30週を超えると急速に尿量が増加し，出生近くになると50 mL/時あるいはそれ以上にも達し，糸球体濾過量の実に20〜25%の尿を排出していることになる．胎児が常に羊水を飲み込み，消化管から吸収して成長するため，羊水量の維持にはこのような大量の尿が必要と考えられている．出生と同時に児は羊水中から飛び出し，またECFの供給源であった胎盤から切り離され，"dry world"のなかで腎は水分と電解質を再吸収する臓器へと変身することになる．

出生直後の新生児の尿量は腎機能障害の診断に最も役立つ指標であり，初尿が遅れることも腎機能障害の徴候となる．早産児では正期産児に比べて一般に初尿の時期が早いといわれている．また，出生時の在胎週数にかかわりなく，ほとんどの新生児で24時間以内に初尿がみられるため，この期間を越えて初尿が得られない場合には腎機能障害を疑う必要がある．尿量を決定する因子には水分バ

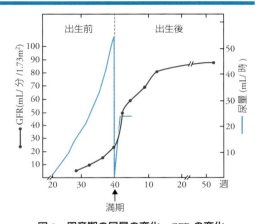

図2　周産期の尿量の変化，GFRの変化
出生近くになると30〜50 mL/時，つまり1,200 mL/日と成人なみになる．

ランスと溶質負荷，尿濃縮力などがある．正常の栄養補給が進むと，溶質負荷としては毎日7〜15 mOsm/kgが得られることになり，尿濃縮力として500 mOsm/kgが備わった新生児では，溶質バランスを保つために最低1 mL/kg/時の尿量が必要となる．急性腎不全では溶質のプラスバランスが進行するため，新生児の乏尿の定義は「尿量1 mL/kg/時以下」が一般に受け入れられている．

c. 腎血流量

成人の腎血流量は心拍出量の20%，約1,200 mL/分であるが，胎児腎では成人に比べて体重当たりの腎重量比が大きいにもかかわらず，腎は心拍出量の2〜5%を受けるのみである．ちなみにこの時期には，心拍出量の40〜60%が胎盤を循環している．胎児期の腎血流量は少なく，在胎28週では10 mL/分/m²，出生直前では36 mL/分/m²との報告がみられる[1]．また，このように腎血流量が

少ない理由は腎内の血管抵抗が高いためで，レニン・アンジオテンシン・アルドステロン系やバソプレッシン，心房性ナトリウム利尿ペプチド（atrial natriuretic peptide：ANP），キニン系，あるいは交感神経系の関与が推測されている．

臍帯血流の遮断により血管抵抗の低かった胎盤が除去されるため，体血圧の上昇，肺の拡張などが短時間のうちに起こる．左室の心拍出量は胎児期の約2倍に増加し，体循環血液量が増え，腎血流量は2週目には出生時の2倍になる．腎内血流分布にも変化がみられ，胎児期の髄質近傍中心から皮質部にも均等に分布されるようになる．この腎内血流の再分布パターンは糸球体の形態的成熟過程，とくに皮質部の内層，中間層，そして表層の糸球体サイズの変化と相関してみられる（図3）[2]．

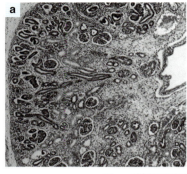

図3 胎児の腎組織と糸球体サイズの変化
a：在胎18週，皮膜下糸球体は未熟なS-shape，髄質近傍には成熟糸球体．
b：糸球体サイズの変化．
（Fetterman GE, et al.：The growth and maturation of human glomeruli and proximal convolutions from term to adulthood：studies in microdissection. *Pediatrics* **35**：601-609, 1965）

d．糸球体濾過量（GFR）

ヒト胎児の糸球体濾過量（glomerular filtration rate：GFR）値はほとんど報告されていないが，在胎34週を過ぎると週数に比例して増加すると考えられている．在胎30週以前の早産児ではGFRは10 mL/分/1.73 m²以下であるが，正期産児のGFRは20〜30 mL/分/1.73 m²，1か月では約50 mL/分/1.73 m²となる．その後は急速に増加し，1歳半から2歳で成人と同じ機能を獲得する．このようなGFRの増加には，糸球体での濾過面積の増加と腎内血流分布の変化が大きく関与している．特に糸球体毛細血管網の発達は著しく，その表面積はこの時期に20倍から25倍にも増加しており，これによる濾過面積の増加がGFR増加の85%を占める[3]，と述べられている．これに加え，出生後の腎内血流分布の変化により，数として圧倒的に多い表層部ネフロンの機能が成熟し，腎全体のGFRが増加することになる．

新生児期のGFRは主として血管収縮作用のあるアンジオテンシン（AT）-IIと血管拡張作用のあるプロスタグランジン（prostaglandin：PG）との拮抗作用によって調節されている（図4）．AT-IIは糸球体毛細血管圧（GCP）を維持するために，輸入細動脈よりむしろ輸出細動脈を主に収縮させている．このため，AT-変換酵素阻害薬（angiotensin converting enzyme inhibitor：ACE-I，カプトプリル）を投与するとPGの作用が強調され糸球体毛細血管圧は低下し，GFRは著明に減少する[4]．一方，PG合成阻害薬として作用するインドメタシンを母体に投与すると，胎児の糸球体輸入細動脈に対するAT-II作用が強調され，糸球体血流量（GBF）を減少させ，GFRを低下させる．このことは動脈管開存症（patent ductus arteriosus：PDA）などの心疾患をあわせもつ新生児・乳児の腎疾患治療の際に重要で，心疾患か腎疾患か，どちらを優先的に治療対象とするかをよく話しあう必要がある．しかし，この時期の血漿AT-II，レニン値は成人に比べて高値であるにもかかわらず，血管収縮に対する働きには不明な点が多く，むしろ尿細管におけるNa再吸収・Na保持，腎尿細管細胞の増殖に作用していることも推測されている．

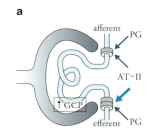 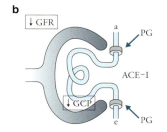 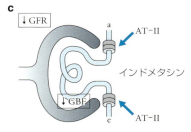

図 4　胎児から新生児への変化：GFR の調節

腎内で産生される vasoactive substance と GFR.
　a：普通の新生児腎糸球体
　b：ACE-I：主として efferent arteriole への AGT-II 作用抑制
　　　→糸球体の毛細血管内圧が低下→GFR 低下，腎血流量（RBF）増加
　c：インドメタシン：PG 作用を抑制
　　　→AGT-II の血管収縮作用が増強→GFR 低下，RBF 低下
GCP：糸球体毛細血管圧，GBF：糸球体血流量，RBF：腎血流量

e. 尿細管機能

　糸球体で濾過された尿（原尿）は近位尿細管，Henle 係蹄，遠位尿細管そして集合管を通過し，腎杯乳頭から尿路に排出される．尿細管機能としては体液量，電解質バランス，酸・塩基バランスの調節と窒素産生物の尿中への排泄が含まれる．胎児期の尿細管機能は糸球体での濾過機能とほぼ相関して成熟する（糸球体・尿細管バランス）．

● 尿濃縮力，希釈力

　尿濃縮力に関与する因子には Henle 係蹄上行脚の Na 再吸収能と Henle 係蹄の長さ，GFR，遠位尿細管と集合管での水透過性と同部における抗利尿ホルモン（antidiuretic hormone：ADH）に対する反応，尿素排泄量，vasa recta（直細動脈）での血流速度などがある．

　ヒト胎児では他の哺乳動物と同様に尿浸透圧は血漿に比べて低張（hypotonic）である．その理由の解明はいまだ十分ではないが，Henle 係蹄が短いことに加え，胎児では胎盤循環により尿素が除去されるため，腎髄質部での濃度勾配が成立しないことが 1 つの理由と考えられている．なお，尿中 Na，Cl は血漿に比べ低い値を示す．

　出生直後の新生児では尿濃縮力は 500～700 mOsm/L 程度を示し，3～6 か月後には成人と同じレベル（最大 1,500 mOsm/L）に達する．出生直後にはまだ尿濃縮力が低く，これは胎児期と同様に尿中に排泄される尿素濃度が低いことがその主たる理由と考えられている．この時期には，摂取される蛋白の大部分が身体成長に利用されるという anabolic な状態にあるため，血漿中の尿素濃度は低く，尿中に排泄される量も少ない．高蛋白食を摂取させた場合には尿中尿素が増加し，尿濃縮力が成人並みに上昇する[5]．その他，尿濃縮力が未熟な原因としては，循環血中の ADH 濃度は成人に比べて高値を示すにもかかわらず，集合管における ADH 感受性が低いこと，そして Henle 係蹄が短いことなどが重なっている．

　尿希釈力は新生児期から乳児期にかけて成人と同様（50 mOsm/L），あるいはさらに低張にまで希釈することができる．しかし，新生児・乳児期は GFR が低いため排泄可能な尿量も少なく，希釈力は成人と同等に備わりながら，水負荷に対しては弱い立場にある．

● Na 再吸収能

　尿細管機能の一般的な指標としては Na 再吸収能が用いられることが多い．Na 再吸収は Na^+/K^+-ATPase に依存し，成人ではその 65% が近位尿細管で行われるが，胎児期にはこの酵素活性が低いことに加え，近位尿細管が短く，また遠位尿細管でのアルドステロン感受性が低いことも加わり，Na 再吸収能は低い．尿中への Na 排泄分画（fractional excretion of Na：FENa）は妊娠中期では 5～10% と高値をとるが，その後は遠位尿細管による再吸収が代償的に働き，在胎 34 週を過ぎると 1% 程度と成人並みとなる[6]．そのため在胎 32～34

週以前の早産児ではFENaは高値をとり，母乳栄養のみでは著しいNa喪失から負のNaバランス状態となり，出生後2～3週から明らかとなる低Na血症を伴った脱水症に陥りやすい（未熟児のlate hyponatremia）．

正期産児においても新生児期早期にはFENa値の亢進を示すが，これは以前に考えられていたような糸球体・尿細管機能（G-T balance）の不均衡によるものではなく，胎児期から子宮外に生活の場を移す際に細胞外液量を減少させるという生理的な要求に従う現象ととらえられている．その後，細胞外液量の減少に伴い，FENa値は0.2～1.0%まで低下し，Naバランスは正となり著しいNa保持能を有することになる．これは成長に不可欠であり，成熟児では摂取Na量の約30%を保持している．近位尿細管では成熟腎と同様にGFRの増減と相関してNaの再吸収がみられる．遠位尿細管におけるNa再吸収も増加しており，その原因として血漿レニン値とアルドステロン値が成人の5～10倍の高値を示すことと関連があると考えられている．また，副腎からのコルチゾールもNa再吸収に関与する可能性が示されている．このように新生児ではNa貯留状態となりやすく，言い換えれば成熟した腎に比べるとNa負荷に対する排泄能力が劣っているため，臨床的には浮腫を生じやすい．

酸・塩基平衡

正期産児では血漿の重炭酸イオン（HCO_3^-）は平均19.5 mEq/L前後と低く，代謝性アシドーシスの状態にあるが，血漿pHは呼吸によるCO_2の排出により早期に補正される．尿pHは最初の1週間はアルカリ性であるが，2週目にはすでに成人同様のpH 5以下の尿を排泄できるようになる．早産児でも同様に代謝性アシドーシスとアルカリ尿を呈するが，その程度と持続期間は在胎週数が短くなるほど高度で，かつ長期にわたる[7]．重炭酸イオンの再吸収能はECF量により調節を受けており，胎児期・新生児期には尿細管が未熟であることに加えて，多量のECFが近位尿細管からの重炭酸イオン再吸収を抑制しており，代謝性アシドーシスの状態を助長している．出生後にはNa^+/K^+-ATPase活性の上昇などにより尿細管機能が成熟することに加え，ECFが減少することもHCO_3^-の再吸収増加に関与しており，その結果，血漿HCO_3^-の増加と血漿pHの上昇，そして尿pHの低下をきたす．

糖，アミノ酸再吸収

在胎30週以前の早産児では痕跡程度の尿糖がみられることもあるが，一般に胎児ではその形態的未熟性にもかかわらず糖の再吸収は完全に行われている[8]．これは，胎児・新生児における糖のT_{max}は成人に比べると低値ではあるが，T_{max}/GFR値でみると成人，新生児，そして妊娠後期の胎児ではほぼ等しいためと考えられている．しかし，早産児とくに在胎34週以前の新生児で経静脈栄養を続ける場合には注意が必要であり，尿細管機能が未熟なため尿中への過剰な糖排泄が起こり，浸透圧利尿のため脱水状態に陥りやすい[1]．

新生児期にみられる生理的なアミノ酸尿は，未熟な尿細管機能とくに近位尿細管でのNa^+/K^+-ATPase活性が低いことや，アミノ酸の種類によって尿細管での再吸収の機序が異なっていることも一因と考えられている．年齢とともにこのNa^+/K^+-ATPaseの活性と量的な変化が生じ，糖，アミノ酸の再吸収能が上昇する．

Ca代謝

新生児は出生を境に胎盤を介した母体からのCa供給を絶たれ，骨からのCa放出や腸管からのCa吸収，尿中へのCa排泄などによりCaレベルを自己コントロールする必要に迫られる．これには副甲状腺ホルモンやビタミンD，カルシトニン，血清P，酸・塩基平衡などが関与してくるが，なかでも副甲状腺ホルモンは新生児期には分泌不全を起こしやすく，低Ca血症をきたしやすい．血清Caが減少する結果，二次性に副甲状腺ホルモンが増加する．尿中Ca排泄の指標とされるspot尿でのCa/Cr比でみると，年長児では正常は0.2以下とされるのに比べ，母乳栄養の正期産児では0.4，早産児では0.8にまで上昇する[9]．新生児期の高Ca尿症の最大の原因は，早産児の呼吸窮迫症候群（respiratory distress syndrome：RDS）に使用されるフロセミドや副腎皮質ホルモンの大量投与で，これにより腎実質石灰化や尿路結石の危険が増加する．

f. 新生児・乳児期の腎機能評価法

● イヌリンクリアランス（Cinulin）

イヌリンは糸球体での濾過を受けるのみで，筋肉量の差や尿細管からの分泌の影響を受けないため，GFR を正確に測定するには理想的な薬剤であるが，わが国では入手がむずかしく，また採血の不便さや尿採取の問題があり，新生児・乳児では実際的ではない．

● 内因性クレアチニンクリアランス（CCr）

クレアチニンは糸球体で濾過されると同時に尿細管で再吸収され，かつ分泌もされる．CCr は簡便であるが採尿が困難であり，またこの時期のように GFR 値が生理的に低いときには CCr 値は実際の GFR より高く算出される．

● 血清クレアチニンと身長からの簡易算出法

多くの算出法が報告されているが，Schwarz の方法[10]が用いられることが多い．それによると，たとえば 1 歳から 12 歳の男児では，GFR＝0.55×身長（cm）/SCr，で計算される（SCr：血清クレアチニン値）．一方，児がそれより小さく正期産児の生後 1 週から 1 歳の間では，GFR＝0.45×身長（cm）/SCr，が用いられている．低出生体重児では絶対的筋肉量が少ないため，さらに低い k 値（0.33〜0.31）が適応される．しかし，いずれの算出法を用いても正常な腎機能をもつ小児ではほぼ正確な GFR が計算できるが，腎機能障害児では正確さに欠けると考えられている．

一方，生後 1 週間以内の新生児では母親の血清クレアチニンの影響を受けているため，このような算出法では GFR を知ることができない．現在，出生直後の GFR を推定する最も単純で信頼のおける指標は SCr の変動と考えられている．胎児期の SCr は胎盤循環のため母体のそれと同じ値であり，臍帯が離断されたのちは固有腎から余分の Cr は濾過される．SCr 値が胎児期の 1/2 となる期間は正期産児では約 1 週間とされている．この SCr 値の推移は出生前後の低酸素状態や使用薬剤により大きな差がみられるが，合併症のない新生児ではほぼ在胎週数に相関して減衰速度が一定している．われわれの施設で在胎週数別の新生児 SCr の動きを調べた結果が 5 である[11]．

なお，子宮内胎児発育障害では腎サイズが小さく，ネフロン数も少ないことが報告されており，将来の高血圧発症との関連性も推測されている．

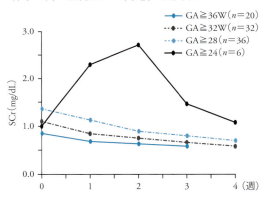

図 5　新生児期・在胎週数別の血清クレアチニン値（SCr）の変動

g. 胎児の腎機能を予測する方法

● 尿量

ヒト胎児の尿量を非侵襲的に測定するには，胎児超音波検査を用いて膀胱の拡張・収縮サイクルと膀胱容量を測定する方法が一般的である．胎児の尿量を左右する因子には子宮内胎児発育や，糖尿病のような母体の疾患が考えられている．

● 羊水量の測定

在胎 16 週以降になると羊水成分の大部分は胎児が排泄する尿からなっており，腎尿路異常を伴う胎児で羊水過少が認められる場合には，その胎児の腎機能が高度に障害されていることを意味している．羊水はまた，肺の発育にも重要な役割を果たしており，とくに妊娠中期から羊水過少を伴う胎児では，肺低形成のため児の生存は困難とされている．胎児の尿量は母体の脱水状態や利尿状態により大きく変化するため，極端な羊水過少以外では，羊水量の変動と腎機能の変化とは一致しない．

超音波所見

在胎30週を過ぎると，正常の胎児腎では皮質部と髄質部の内部エコーの差が明らかとなる．腎が発見できない場合や大小多数の囊胞がみられる多囊腎では腎機能は期待できないが，腎が描出されても皮質部に小囊胞が多数見られたり，実質全体のエコー輝度が高い場合にも不可逆的な腎障害，つまり異形成腎と考えられている．

尿化学

経子宮的に胎児の拡張した尿路（膀胱あるいは腎盂）から採取された尿を分析し，腎機能の予後と比較した成績によれば，予後良好群では尿中 Na＜100 mEq/L，Cl＜90 mEq/L，尿浸透圧＜210 mOsm/L，そして尿量は2 mL/時以上を示しており，胎児治療適応のための1つの指標と考えられている．胎児水腎症では数回の穿刺を続けると，尿成分に変化がみられることも示されている．正常胎児の尿中電解質濃度は在胎週数により違いがみられる．その他，尿中 Ca や β_2-MG が異形成腎あるいは尿路閉塞による腎障害の指標になると報告されている．

文献

1) Arant BSJr：Developmental patterns of renal function maturation compared in the human neonate. *J Pediatr* **92**：705-712, 1978
2) Fetterman GH, et al.：The growth and maturation of human glomeruli and proximal convolutions from term to adulthood：studies in microdissection. *Pediatrics* **35**：601-619, 1965
3) John E, et al.：Developmental changes in glomerular vasculature: physiologic implications. *Clin Res* **28**：450, 1980
4) Chevalier RL：Developmental renal physiology of the low birth weight pre-term newborn. *J Urol* **156**（2 Pt 2）：714-719, 1996
5) Edelmann CM, et al.：Renal concentrating mechanisms in newborn infants. Effect of dietary protein and water content, role of urea, and responsiveness to antidiuretic hormone. *J Clin Invest* **39**：1062-1069, 1960
6) Wladimiroff JW, et al.：A combined ultrasonic and biochemical study of fetal renal function in term fetus. *Eur J Obstet Gynecol Reprod Biol* **6**：103-108, 1976
7) Arant BS Jr：Renal disorders of the newborn infant. *Contemp Issues Nephrol* **12**：111, 1984
8) Robillard JE, et al.：Maturation of the glucose transport process by the fetal kidney. *Pediatr Res* **12**：680-648, 1978
9) Karlén J, et al.：Renal excretion of calcium and phosphate in preterm and term infants. *J Pediatr* **106**：814-819, 1985
10) Schwarz GJ, et al.：A simple estimate of glomerular filtration rate in children derived from body length and plasma creatinine. *Pediatrics* **58**：259-263, 1976
11) 島田憲次, 他：出生前診断された腎尿路異常症例に対する新生児期の尿ドレナージの適応．日泌尿会誌 **84**：479-484, 1993

（島田憲次）

2. 排尿機能の発達

膀胱の主要な働きはいうまでもなく尿をためること（蓄尿）と尿を出すこと（排尿）であり，これはすでに胎児の段階から行われている．しかし，出生直後の新生児の排尿機能はまだ未熟であり，出生後も徐々に排尿機能は成熟を続ける．

本項ではまず，胎児期の膀胱の発達について記載し，続いて出生以後の膀胱機能の発達について解説する．

胎児期の膀胱の発達

1) 膀胱容量の変化と神経支配

胎児膀胱は，発生段階の初期には容量も小さく，その容量の増加には尿の産生による膀胱の伸展が必要であることが，胎児に尿路変向を行った動物実験で示されている[1]．

ヒトの胎児膀胱容量は，超音波検査を用いた計測によれば，在胎28週頃には5 mLと小さく，以後，32週で10 mL，36週で23 mL，38週で28 mLと，胎児尿量の増加に伴い急激に増大する．

膀胱の自律神経による調節がどの時期に確立されるかは，ヒトにおいてはまだ不明であるが，ヒツジにおいては妊娠後期には自律神経による調節が行われていることが報告[2]されている．

2) 膀胱の発生における上皮，間葉の相互作用

膀胱平滑筋は間葉より分化するが，これは上皮の存在下でのみみられる現象であることが知られており，この相互作用はbasic fibroblast growth factorやアンジオテンシンIIなどが関与していると考えられている．一方，ラットの実験の結果，成人の上皮の存在下では平滑筋は誘導されない．

逆に，上皮の発生においても間葉の存在が必要であり，その際にもtransforming growth factor，keratinocyte growth factorなどが関与していると考えられている．

胎児期の上皮，間葉の相互作用は，このように膀胱の発生において重要な役割を果たしていると考えられている[3]．

出生後の膀胱の発達

1) 新生児，乳児の排尿機能

古くから新生児の排尿は脊髄反射によってなされていると考えられていた．すなわち，膀胱に尿が貯留することによる膀胱壁の伸展で，求心性の刺激が副交感神経を刺激し，膀胱の収縮と外尿道括約筋の弛緩を生じることで排尿が起こる，ということである．しかし近年では，この時期すでに大脳皮質による排尿反射に対する抑制経路が存在する，と考えられている．ただし，これは必ずしも随意的な排尿を意味するものではない．

しかし，新生児期の排尿機能はやはり未熟であり，それに伴いいくつかの特徴をもっている．まず，新生児期には排尿の回数が頻回であり，通常1日に20〜30回排尿することが知られている．さらに，排尿の中断がみられており，生後3か月時には33％の児でこの現象がみられる．これに伴い残尿も存在する．このような尿線の中断と残尿は，利尿筋と括約筋の協調不全によるものと考えられている．これらの所見は年長児や成人では当然ながら異常所見であるが，この時期には生理的なものと考える必要がある．

睡眠中に起こる排尿については，生後7か月頃まではよくみられ，3歳頃までに消失することが報告[4]されているが，一方では，排尿直前に覚醒が起こり，新生児期から睡眠中には排尿はほとんど起こらないという報告[5]もある．

正常な小児での膀胱内圧測定の検討では，新生児期においても不安定膀胱の所見はみられないと報告されている．しかし，少量の蓄尿で排尿が誘発される膀胱の過活動性と高圧排尿はみられており，生理的なものと考えられている．

以上に示した新生児期の膀胱機能の特徴をまとめると，正常児においても排尿の中断や残尿がみられ，膀胱内圧測定でも利尿筋括約筋協調不全や高圧排尿，膀胱の過活動性の所見がみられる．この時期においては，これらの現症は生理的なものと考える必要があり，膀胱内圧測定の結果を解釈するにあたっては注意が必要である．

2) 幼児期以降の排尿機能の発達

幼児期以降，膀胱容量は増大する．正常児における膀胱容量の正常値としては，

$$膀胱容量(mL) = 30 + (年齢 \times 30)$$

の計算式が知られており，小児期の膀胱機能を評価するうえでは極めて有用である[6]．膀胱容量が増大するのに伴い排尿回数も減少し，3歳時には2時間に1回程度となる．また，乳児期にみられる生理的な排尿の中断や残尿も2歳ごろには消失するといわれている．この時期に膀胱機能の成熟は一応の完成をみると考えてよい．

幼児期における排尿の最も大きな変化は，トイレトレーニングの確立である．随意的な排尿のコントロールは，多くの小児において2歳から3歳の間に確立することが知られている．したがって，この時期以降にも昼間の尿失禁が持続する場合には，なんらかの異常がある可能性を考慮する必要がある．

一方，睡眠中の尿失禁，すなわち夜尿については，膀胱機能の問題のみならず，夜間多尿や睡眠の深さなど多様な要因が関与している．これについては別項を参照されたい．

文献

1) Chun AL, et al.：Functional and pharmacological effects of ureteral diversion. *J Urol* **141**：403-407, 1989
2) Kogan BA, et al.：Lower urinary tract function in the sheep fetus：studies of autonomic control and pharmacologic responses of the fetal bladder. *J Urol* **141**：1019-1024, 1989
3) Baskin LS, et al.：Growth factors and stromal-epithelial interactions in the bladder. *Dialogues in Pediatric Urology* **20**：2-3, 1997

4) Jansson UB, et al.：Voiding pattern in healthy children 0 to 3 years old：a longitudinal study. *J Urol* **164**：2050-2054, 2000
5) Sillén U：Bladder function in healthy neonates and its development during infancy. *J Urol* **166**：2376-2381, 2001
6) Hjälmås K：Urodynamics in normal infants and children. *Scand J Urol Nephrol Suppl* **114**：20-27, 1988

〔東田　章〕

B. 小児泌尿器の症状，徴候と診断へのアプローチ

1. 問診，現症のとり方

　外来診療は子どもと保護者が診察室のドアを開け，中に入るときから始まる．初診時には，ほとんどの家族が不安，おそれ，疑いの目と，少しの期待をもって診察者を見ている，といっても過言ではないだろう．そのような家族にとって，医療者の与える第一印象は，その後の診察の進め方に大きな影響を与え，医療者の一言が5年後，10年後にも家族の心の中に残っていることを忘れてはならない．近年の医療機器の進歩はめざましいものがあるが，それらがいかに進歩しても，患者・家族からの訴えを正確に聴き取り，必要な事項を質問によって聴き出す技術，共感的な態度，そして的確な現症の把握は，今日でも診断・方針決定過程で最も重要なことには変わりがない（表1，2）．

● 問診

　自己紹介ののちに問診に入るが，小児を扱うときに他領域と異なるのが，病歴，訴えの聴取が本人から直接聴き出すのではなく，子どもと一緒に診察室に入った大人から聴くことになることである．ほとんどの場合は母親，父親であるが，祖父母のこともあり，また施設の方や，「知り合い」と名乗る人がついて来られることもある．子どもの病気は本人ならびに保護者にとっては全くプライベートな内容であり，あとあと問題が起こらぬよう同席者の確認は忘れてはいけない．主訴と病気の経過は保護者・同席者からの聴取になるため，その人たちの観察能力や表現力，intelligenceを考慮した補助的質問を出しながら，診察録（電子カルテ）に要点を記入する（表3）．

　既往歴は母親の妊娠経過，分娩方法，在胎週数，出生体重，アレルギーの有無，薬剤アレルギーを問い合わせる．主訴の症状がいつから始まったのか，特に尿路感染症と告げられたときの症状と検査結果，トイレトレーニングの有無，保育所に通っていれば「園の方針」も聞いておく．

　家族歴は，同席者の顔ぶれによっては聴き出すのを躊躇する雰囲気になることもあるが，この領域では家族性・遺伝性の疾患も多いため，兄弟，両親のみならず，広く血縁者に同じような病気の有無を問い合わせる習慣をつけておく．

● 他施設からの紹介

　最近は小児泌尿器科を直接受診されることはまれで，ほとんどが乳幼児健診や小児科受診の後に紹介される．「このような病気を扱っている病院へ……」という言い方をされる場合も多く，保護者はIT情報や病院のホームページ，家庭の医学書を見たうえで，告げられた病気についての知識と病院情報をあらかじめ調べていることが多い．そのため医師，特に若い医師に対しては懐疑的な質問を発することがあるが，それらの情報や他施設の意見を否定するのではなく，そこは冷静に医学的な立場から，その子にとってよい方法を提示し，わからないことは「わからない」とはっきり告げておく．

　最近は「紹介状がなければ受け付けません」と断る施設が多くなった．紹介医による診断が進んでいる経過中のものから，未診療で「～の疑い」との診療依頼状まで，さまざまな段階で紹介されてくる．しかしいずれの場合でも，紹介状の内容を自ら確認せずに，そのまま利用するのは問題がある．血液，尿検査所見は動かしがたいが，たと

表1　小児泌尿器科における病歴聴取，診察のポイント

保護者の確認
プライバシー，信頼関係
子ども，両親との関係を確立
泌尿器科的な症状，出生前・出生時の情報
その他の合併症
家族歴，社会的な側面
年齢を考慮した診察

表2　小児泌尿器科の診察で診断に至る情報の割合

病歴	80%
診察	15%
特殊検査	5%

表3 小児泌尿器科での病歴聴取の内容

基本姿勢	普通は他院,他科から紹介を受けているため,一般の小児科診療のようにすべての病歴を聞き出すことは不要.尿生殖器系に焦点を定め,さらに詳細に聞く
臨床症状	腹痛(側腹部,背部),排尿痛,血尿,尿失禁,排尿困難 陰嚢部痛,陰嚢腫脹 発熱,体重増加不良,便秘,嘔吐,疲れやすい
既往歴	出生時,出生前の情報 使用薬剤 妊娠歴,流産など (母親に責任を押しつけるような聴き方は避ける)
家族歴	尿路感染症(膀胱尿管逆流) 外性器異常(尿道下裂) 遺尿症
社会的環境	離婚 家庭内,学校でのストレス

表4 小児泌尿器科で診察すべき項目

腹部腫瘤	膀胱拡大,水腔症,水腎症,腎腫瘍
鼠径部	陰嚢水腫 精巣の触診:立位,坐位での診察 精巣サイズ:Tanner stage
陰茎	包皮の型,外尿道口の位置 埋没陰茎 micropenis
肛門の位置,腰仙部の観察	

えば腎核医学(RI)検査では数値のみを見るのでなく,原図からROI(region of interest,関心領域)の置き方,利尿薬負荷のタイミングを確かめ,総合解釈は独自に下すべきである.

他施設の診療過程で信頼関係が損なわれ,「セカンド・オピニオン」というかたちで意見を聞きに来られる,あるいは病院を変わるケースも多くなった.この場合にはさらに慎重な対応が必要で,あくまでその子どもにとって何がよりよいかを,保護者とともに考えましょう,という態度が必要で,終始,前医への論評は避けるべきである.

● 現症のとり方

物心ついた多くの子どもにとって,白衣を着た大人は,それまでの経験から恐ろしい,痛いことをする存在である.診察室に入るなり泣き出す子ども,入る前から泣いている子どももおり,子どもは親の緊張を敏感に感じとっている.まずは保護者との話でその場を柔らかくすることが大切で,介助する看護師の力は大きい.

● 視診,触診

泌尿器科的な問題が,先天異常症候群や精神運動発達遅延の一部分症状である可能性がある.訴えである局所の視診,触診だけでなく,顔貌,身体つき,四肢の動き,関節の硬さ,乳児期以降では診察室での行動を観察しておく(**表4**).腹部の触診では指先を使うより,手掌で軽く触れるほうが把握しやすい.そのときには,必ず子どもの表情を見ながら触るのがよい.泌尿器科的な問題は消化管,特に直腸の動きにも関連があるため,S状結腸から直腸にかけての触診は大切である.

鼠径部,外陰部,訴え別の現症のとり方については,「外性器の診察」(p.29)を参考にしていただきたい.

(島田憲次)

2. 検尿と所見の読み方

a. 採尿法

 尿の採取方法

検尿は,腎尿路疾患の診断において非常に重要であり,小児にとって苦痛の少ない検査であるので有用である.尿所見は,採尿法によって変化を受けやすいので,その特性を理解し,正確に評価する必要がある.おもな診断方法は,尿試験紙法と尿沈渣鏡検法である.採取方法は,採尿バッグ,自然排尿による中間尿採取(初尿および後尿を採取せず,排尿途中に採取した中間尿),カテーテル尿,恥骨上穿刺による経膀胱的採取尿がある.一般的にはトイレトレーニングが終了していない小

児は採尿バッグ，終了した年長児以降の小児は中間尿を採取する．

外尿道口を清拭し，早朝尿（起床時第一尿）を清潔なディスポーザブル紙やプラスチック製のコップに採取する．尿検体は採尿後速やかに検査する必要があるため，来院時採尿ができる子どもではそちらの方が望ましい．採尿バッグで採取した尿は，外陰部の細菌により偽陽性になりうることは留意する必要がある．不明熱の原因として尿路感染を疑って尿検査を行う場合は，外陰部細菌による汚染を除くために，尿道カテーテルによる採取や恥骨上穿刺による経膀胱的採取が望ましい．恥骨上穿刺による膀胱尿採取は，術者の手技習熟が必要であり，また小児にとって侵襲的な処置でありわが国では普及していないのが現状であるが，最も感度が高い方法である．超音波ガイド下で行うことで，恥骨上穿刺による経膀胱的採取は消化管損傷などの合併症を軽減でき，安全に施行可能であると報告されている．

尿試験紙法

尿試験紙法は簡便で結果が早い．検査まで時間を要する場合は尿を冷暗所に保存する．尿沈渣は，4時間以内に行う必要がある．その理由は赤血球，白血球，上皮細胞および円柱は時間とともに減少し，細菌と真菌は増加するためである．

尿試験紙法では，pH，比重，蛋白，潜血，ブドウ糖，ケトン体，ビリルビン，ウロビリノーゲン，亜硝酸塩，白血球が検出可能である．白血球反応は，白血球中のエステラーゼ活性により試験紙を呈色させる検査である．検出感度は10〜25個/μL（尿沈渣法で白血球5/HPFに相当）である．感度は48〜86％，特異度は17〜93％である．防腐剤としてホルマリンが添加された場合，偽陽性となる場合がある．高比重尿，抗菌薬（セファレキシン，ゲンタマイシン）の大量投与，尿糖で偽陰性となる場合がある．

亜硝酸塩は，尿中硝酸塩が細菌により還元された亜硝酸塩を検出する．この検査は尿中細菌を検出しており，特異度は58〜98％と高いが，感度は50％程度と低い．緑膿菌や腸球菌などの硝酸塩還元酵素を欠く細菌では陰性となる．尿の膀胱内停滞時間が4時間以内の場合は，亜硝酸塩への還元が十分でないために偽陰性になりうるので，生理的排尿回数の多い乳幼児では注意が必要である．

尿沈渣

尿沈渣は，10 mLの尿をスピッツ型遠心管に入れ，500 Gの遠心力で5分間遠心する．上清は捨て，ピペットで十分混和し，15 μLをスライドグラスへ積載し，カバーグラスを真上からかける．無染色での鏡検が基本であり，弱拡大で観察後，強拡大にする．強拡大では最低10視野を観察する．赤血球，白血球，上皮細胞，異型細胞，円柱，結晶，微生物が検出可能である[1]．

b. 膿尿（白血球尿），細菌尿

膿尿（白血球尿）

膿尿（白血球尿）は，尿沈渣（400倍）で毎視野5個以上の白血球を認める場合，と定義することが多い．膿尿の多くは尿中に細菌を認めるが，細菌尿を認めない無菌性膿尿も存在する．原因として，嫌気性菌，結核菌，マイコプラズマ，クラミジア，真菌のほか，ウイルスによる尿路感染，アレルギー性膀胱炎，尿路結石，異物，尿路悪性腫瘍などがある．また，糸球体腎炎活動期，川崎病や溶連菌感染などの発熱性疾患でも膿尿を認めることがある．

細菌尿

細菌尿は，中間尿の定量培養で細菌の種類を同定し，10^5 CFU（colony forming unit）/mL以上の単一細菌検出を有意と判断されることが多い．しかし，菌量が10^4 CFU/mLであっても臨床症状を有する尿路感染症が存在することが報告されている．CFUは，採取方法（採尿バッグ，中間尿，カテーテル尿，恥骨上穿刺による経膀胱的採取尿），利尿，培養までの保存条件（時間や温度）によって変化しやすいことを知っておく必要がある．採尿バッグで採取した尿は，コンタミネーションのために85〜99％が偽陽性になると報告されており，

尿培養結果が陰性の場合のみ信頼できる．したがって，不明熱の原因として尿路感染症を疑った際に，採尿バッグで採取した尿を試験紙法の亜硝酸塩試験や白血球エステラーゼ試験が陰性，尿沈渣で有意の白血球を認めない場合は，尿培養は必要ないと考える．一方，採尿バッグで採取した尿を試験紙法の亜硝酸塩試験や白血球エステラーゼ試験が陽性の場合や，尿沈渣で有意の白血球を認める場合には，カテーテルもしくは恥骨上穿刺による経膀胱的採取による尿沈渣の再検査と尿培養を提出するのが望ましい．

尿試験紙法による亜硝酸塩試験や白血球エステラーゼ試験，尿沈渣鏡検法による有意な白血球の存在，有意な細菌数の存在，これらの単独あるいは組み合わせによる尿路感染症診断の精度については，2011年にアメリカ小児科学会から報告[2]されている（表5）．

表5　尿検査法による感度と特異度

方法	感度（%）	特異度（%）
●尿試験紙法		
白血球エステラーゼ試験	83（67〜94）	78（64〜92）
亜硝酸塩試験	53（15〜82）	98（90〜100）
●白血球エステラーゼ試験もしくは亜硝酸塩試験		
どちらか陽性	93（90〜100）	72（58〜91）
●尿沈渣		
白血球	73（32〜100）	81（45〜98）
細菌	81（16〜99）	83（11〜100）
●白血球エステラーゼ試験，亜硝酸塩試験，尿沈渣		
いずれか陽性	99.8（99〜100）	70（60〜92）

 Kova Slide法

尿培養の結果が出るまでに数日かかることが多いため，ディスポーザブルの血球計算盤であるKova Slideを用いて，非遠沈尿中の白血球と細菌を鏡検する方法がある．この方法は迅速な検査が可能であり，膿尿に関して感度76.1〜79%，特異度71〜83.0%，細菌尿に関して感度86.6〜94.1%，特異度84.9〜87.5%と報告されている．Kova Slide（深さ0.1 mm）に非遠沈尿を1滴入れて100倍で鏡検する．1 mm×1 mmの大区画中の白血球数を算定することにより，0.1 μL当たりの白血球数を観察することになる．この大区画に1個以上の白血球を観察した場合，白血球10個/μLと考えられ膿尿と定義される．1/3 mm×1/3 mmの小区画中の細菌数を400倍で鏡検する．この小区画は0.1 μLを9で除した容量（0.011 μL＝約10^{-5} mL）に相当する．この小区画に1個以上の細菌を観察した場合，10^5/mL以上の細菌数となり有意な細菌量と定義される．

C．血尿

定義

血尿は，尿沈渣（400倍）で毎視野5個以上の赤血球を認める場合と定義される．検査には新鮮尿を用いることが原則である．時間の経過とともに尿中赤血球が溶血し，尿試験紙法と尿沈渣法での結果に解離が生じる可能性がある．尿試験紙法ではヘモグロビン尿やミオグロビン尿で陽性となり，血尿と鑑別できない．尿試験紙法はヘモグロビンのペルオキシダーゼ作用を利用しているため，還元作用のある物質，特に尿中に多量に排泄されやすいアスコルビン酸（ビタミンC）を多く摂取すると偽陰性となるので，検査前日の夜にはアスコルビン酸を多く含む食品の摂取は控えさせる．また，採尿前に激しい運動をすると血尿やヘモグロビン尿をきたすことがあるため，検査前の運動は控えさせる[3]．

肉眼的に尿が赤色や褐色であっても，ただちに肉眼的血尿と考えてはならない．セフジニル，リファンピシン，チペピジンヒベンズ酸塩などの薬剤で尿が赤色調となることがある．オムツのとれていない乳幼児では，オムツに尿酸塩やシュウ酸塩が付着し，オムツがピンク色やオレンジ色を呈することがある．検尿で血尿を否定し，尿中の尿酸塩やシュウ酸塩の存在を確認することが重要である．

 分類

血尿は，顕微鏡的血尿と肉眼的血尿に区別される．顕微鏡的血尿は，学校検尿や3歳児検尿の健診制度により偶然に発見される場合が多い．肉眼的血尿は，それを主訴として来院される．肉眼的

血尿は，その色調や出現時期からある程度は出血部位が推定できる．膀胱や尿道などの下部尿路出血では鮮紅色となりやすく，上部尿路からの出血では黒褐色となりやすい．排尿初期の血尿は前部尿道または前立腺部尿道由来，排尿終末期の血尿は膀胱頸部由来，排尿全血尿は膀胱や上部尿路由来と推定できる．

尿中赤血球形態は，均一赤血球である非糸球体型赤血球と変形赤血球である糸球体型赤血球に大きく分類され，出血部位が糸球体性か非糸球体性かの鑑別に有用である．変形赤血球は，異常糸球体基底膜を通過後に浸透圧とpHが変化し，障害されている尿細管上皮を通過することにより赤血球表面蛋白や基底膜蛋白が消失，融解されて形成されると考えられている．ドーナツ状，標的状，有棘状の形態をした不均一赤血球の存在は，糸球体性血尿の可能性が高い．

 原因

小児の血尿の原因疾患を表6に示す．

小児の血尿の場合，血尿の原因が特定できないことが少なくない．無症候性血尿の1/3から1/4の症例は，糸球体基底膜が菲薄であることを起因とする家族性良性血尿である．学校検尿で発見される無症候性顕微鏡的血尿の約半数は，1年以内に自然に消失し，長期的にはほとんどの症例で自然消失する．しかしながら，IgA腎症やAlport症候群などの進行性の慢性糸球体疾患の病初期には血尿が唯一の所見であり，徐々に蛋白尿が出現する場合があるので注意が必要である．Alport症候群では，難聴の有無や腎不全の家族歴の聴取も重要である．

高Ca尿症は，非糸球体性血尿の原因として頻度が高く，肉眼的血尿を伴うこともある．高Ca尿症の診断には尿Ca/Cr比が用いられる．尿Ca/Cr比は，7歳以上0.2未満，5〜7歳0.3未満，3〜5歳0.4未満，1〜3歳0.53未満，12か月以下0.8未満が正常範囲とされている[3]．尿中Ca排泄量は食事の影響を受けやすいので，繰り返し検査する必要がある．

nutcracker現象は，思春期の内臓脂肪の少ない，やせ形の小児に多く，非糸球体性血尿の原因の1つである．反復性に肉眼的血尿が出現し，左側の腰痛や精索静脈瘤を認める場合がある．左腎静脈

表6 小児の血尿の原因疾患

糸球体性疾患	家族性良性血尿（糸球体基底膜菲薄症候群）
	感染後急性糸球体腎炎
	慢性糸球体腎炎（IgA腎症，膜性増殖性糸球体腎炎，膜性腎症，急速進行性糸球体腎炎など）
	二次性慢性腎炎（ループス腎炎，紫斑病性腎炎，ANCA関連腎炎など）
	溶血性尿毒症症候群
	Alport症候群
	過度の運動
非糸球体性疾患	尿路感染症
	腎・尿路の奇形（水腎症，巨大尿管症，囊胞性腎疾患，異・低形成腎，膀胱尿管逆流など）
	高Ca尿症
	尿路結石
	尿路外傷
	腎梗塞
	腎血管奇形
	腎・尿路腫瘍（Wilms腫瘍，横紋筋肉腫）
	出血性膀胱炎
	nutcracker現象

ANCA（antineutrophil cystoplasmic antibody；抗好中球細胞質抗体）

が腹部大動脈と上腸間膜動脈の間で圧排されて左腎のうっ血を生じ，左腎杯や尿管から出血と説明されている．nutcracker現象を伴うやせ形の小児では，起立性蛋白尿を合併することがあり，血尿・蛋白尿として慢性糸球体腎炎と間違われることがある．

小児では血尿の原因として，腎・尿路腫瘍の頻度はまれであるが，無症候性顕微鏡的血尿であっても腹部超音波検査で悪性腫瘍を否定しておく必要がある．Wilms腫瘍抑制遺伝子（WT1）の異常を伴うDenys-Drash症候群，Beckwith-Wiedemann症候群，WAGR症候群などには腎腫瘍が好発するため，さらに注意が必要である．

 診断

糸球体性血尿では，感染後糸球体腎炎の鑑別に過去1か月以内の溶連菌感染の既往（扁桃腺炎や膿痂疹）は重要である．血尿，腎不全，難聴，囊胞性腎疾患の家族歴の聴取は，家族性良性血尿（糸球体基底膜菲薄症候群），Alport症候群や囊胞性腎疾患の鑑別に必要である．皮疹や関節痛の既往は，紫斑病性腎炎，全身性エリテマトーデスやANCA関連腎炎が疑われる．肝炎の既往は，膜性増殖性腎症が疑われる．非糸球体性血尿では，尿

路結石の家族歴や外傷の既往の聴取は忘れてはならない．外陰部炎との鑑別に外陰部の診察，尿路感染症との鑑別に排尿時痛や頻尿の有無を聴取する必要がある．尿路感染の既往歴や過去の原因不明の発熱の有無は，腎・尿路の先天異常（水腎症，巨大尿管症，異・低形成腎，膀胱尿管逆流など）の合併が疑われる．また，血尿出現時に伴う腹痛や背部痛の既往は，尿路結石，腎梗塞，腎・尿路腫瘍や nutcracker 現象が疑われる．

小児の血尿に対する検査を表7に示す．

尿検査では，尿定性・沈渣，尿定量（蛋白，Ca，Cr，$β_2$ ミクログロブリン等），膿尿を認める場合は尿培養を実施する．血液検査では末梢血，Cr，BUN，尿酸，Na，K，Cl，Ca，P，総蛋白，アルブミン，ASO，ASK，CRP，C3，C4，CH50，IgA，IgG を検査する．全身性エリテマトーデス，ANCA 関連腎炎，肝炎に関連した膜性増殖性腎症を疑う場合，抗核抗体，抗 dsDNA 抗体，ANCA 抗体，B・C 型肝炎の検査を追加する．画像診断として腹部超音波検査は非侵襲的であり，積極的に行うべきである．腹部 CT は尿路結石や腎・尿路腫瘍の診断に有用であるが，被曝量を考慮したうえで実施することが望ましい．

表7　小児の血尿に対する検査

1．問診
　過去1か月以内の溶連菌感染の既往（扁桃腺炎や膿痂疹）
　血尿の家族歴
　腎不全や囊胞性腎疾患の家族歴
　耳疾患の家族歴
　皮疹や関節痛の既往
　肝炎の既往
　激しい運動の有無
　尿路結石の家族歴
　外傷の既往
　外陰部の炎症の有無
　排尿時痛や頻尿の有無
　生理周期
　血尿をきたす可能性のある薬剤の使用歴（シクロフォスファミド，ビタミン D，Ca 剤，抗凝固薬）
　血尿出現時の腹痛や背部痛の有無
2．身長・体重測定
3．血圧測定
4．尿検査
　尿定性・沈渣（赤血球形態や円柱の有無）
　尿培養
　尿定量（蛋白，Ca，Cr，$β_2$ ミクログロブリンなど）
5．血液検査（末梢血）
　Cr，BUN，尿酸，Na，K，Cl，Ca，P
　総蛋白，アルブミン
　ASO，ASK，CRP，C3，C4，CH50
　IgA，IgG
　抗核抗体，抗 dsDNA 抗体，ANCA 抗体
　B 型肝炎・C 型肝炎
6．腹部超音波検査
7．CT
8．腎生検

d. 蛋白尿

 定義と分類

正常小児でも，生理的に 4 mg/m²/時未満の蛋白が尿中に排泄される．汎用試験紙による定性検査は pH 指示薬のブロムフェノールブルーの蛋白誤差反応を利用しており，15 mg/dL 以上で（±），30 mg/dL 以上で（＋），100 mg/dL 以上で（＋＋），300 mg/dL 以上で（＋＋＋）を示す．試験紙法ではアルブミンに対する親和性が高く，$β_2$ ミクログロブリンなどの低分子蛋白には反応が不良である．pH8 以上のアルカリ尿，濃縮尿，抗菌薬が含まれる尿では偽陽性となりうる．Cr は 1 日尿中排泄量がほぼ一定であり，随時尿の尿蛋白/尿 Cr 比の測定が，1 日蓄尿による尿蛋白量と相関する．小児では，1 日蓄尿が困難なことが多く，随時尿の尿蛋白/尿 Cr 比で代用することが多い．尿蛋白/尿 Cr 比は，2 歳以上で 0.2 未満，2 歳以下で 0.5 未満が正常である[3]．

蛋白尿は，起立性蛋白尿，糸球体性蛋白尿，尿細管性蛋白尿，オーバーフロー蛋白尿（腎前性蛋白尿）に区別される．

小児では，成人と比較して起立性蛋白尿の頻度が高い．起立性蛋白尿は，運動，体位の変化により尿中蛋白が増加することをいう．随時尿で尿蛋白を認めた場合，早朝第一尿で尿蛋白が陰性の場合に起立性蛋白尿と診断される．起立性蛋白尿の予後は良好である．

糸球体性蛋白尿は，糸球体障害で高分子蛋白が尿中に漏出した状態である．正常ではアルブミンなどの高分子蛋白は糸球体基底膜を通過しにくい性質をもっている．糸球体腎炎やネフローゼ症候群などの糸球体障害では，糸球体基底膜の透過性が亢進するため高分子蛋白が尿中に漏出する．尿細管性蛋白尿は，尿細管障害により $β_2$ ミクログロブリン，$α_1$ ミクログロブリン，N-acetyl-$β$-glucosaminidase（NAG）などの低分子蛋白が尿中に漏

出した状態である．正常では，β_2ミクログロブリンやα_1ミクログロブリンなどの低分子蛋白は糸球体基底膜を通過するが，尿細管で大部分再吸収される．尿細管障害によりβ_2ミクログロブリンやα_1ミクログロブリンは低分子蛋白が尿中に漏出する．β_2ミクログロブリンは，近位尿細管障害時の尿中排泄の増加が著しく，近位尿細管障害の指標として用いられる．ただし，腎不全などにより血中濃度が上昇した場合，尿中排泄量が増加する．pH5.5以下ではすぐに分解されるので，採尿後ただちに測定する必要がある．それに比べて，α_1ミクログロブリンは安定性が高いとされている．NAGは尿細管刷子縁や血中に存在しており，尿細管障害時に尿中排泄が増加する．しかしながら，糸球体障害時でも糸球体のsize barrierの破壊により尿中へ濾過される．オーバーフロー蛋白尿は，多発性骨髄腫，溶血性貧血や横紋筋融解などによる高濃度の血中蛋白が，尿中に多量に漏出した状態である．

尿中β_2ミクログロブリンの正常値は，0.2～0.25 mg/L以下である．早産や低出生体重の新生児では尿細管での再吸収が未熟であり4 mg/Lまで正常範囲内である．尿中α_1ミクログロブリンは，出生時では5～10 mg/Lが正常範囲である．年齢とともに増加し，思春期には成人と同程度となる．成人の基準値は10～30 mg/Lである．尿中NAGは1～5 U/Lが正常範囲である．

腎生検の適応

腎生検の適応は，①持続する蛋白尿（尿蛋白/尿Cr比0.5以上が3か月以上持続：2歳以上），②持続する血尿と蛋白尿（血尿と尿蛋白/尿Cr比0.2以上が3か月以上持続：2歳以上），③ネフローゼ症候群のうち血尿，高血圧，腎機能低下を伴う症例（微小変化型以外が疑われる症例），先天性ネフローゼが疑われる症例，ステロイド抵抗性を呈する症例，④急速進行性腎炎症候群，⑤全身性エリテマトーデス，⑥紫斑病性腎炎でネフローゼ症候群，急性腎炎症候群，急性進行性腎炎症候群があげられる[4]．

文献

1) 日本臨床衛生検査技師会尿沈渣検査法編集委員会：尿沈渣検査法 GP1-P4．尿沈渣検査法2010．日本臨床衛生検査技師会，1-10, 2011
2) Subcommittee on urinary tract infection, et al.: Urinary tract infection: Clinical practice guideline for the diagnosis and management of the initial UTI in febrile infants and children 2 to 24 months. *Pediatrics* **128**: 595-610, 2011
3) 血尿診断ガイドライン編集委員会：血尿診断ガイドライン2013．ライフサイエンス出版，2013
4) 日本腎臓病学会（編）：エビデンスに基づくCKDガイドライン2013．東京医学社，2013

〈松井　太〉

3. 排尿にかかわる症状

多尿

1) 定義と分類

多尿の基準は，乳児期は400 mL/kg/日以上，年長児では3,000 mL/m²/日以上である．多尿の原因としては，以下のようなものがある．

a) 水分の過剰摂取

心因性の多飲，脳疾患などによる多飲が原因．

b) 水分の再吸収障害

①中枢性尿崩症：下垂体からの抗利尿ホルモン（バソプレシン）分泌低下によるものである．頭蓋咽頭腫，松果体腫瘍などの脳腫瘍による圧迫，外傷性，脳炎によるものなどがある．

②腎性尿崩症：バソプレシンの分泌は正常であるが，その集合管への作用異常により発症する．

c) 浸透圧利尿

糖尿病，薬剤性（マンニトール，グリセオール，造影剤）などがある．

2) 問診
① 1日の尿量・飲水量
② 発熱の有無：多尿による高張性脱水が発熱の原因になる．
③ 投与中の薬剤の有無
④ 妊娠中の羊水量異常：腎性尿崩症などでは羊水過多を認める場合がある．
⑤ 家族歴：家族に尿崩症や多尿と診断された人がいないか．
⑥ 心理的障害をきたす原因の有無

3) 理学的検査
① 体重・身長測定：脱水による体重減少を認める．また，脳腫瘍，下垂体低形成などによる中枢性尿崩症の場合，下垂体前葉機能の低下も伴い，成長障害をきたすことがある．
② 脱水徴候

4) 臨床検査
a) 尿検査（尿比重，尿浸透圧，尿糖）
① 低張尿（尿比重＜1.005）：水利尿による多尿が考えられる．尿崩症や心因性多尿が含まれる．
② 高張尿（尿比重＞1.010）：浸透圧利尿による多尿が考えられる．糖尿病や薬剤によるものが含まれる．
③ 尿糖が陽性であれば糖尿病が強く疑われる．

b) 水制限試験
小児の場合は早朝から4時間程度行うのが一般的である．体重が3％減少した段階でバソプレシンを投与して検査を終了する．尿崩症では水制限により尿比重，尿浸透圧は上昇しない．水制限がショック状態を起こすことがあるので注意が必要である．

c) バソプレシン試験
中枢性尿崩症では，水制限に続いてバソプレシンを投与すると，それに反応を示し200 mOsm/kg程度の尿浸透圧上昇が認められる．

乏尿

1) 定義と分類
乏尿の基準は，尿量が500 mL/1.73 m²/日以下，あるいは0.8 mL/kg/時以下のときである．乏尿の原因としては，次の3つに分類される．

a) 腎前性乏尿
循環血液量の低下，あるいは低血圧により腎血流量が減少すると，腎臓は細胞外液量を保とうとする．そのため，尿細管でのNaおよび水の再吸収が亢進し，結果として尿量が減少する．血管内脱水，心不全が腎前性乏尿の原因となる．

b) 腎性乏尿
腎実質（尿細管，糸球体，間質）が直接障害を受けて乏尿を呈する．
① 尿細管障害：高度の腎阻血，腎毒性薬剤（アミノグリコシド系抗菌薬，シスプラチンなど）による急性尿細管壊死．
② 糸球体障害：溶連菌感染後急性糸球体腎炎，急性進行性糸球体腎炎などの糸球体病変．
③ 間質障害：薬剤性（抗菌薬，NSAIDsなど），全身感染症，免疫異常（全身性エリトマトーデス）などにより間質性腎炎が起こり，乏尿をきたすことがある．

c) 腎後性乏尿
腎盂から尿道にいたる尿路のいずれかのレベルで閉塞をきたし，乏尿を呈する．腎盂，尿管のレベルでは，両側の閉塞でなければ乏尿はきたさない．尿路の閉塞では尿路の破綻をきたし，尿性腹水を生じることがある．

2) 問診
① 脱水をきたすような発熱，下痢，嘔吐，出血の有無→腎前性乏尿
② 心疾患の有無→腎前性乏尿
③ ショックの有無→腎阻血による急性尿細管壊死
④ 発熱，発疹，扁桃炎などの有無→溶連菌感染後急性糸球体腎炎
⑤ 投与中の薬剤の有無→薬剤による急性尿細管壊死，間質性腎炎
⑥ 神経症状の有無→神経因性膀胱をきたすような神経疾患の有無

3) 理学的検査
① 血圧，心拍数，SpO₂，体温
② 浮腫の有無
③ 側腹部，腹部の視診・触診により水腎症，尿閉，腹水をチェックする．

4) 臨床検査
① 血液・生化学検査
② 尿検査, 尿生化学：腎前性乏尿では, 尿は濃縮され（Uosm＞500 mOsm/kg）, 尿中 Na 排泄は減少し（FENa＜1％）, 尿中 Na 濃度は低下（＜20 mEq/L）する. 尿細管障害の場合は, 低張尿（Uosm＜350 mOsm/kg）となり, 尿中 Na 排泄は増加し（FENa＞2～3％）, 尿中 Na 濃度は上昇（＞40 mEq/L）する.
③ 腹部超音波検査：両側の水腎症, 尿閉状態, 腹水のチェック
④ 排尿時膀胱尿道造影（voiding cystourethrography：VCUG）：尿道の閉塞を検出するのに必要.

b. 尿回数

　出生後早期は生理的に尿量が減少するため排尿回数は少なく, 生後 1 週間から増加する. 生後 2 週から 4 週では尿量（5.0 mL/kg/時）が増加し, 排尿回数は毎時 1 回程度となる[1]. 生後 6 か月から 1 歳にかけて膀胱容量の増加に伴い排尿回数は少なくなり, 1 日 10～15 回程度である. 1 歳以降, 排尿回数の減少は成長に伴う膀胱容量の増大によりもたらされ, トイレトレーニングが終了した段階では 1 日 4～7 回となる[2].

 頻尿

1) 定義と分類

　頻尿とは排尿回数の異常な増加を表し, 学童期以降では 1 日 10 回以上, トイレトレーニングが済んだ幼児では 30 分から 1 時間に 1 回以上の排尿回数をさすことが多いが, 明確な頻尿という定義はない. 乳児, 幼児期早期でトイレトレーニングがまだ完了していない子どもでは, 通常, 頻尿という臨床症状は示さない.
　頻尿の原因としては, 炎症性, 蓄尿・排尿障害, 心因性, 多尿などが考えられる.
① 炎症性：膀胱壁に炎症が起こると, 膀胱壁内神経の被刺激性が亢進するとともに, 炎症性浮腫による膀胱壁の伸展性低下により膀胱容量が減少し頻尿をきたす. 細菌性膀胱炎, ウイルス性膀胱炎, 薬剤性膀胱炎などがある.
② 蓄尿・排尿障害：膀胱排尿筋の過活動状態あるいは神経疾患に起因する排尿障害による多量の残尿が頻尿をきたすことがある. 下部尿路の先天性通過障害, 膀胱尿管逆流など器質的な排尿障害も頻尿の原因となる. まれであるが, 膀胱内あるいは骨盤内腫瘍の圧迫で膀胱容量が減少し, 頻尿をきたすこともある.
③ 心因性：心理的ストレスも頻尿の原因として大切である.
④ 多尿：腎での尿産生が異常に増加している病態が基礎に存在すれば頻尿になる.
　頻尿の原因としては上記のようなものがあるが, 問診をしっかり行うことで大まかな原因がわかってくる.

2) 問診
① 頻尿が始まった時期：心理的ストレスとの関連性を見極めるためには重要になってくる.
② 排尿痛, 肉眼的血尿の有無：排尿時痛, 肉眼的血尿を伴う場合には尿路感染症が強く疑われる.
③ 尿意切迫感, 尿失禁の有無：尿意切迫感, 尿失禁を伴う場合は, 過活動膀胱（over active bladder：OAB）が疑われる.
④ 残尿感, 尿勢低下：残尿感, 尿勢低下を訴える場合は, 排尿障害による残尿が頻尿の原因になっている可能性を考える.
⑤ 心理的ストレスの有無：児の環境変化や親子関係, 保育園・幼稚園・学校での問題がないかどうかという点にも注意しておく必要がある. 頻尿が始まった時期に何らかの心理的ストレスが重なっていなかったかを親とともに考えてみると, 案外早く回答が得られることがある.
⑥ 頻尿の症状を起こす場所：社会的な場面（学校, 幼稚園など）では頻尿を訴えるが, 家にいるときには頻尿を訴えない場合には, 心身症的な扱いを必要とする頻尿の可能性がある.
⑦ 排便状態：便秘を認め排尿障害もある場合は, 二分脊椎などの神経性疾患の存在を考える必要がある. また, 下部尿路症状は便秘と関係することが多く, 便秘の治療のみで頻尿が改善することがある.
⑧ 内服中の薬剤：薬剤性膀胱炎が頻尿の原因にな

ることがある．

3） 理学的検査
① 腹部の視診，触診：多量の残尿を示唆する下腹部の膨隆を認めた場合は，排尿障害の存在を予想する．宿便の有無もチェックする．
② 腰仙部の視診：二分脊椎に特徴的な仙尾部のdimpling，発毛，血管腫などの有無を確認する．
③ 排尿日誌：飲水量と排尿量とそれぞれの時間を3日間記録する．飲水量，排尿回数，1回排尿量，1日尿量を正確に調べることができる．

4） 臨床検査
① 検尿，尿沈渣：尿路感染症の有無をチェックする．
② 腹部超音波検査：蓄尿時は膀胱壁の状態（壁肥厚の有無，肉柱形成の有無など），後部尿道の拡張を，排尿後は残尿の有無を観察する．
③ VCUG：後部尿道弁などの尿道病変，膀胱の形態・肉柱形成，排尿状態を観察する．
④ 膀胱内圧測定：頻尿の原因として神経性の蓄尿・排尿障害の可能性がある場合には，診断の確証を得ることができる．

● 尿回数の減少（稀尿）

尿回数の減少の原因としては，排尿障害，乏尿があげられるので，その項目を参照されたい．

c． 排尿痛

排尿痛は，排尿時に尿道あるいは膀胱に疼痛，灼熱感を伴うものである．下部尿路の細菌性感染症が一般的で，なかでも急性膀胱炎がもっとも多い．成人男性のように，尿道のみに炎症が限局する尿道炎はまれである．亀頭包皮炎，腟前庭炎のときにも排尿痛が主訴になることがある．炎症性病変がなくても，濃い尿が尿道を通過したとき，レモンなどの酸性の強い果実やジュースを摂取した後に排尿痛を訴えることもある．また，尿道狭窄にて排尿状態が非常に悪い場合に排尿痛として訴える場合もある．

1） 問診
① 頻尿，肉眼的血尿の有無：排尿痛に頻尿，肉眼的血尿を伴う場合は下部尿路の炎症性疾患が強く疑われる．
② 排尿困難の有無：尿道狭窄などの下部尿路の通過障害の場合は，排尿困難とともに排尿痛を訴えることがある．下部尿路の炎症性疾患の場合にも排尿痛と排尿困難を主訴にすることがある．
③ 排尿中での排尿痛の出現時期：年長児以降では初期排尿痛や終末時排尿痛などのように，排尿中のどの時期に痛みが著しいかを問い合わせることで病変部位を推測することができる．

2） 理学的検査
① 外性器の視診：検尿で下部尿路の炎症所見がないにもかかわらず排尿痛を訴える場合は，亀頭包皮炎，腟前庭炎が疑われるので，必ず外性器の視診を行う．
② 触診：男子の尿道憩室や，結石の尿道嵌頓では，陰茎腹側の痛み，硬結を触れることがある．

3） 臨床検査
① 検尿・尿沈渣：尿路感染の診断には必ず必要である．
② 尿培養：尿路感染の場合は治療にもかかわってくるので重要である．
③ 腹部超音波検査：尿路感染の原因となるような残尿がないかを調べる．

d． 排尿困難

小児における排尿困難の原因としては，神経因性膀胱，下部尿路通過障害，炎症性疾患，薬剤性があげられる．
① 神経因性膀胱：神経因性膀胱の基礎疾患は多岐にわたるが，二分脊椎，仙骨形成不全，脳性麻痺などの先天性疾患，髄膜炎，脊髄腫瘍，脳腫瘍，脊髄損傷などの後天性疾患や医原性があげられる．

②下部尿路通過障害：後部尿道弁，尿道狭窄，尿管瘤，包茎，陰唇癒合，骨盤内・膀胱内腫瘍による尿路閉塞などさまざまな原因がある．
③炎症性疾患：膀胱炎，亀頭包皮炎，腟前庭炎に伴う排尿痛により排尿困難をきたすことがある．

1) 問診
① 既往歴：医原性の神経因性膀胱の場合は，膀胱近傍をさわるような手術の既往の有無が重要になる．また，下部尿路通過障害による排尿困難を診断するうえでは，尿道に関する手術，外傷の既往の確認も大切である．
② 排尿痛，頻尿や血尿の有無：炎症性疾患ではこのような随伴症状を訴えることが多い．
③ 排尿状態：排尿回数，尿勢，尿線の太さ，排尿時の包皮 ballooning の有無，1日尿量，おむつの場合は dry time の有無，尿失禁の有無，尿失禁の発生状況，怒責排尿の有無など，現時点での排尿状態を把握することが重要である．排尿状態の問診をしっかり行うことで排尿困難の原因が絞られてくる．
④ 排便状態：神経因性膀胱の場合は，排便状態の異常（便秘，便失禁）を伴うことが多い．
⑤ 内服中の薬剤：排尿機能に影響を与える薬剤は少なくないので，内服中の薬剤を聴取する．

2) 理学的検査
① 外陰部の視診：亀頭包皮炎・腟前庭炎などの炎症性疾患，男児では高度の包茎，女児では外尿道口の膨隆や腫瘤，陰唇癒合の有無などを観察する．
② 腰仙部の視診：仙骨形成不全，二分脊椎では，腰仙部の腫瘤，陥凹，発毛，色素沈着や血管腫などを高率に認める．
③ 神経学的所見：肛門括約筋緊張，下肢から会陰部にかけての知覚や反射の異常がないかを診察する．
④ 排尿状態の確認：可能であれば排尿しているところを観察する．包茎による排尿困難の場合は包皮の ballooning を認める．

3) 臨床検査
a) 検尿・尿沈渣
排尿障害で受診する小児については，全例で施行することが望ましい．

b) 超音波検査
非侵襲的に水腎症の有無，膀胱の形態（壁肥厚，肉柱形成），残尿量の評価，後部尿道の拡張，尿管瘤の存在などが評価できる．膀胱内，骨盤内腫瘍などによる排尿困難の場合でも，非侵襲的に情報を得ることができる．排尿障害の小児においては必ず施行すべき検査である．

c) VCUG
尿道狭窄，後部尿道弁などの尿道病変，尿管瘤，膀胱の形態異常（肉柱形成，膀胱憩室）を観察することができる．また，排尿筋尿道括約筋協調不全などの機能的通過障害の評価を行うことも可能である．同時に単純撮影を行えば，二分脊椎，仙骨形成不全のスクリーニング検査としても有用である．

d) 尿流動態検査（ウロダイナミック検査）
下部尿路の蓄尿・排尿機能を評価する検査で，排尿困難の病態を評価するには重要な検査である．神経因性膀胱における上部尿路障害のリスク予測，外科的治療の介入の必要性を判断するうえでも重要な検査になる〔「排尿機能検査」（p.47）参照〕．
① 尿流測定：非侵襲的な尿排出のスクリーニング検査として，トイレ排尿の可能な患児で施行可能である．しかし，尿流率は尿道抵抗と排尿筋収縮力の両者を反映するため，不良な尿流率から下部尿路閉塞と排尿筋収縮不全を鑑別することは無理である．
② 膀胱内圧測定：経尿道的にダブルルーメンカテーテルを挿入し，一定の速度で膀胱内へ注水しながら膀胱内圧を測定する検査で，膀胱蓄尿機能を評価することができる．尿意の程度，最大膀胱容量，排尿筋過活動（不随意収縮）の有無や程度が観察できる．重要なパラメーターとして膀胱コンプライアンス，最大膀胱内圧，尿漏出圧（leak point pressure）があり，これらは神経因性膀胱において上部尿路障害リスクの予測に有用である．
③ 膀胱内圧・直腸内圧・尿流同時測定：膀胱内圧測定に圧を測定するトランスジューサーの数を増やすことで，より統合的な尿流動態検査が可能となる．計算式「排尿筋圧＝膀胱内圧－腹圧（直腸内圧）」により排尿筋圧を算出することで，

腹圧の影響を除いた膀胱壁による圧力のみが明らかになる．排尿困難があり，いきんで排尿している場合には，排尿時の膀胱内圧の上昇が腹圧による見かけ上のものか，あるいは排尿筋自体が収縮しているのかを鑑別できる．また，外尿道括約筋筋電図を同時に行えば，排尿筋尿道括約筋協調不全の診断に有用である．

④ビデオウロダイナミクス：尿流動態の検査とともに，膀胱尿道造影の透視画像を同一画面上に表示・記録する．排尿筋尿道括約筋協調不全の診断に有用である．

e）MRI

排尿困難の原因として脊髄疾患を疑う症例では，MRIによる評価が必要になる．

e. 不随意の尿漏出

国際小児禁制学会（International Children's Continence Society：ICCS，2006年）の用語基準によると，「不随意に尿を漏出する状態」を尿失禁（incontinence）という．また，尿失禁は持続性（continuous）と間欠性（intermittent）に区別される．持続性尿失禁は絶え間ない尿の漏出を意味し，異所性尿管などの先天性疾患や医原性の尿道括約筋損傷などが原因となる．幼児であっても通常は排尿と排尿の間はdry timeが存在するので，持続性尿失禁はすべての年齢に適応される．間欠性尿失禁は不連続な尿の漏出を意味し，夜間尿失禁（nocturnal incontinence/enuresis）と昼間尿失禁（day time incontinence）に分けられる．間欠性尿失禁は，トイレトレーニングが終了した5歳くらいの年齢から適応される．

下部尿路症状を伴う夜間尿失禁は，臨床的にも治療や原因を考えるうえでも夜間尿失禁単独のものとは違いがあり，下部尿路症状を合併する夜間尿失禁をnon-monosymptomatic enuresis，夜間尿失禁のみ認めるものをmonosymptomatic enuresisとして区別している．この場合の下部尿路症状とは尿回数の増加／減少，昼間尿失禁，尿意切迫感，排尿躊躇，腹圧排尿，尿勢低下，尿線途絶，holding maneuver，残尿感，排尿後尿漏れ，外陰部あるいは下部尿路の痛みなどがあげられる．

尿失禁の原因としては，神経因性膀胱，尿路の解剖学的異常，機能的排尿障害に分けられる．
①神経因性膀胱：脊髄髄膜瘤，潜在性二分脊椎，仙骨形成不全，VATER連合，中枢神経疾患〔脳性麻痺，注意欠如・多動性障害（ADHD），発達障害〕，脊髄疾患（外傷性，腫瘍）などがあげられる．
②解剖学的異常：異所性尿管，尿道上裂，下部尿路通過障害（後部尿道弁，尿管瘤，尿道狭窄），尿道憩室，尿道括約筋損傷などがあげられる．

③機能的排尿障害：明らかな神経学的異常や尿路系の解剖学的異常を認めないにもかかわらず，下部尿路障害をきたすものをいう．排尿抑制機構の成熟遅延，不適切な排尿習慣・排尿姿勢，尿路感染，便秘，心因性などが原因といわれている．

1）問診

①既往歴・家族歴：既往歴については胎児期からのことについて問診する必要がある．胎児切迫仮死，酸素欠乏症，出生時の外傷，先天性水腎症，羊水過少などについて聴取する．年齢に見あった成長をしているかどうかを評価することも大事である．トイレトレーニングに関する情報，昼間も夜間も尿禁制が保たれるようになった時期は下部尿路症状のリスクを判断するうえでは重要である．ADHD，発達障害では尿失禁などの下部尿路症状を訴える頻度が高いので，既往歴，治療歴などを聴取する必要がある．医原性の解剖学的異常が原因の場合は，尿道に関する手術の既往を聴取する．また，夜間尿失禁は家族歴と関連することがあり，両親の既往歴，治癒年齢について聴取する．
②排尿状態の把握：排尿回数，排尿痛，排尿困難，残尿感，尿意切迫感，尿意について問診する．これらのデータは排尿日誌から得ることが可能である．
③holding maneuver，voiding postponementの有無：しゃがみ込む，つま先立ちをする，かかとで会陰部を圧迫するなど尿意を抑制するような行動がないかどうかを確認する．
④尿失禁の状況：持続性か間欠性か（dry timeの有無），昼間か夜間か両方か，尿失禁の頻度（毎日，週半分，週1回程度など）について質問する．

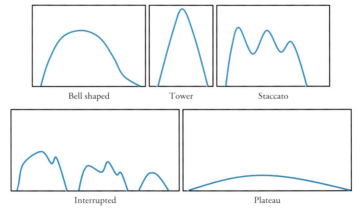
図1　尿流波型（尿流測定）

⑤腹圧性尿失禁，giggle incontinence（笑ったときに尿がもれる）の有無
⑥排尿直後の dribbling：男子で dribbling を有し，それ以外の下部尿路症状がない場合は前部尿道憩室を疑い，VCUG が必要になる．女子で排尿後にお尻や大腿が濡れたりする場合は陰唇癒合，外尿道口が奥まっている，処女膜が外尿道口を覆っているなどを疑う．
⑦排便状態の把握：下部尿路症状は便秘や便失禁と関係することが多く，便秘の治療のみで頻尿や尿失禁が改善することがある[3〜5]．
⑧神経症状の有無：歩行が可能な患児では歩行時の異常，転倒のしやすさ，履物の脱げやすさなどを問診し，神経障害の有無を確認する．

2）理学的検査
①排尿日誌：排尿時刻と排尿量を24時間にわたり記録するもので，正確に記録されれば排尿状態の把握に非常に効果的である．飲水時間と飲水量，尿失禁の有無も同時に記録する．そのことにより，排尿回数，1回排尿量（膀胱容量），1日排尿量，1日飲水量，尿失禁回数などを昼夜別に知ることができる．おむつ排尿をしている乳幼児の場合は，1時間ごとにおむつをチェックし，濡れていたらおむつの重量を測定して尿量を記録することが可能である．
②外陰部の視診：女子で dry time がない，下着がいつも濡れているなどの訴えがある場合は異所性尿管を考え，外陰部の視診を行う．また，外尿道口の狭窄，男児であれば尿道上裂の有無などを診察する．

③腰仙部の視診：仙骨形成不全，二分脊椎では，腰仙部の腫瘤，陥凹，発毛，色素沈着，血管腫などを高率に認める．
④神経学的所見：肛門括約筋緊張，下肢から会陰部にかけての知覚や反射の異常がないかを診察する．

3）臨床検査
①検尿・尿沈渣
②超音波検査：異所性尿管では水腎症，重複腎盂尿管や萎縮腎を伴っている場合が多い．また，膀胱の形態（壁肥厚，肉柱形成），残尿量などで排尿状態を把握したり，下部尿路通過障害（後部尿道弁，尿管瘤）なども評価できる．また膀胱後面の直腸壁の幅を測定し，便意がないのに 30 mm 以上である場合は便秘の疑いが強いといえる．このように，超音波検査は非侵襲的に多くの情報が得られるので，必ず施行すべきである．
③尿流測定：非侵襲的な尿排出のスクリーニング検査として，トイレ排尿の可能な患児で施行可能である．尿流の波形の違いから病態の把握が可能である（図1）[3,6]．
  ・Bell Shaped：正常排尿パターン
  ・Tower：過活動膀胱
  ・Staccato：外尿道括約筋の過活動
  ・Interrupted：腹圧排尿を必要とする低活動膀胱
  ・Plateau：器質的・機能的通過障害
④腎尿管膀胱部単純撮影（kidney ureter bladder：KUB）：二分脊椎，仙骨形成不全のスクリーニング検査として行う．腹腔内のガス，便の貯留状況により排便状態も予想できる．

⑤ビデオウロダイナミクス：侵襲的な検査になるため，次に示す所見が認められたときにビデオウロダイナミクスの適応としている報告もある[7]．すなわち，膀胱壁肥厚，遷延排尿，遠位尿管の拡張，膀胱頸部閉鎖，神経学的異常所見，繰り返す尿路感染，下部尿路障害を疑わす上部尿路異常を認めた場合，あるいは経験的治療が無効な場合である．

⑥VCUG：尿道狭窄，後部尿道弁，尿道憩室などの尿道病変，尿管瘤，膀胱の形態異常（肉柱形成，膀胱憩室）を観察することができる．また，排尿筋尿道括約筋協調不全などの機能的排尿障害の評価を行うことも可能である．ただし，尿失禁の検査としてルーチンで施行する必要はない．

⑦腎シンチグラム（DMSA）：異所性尿管では所属腎の機能低下を伴う場合が多いので，分腎機能の把握は治療の選択に重要な情報になる．

⑧MRI：脊髄疾患を疑う症例ではMRIによる評価が必要になる．異所性尿管の場合の尿路の評価にMRIを行う場合もある．

文献

1) Jansson UB, et al.：Voiding pattern in healthy children 0 to 3 years old：a longitudinal study. *J Urol* **164**：2050-2054, 2000
2) Hellström A, et al.：Association between urinary symptoms at 7 years old and previous urinary tract infection. *Arch Dis Child* **66**：232-234, 1991
3) Nevéus T, et al.：The standardization of terminology of lower urinary tract function in children and adolescents：report from the Standardization Committee of the International Children's Continence Society. *J Urol* **176**：314-324, 2006
4) Nevéus T, et al.：Evaluation of and treatment for monosymptomatic enuresis：A standardization document from the International Children's Continence Society. *J Urol* **183**：441-447, 2010
5) Kajiwara M, et al.：The micturition habits and prevalence of daytime urinary incontinence in Japanese primary school children. *J Urol* **171**：403-407, 2004
6) Kanematsu A, et al.：Objective patterning of uroflowmetry curves in children with daytime and nighttime wetting. *J Urol* **184**：1674-1679, 2010
7) Hoebeke P, et al.：Diagnostic evaluation of children with daytime incontinence. *J Urol* **183**：699-703, 2010

（矢澤浩治）

4．発熱

　乳幼児の発熱の原因として尿路感染は4〜7.5%を占めるといわれ，特に生後8週以内では7〜14%と高率である．男子では女子に比べると尿道が長く，かつ構造上の異常を伴う頻度が高いことに加え，新生児・乳児期には排尿時の膀胱内圧が高いため，生後2か月頃までの尿路感染罹患率では，男子は女子の2倍以上にみられる．その後，徐々にその比率は逆転し，幼児期には逆に女子は男子の約10倍の頻度となる[1]．10歳までには男子全体の1%，女子では3%が罹患し，尿路感染の再発は男子の30%，女子の40%にみられる．新生児・乳児期の尿路感染の臨床症状としては，年長児以降にみられる背部痛や全身倦怠感，排尿痛などの典型的な症状を欠くことが多く，食欲不振，体重増加不良，嘔吐や下痢などの非特異的症状を認める．

　有熱性尿路感染（急性腎盂腎炎）の1/3から1/2に基礎疾患が認められる．1つは，尿路内に尿停滞をきたす病変，2つ目は腎への細菌アクセスを容易にする病変である．前者，後者のどちらか一方だけでも急性腎盂腎炎の発症リスクとなるが，両者を伴う場合はさらにリスクが高まる．

　先天性水腎症，巨大尿管や尿管瘤などは上部尿路に尿停滞を起こす病変であり，尿路感染の基礎疾患となる．また，膀胱憩室，尿道憩室などに下部尿路において尿停滞を起こす病変である．後部尿道弁，尿道狭窄，高度の包茎など，尿道の通過障害は排尿状態に影響を与え，多量の残尿から尿路感染をきたす可能性がある．

　腎への細菌アクセスを容易にする原因としては，膀胱尿管逆流，機能的排尿障害や尿道閉塞病変に起因する高圧排尿，神経因性膀胱による蓄尿時の膀胱内圧上昇がある．高位鎖肛での直腸膀胱瘻，直腸尿道瘻や尿路結石などは尿路への細菌供給源となるため，尿路感染の基礎疾患となる．

　急性腎盂腎炎以外で発熱の原因になるものとしては，男子では精巣上体炎，女子では卵管炎などがあげられる．

問診

①排尿痛，頻尿，肉眼的血尿の有無：急性腎盂腎炎を発症する前に膀胱炎症状を訴えることはよくある．
②背部痛，腹痛の有無：急性腎盂腎炎の場合，炎症のある側の背部痛，側腹部痛，腹痛を訴えることが多い．膀胱炎症状として腹痛を訴える場合もある．
③有痛性陰囊腫脹の有無：精巣上体炎では陰囊の有痛性腫脹および発赤を認める．

理学的検査

①肋骨脊柱角（costovertebral-angle：CVA）叩打痛：左右の腎臓が存在する背部を軽く叩くことにより，炎症がある側に響くような痛みを訴える．
②陰囊部の視診・触診：精巣上体炎では陰囊腫脹，発赤を認める．触診では精巣上体の腫大を確認できることもある．

臨床検査

①検尿・尿沈渣：尿路感染の診断には必要な検査であるが，検査結果は採尿法により変わる．信頼度の高い採尿法としてはカテーテル採尿である〔「採尿法」（p. 12）参照〕．
②血液検査：炎症の程度を判定し，治療方針を決定するには必要な検査である．
③尿培養：スクリーニングで尿路感染が疑われた場合は，カテーテル採尿による培養検査を行うことが重要である．
④超音波検査：急性腎盂腎炎の所見として腎実質の浮腫，皮髄境界が不明瞭，腎盂腎杯・尿管の拡張などがみられるが，非特異的である．ただし，尿路感染の基礎疾患を診断するためには有用である．精巣上体炎の場合も，陰囊部の超音波検査にて精巣上体の腫脹が観察できる．また精索捻転と鑑別が困難な場合も，ドップラーエコーにて血流を確認することが有効である．
⑤排尿時膀胱尿道造影（voiding cystourethrography：VCUG）：尿路感染の基礎疾患として最も頻度が高い膀胱尿管逆流（vesicoureteral reflux：VUR）を証明できるのはこの検査方法のみである．ただし，尿路感染中にこの検査を行うことは避け，少なくとも尿路感染が治まり尿所見の正常化を確認してから検査を行うべきである．
⑥RI検査：超音波検査とVCUGの結果でRI検査の目的が異なり，それにより使用される核種と検査方法が決まる．VURと診断された場合は，^{99m}TcDMSA腎シンチグラムを用いて腎瘢痕の程度と分腎機能を知ることができ，治療方針を決める上で重要な情報を提供してくれる．VURを認めない上部尿路拡張に対しては，利尿レノグラムを用いて分腎機能のみならず，見かけ上の拡張か，あるいは放置しておくと腎機能低下をきたす尿路通過障害かを鑑別することが可能である．

文献

1) Belman AB, et al.：Genitourinary problems in pediatrics. WB Saunders, 1981

（矢澤浩治）

5. 痛み：陰茎痛，腹痛，側腹部痛

陰茎痛

男児の陰茎痛は，亀頭包皮炎で包皮が炎症を起こしているときに出現する．年長児では包皮癒着や環状切開後で，包皮に余裕がないと勃起時に陰茎痛を感じることがある．持続勃起症においても陰茎痛を訴える．持続勃起症とは，持続的に勃起が治まらない状態で6時間以上勃起状態が持続するものをいう．持続勃起症には，陰茎海綿体内の血液の戻りが悪く，うっ血することで生じる静脈性持続勃起症と，陰茎海綿体内の動脈が何らかの原因で破れ，動脈血が常に流入する動脈性持続勃起症に分類される．動脈性持続勃起症は，陰茎の硬度は不完全な状態で痛みを伴わないことが多く，静脈性持続勃起症の症状は，陰茎硬度は完全勃起状態で痛みを伴う場合が多い．持続勃起症の

発症は，5〜10歳と20〜50歳の2つの発生の年齢的ピークがあり，小児では鎌状赤血球症，白血病，陰茎打撲や会陰部打撲などに関連することが多い．

1) 問診
①既往歴：包皮の癒着を起こすような亀頭包皮炎を頻回に起こしていないか，環状切開術の既往がないかを問診する．
②随伴症状：痛みとともに包皮の発赤，腫脹を認める場合は亀頭包皮炎を疑う．勃起症状を伴う場合は持続勃起症を疑う．
③痛みの出現する時期：持続的に痛みが続くのか，それともある時期（勃起したとき）のみに痛みが出現するのかを聴取する．
④痛みが出現する以前に外陰部に外傷を受けていないかを問診する．

2) 理学的所見
外陰部の視診・触診：ほとんどの陰茎痛の症例は，問診と外陰部の診察で診断がつく．

腹痛・側腹部痛

自覚症状として痛みを訴えられるようになるのは幼児期に入ってからで，幼児では側腹部痛，背部痛でもすべて腹痛（おなかが痛い）という訴えのことがあり，注意が必要である．この時期に腹痛で発見される尿路疾患は限定される．小児期では間欠性水腎症，尿路感染が代表的である．間欠性水腎症とは，何らかの機転により尿路通過障害が急激に増悪し尿路拡張（水腎症）をきたすことをいう．原因としては，先天性尿路異常である腎盂尿管移行部通過障害や尿管膀胱移行部通過障害によるものと，尿路結石や尿路腫瘍などがあげられる．間欠性水腎症では腹痛が診断への唯一の手がかりであり，腹痛発作時に随伴する自律神経症状（顔面蒼白，冷汗，悪心，嘔吐）に注目すると，消化器系疾患と診断してしまうことも多い．ただし，間欠性水腎症の場合は，痛みは繰り返すことが多く，急激に出現し，痛みがなくなった後は何もなかったかのように元気になる，というのが特徴的である．

その他の原因としては，排尿障害により尿が膀胱に充満することで下腹部痛を訴えることがある．初潮が始まる時期に女児に起こる周期的な下腹部痛もある．生理痛や排卵痛の場合もあるが，双角子宮，腟閉鎖や総排泄腔遺残などの先天性疾患により月経血が排泄されずに子宮，腟内に貯留し拡張すること（子宮留血症，腟留血症）で痛みが出現することがある．

1) 問診
①既往歴：女子であれば，胎児期や出生時に内性器，外性器の異常を指摘されていないかを問診する．
②膀胱炎症状・発熱の有無：頻尿，排尿痛，残尿感，肉眼的血尿など膀胱炎症状を伴うか否かは，尿路感染を伴っているかを判断するうえでは重要である．膀胱炎症状に発熱を伴っていれば，上部尿路感染症が強く疑われる．
③痛みの状況：急に出現した痛みか，どの程度の強さの痛みか，痛みの持続時間はどれくらいか，以前にも同じような痛みを経験したことがあるか，周期的に出現する痛みか，痛み消失後の状態などについて問診する．
④随伴症状：痛み出現時に伴っていた症状（顔面蒼白，冷汗，悪心，嘔吐など）について問診する．
⑤排尿困難の有無

2) 理学的検査
①腹部の視診・触診：間欠性水腎症の場合は，患側の側腹部が膨隆しているのを観察できることもある．また，側腹部の触診で拡張した尿路が同定できることもある．下腹部の膨隆と鈍い下腹部痛を訴える場合は，排尿困難による多量の残尿を考える必要がある．
②肋骨脊柱角（costovertebral-angle：CVA）叩打痛：左右の腎臓が存在する背部を軽く叩くことにより，炎症，水腎症がある側に響くような痛みを訴える．

3) 臨床検査
①検尿・尿沈渣
②血液検査：上部尿路感染を伴っている場合は，炎症の程度を判断するためには必要である．
③超音波検査：間欠性水腎症の場合は腹痛時と腹痛消失時の水腎症の程度を比較し，腹痛消失時に尿路拡張が軽減あるいは消失していれば確定

診断をつけることが可能である。子宮留血症，腟留血症の場合でも超音波検査は有用である。
④腹部CT：間欠性水腎症と同様に疝痛発作と血尿を認める場合は尿管結石が疑われるが，超音波所見では結石と診断するのが困難なことがある。その場合は腹部CTを施行し診断する。

(矢澤浩治)

6. 帯下の異常

　帯下とは女性性器からの月経血以外の分泌物の総称であり，女性ホルモンの刺激が少ない思春期以前は，量も少なく，異常を訴えることは比較的まれである。したがって，思春期前の女児に帯下の異常がみられた場合，性状(量，におい，色，血性の有無など)，出現時の状況，期間，随伴症状などについて詳しく問診する。おむつや下着の汚染部位，排尿・排便とのタイミングを確認し，いわゆる vaginal discharge (腟分泌物)以外の可能性がないかよく聞き取りを行う。乳幼児であれば，出生前診断などで腎尿路の異常を指摘されていたり，排尿異常や尿路感染症の既往がないか訊ねる。アトピー性皮膚炎の症状や抗菌薬の内服の履歴も聴取する。

● 診察・検査の流れ

　診察の際は，患児の年齢を考慮して慎重に行う。年長児であれば，精神的ストレスに配慮し，少しずつ同意を得ながら診察を進める。視診以外は原則全身麻酔下にて鎮静を図って行うことが望ましい。診察時の体位はいわゆる仰臥位の"frog-leg" position で，周囲の皮膚を含めて入念に観察する。分泌物の付着部位，保清の程度を確認したのち，外性器および肛門の形態，外傷の有無を調べる。患児の協力が得られれば，細菌培養検査のための検体を採取する。

　分泌物が膿血性で，悪臭を伴う場合は，異物や腫瘍，先天異常の合併の有無をみるため，画像診断を加える。まずは，超音波検査にてスクリーニングを行い，所見に応じてCTやMRI検査を追加する。

　また，月経血を思わせる場合は，乳房の発育などに注意して全身検索を行い，内分泌学的検索を進める。

● 見逃してはならない疾患の鑑別診断

　思春期前の帯下異常の多くは，非特異的外陰腟炎によるものと報告されており[1]，排尿・排便後の不適切な処理や衛生環境の不備が原因といわれている。生活環境の見直しで改善するため，専門施設を受診することは少ない。特異的外陰腟炎の原因としては，A群連鎖球菌，インフルエンザ菌，カンジダによるものなどがあり，患児の手指からの感染や抗菌薬の内服の既往などが原因といわれているが，詳細は不明である。いずれも適切な抗菌薬，抗真菌薬の投与で改善する。

　衛生環境に問題がなく，治療抵抗性，再発性の帯下異常がみられるときは，以下の病態を想定して，積極的な介入を行う必要がある。

1) 異物

　低年齢の女児で，悪臭の強い膿性の帯下が持続するときは，異物の迷入がないか，腟内の検索を行う。超音波検査などで異物が疑わしいときは，全身麻酔下に腟内視鏡検査を施行し，異物が確認できれば内視鏡的に取り除く。異物はトイレットペーパーなどの切れ端の報告が多いが，オモチャや鉛筆(の一部)などの報告もある。著者らの施設でも指輪状のお菓子袋の留め金がみつかった例があり(図2)，不自然なものに対しては他者の関与を疑い，後述の sexual abuse (性的虐待)がないか慎重な追跡調査が必要である。

2) 腫瘍

　腟や子宮頚部原発の横紋筋肉腫が代表疾患である。多くは腫瘍の腟口からの脱出にて気づかれるが，腫瘍自体が小さいときは腟口から出たり入ったりするため，視診のみでは判断できない場合もある(図3)。異物同様，超音波検査などの画像診断を行い，疑わしいときは腟内視鏡検査にて確認する。

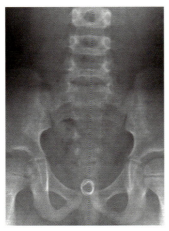

図2 腟内異物
3歳女子．腹部単純X線検査にて指輪状の針金陰影を認める．

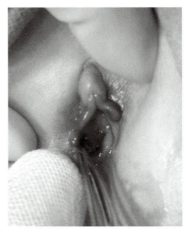

図3 子宮頸管原発の横紋筋肉腫
5か月女子．腟口から間欠性に腫瘍の脱出を認めた．
（口絵①，p. i 参照）

3）先天性腎尿路・性路異常

　生来おむつが湿潤傾向にあり，時折膿性の帯下を繰り返す症例では，異所性尿管などの先天性腎尿路・性路異常を考える．典型的な例では，女児の尿失禁を主訴として診断されるが，感染を伴えば膿性帯下がきっかけでみつかることもある．出生前診断や新生児スクリーニングで，多嚢腎（multicystic dysplastic kidney）などの腎形成異常を指摘されている女児では，同側の尿路異常や性路（子宮，腟）異常を合併することが少なくない．Gartner管囊胞や腟に開口する異所性尿管からの分泌物（尿）が主原因であるが，癒合不全を伴った患側腟の閉塞が原因となる症例もある．診断にはMRIや内視鏡検査が有用である．治療は外科的に，異所性尿管であれば所属腎尿管の摘除術など，腟閉塞に対しては開窓術などを行う．

4）思春期早発症

　思春期早発症は何らかの原因で二次性徴が早期に出現するもので，視床下部からのゴナドトロピン依存性の中枢性思春期早発症，ゴナドトロピン非依存性の末梢性思春期早発症，部分的性早熟症に分類される．繰り返す性器出血の際は，本疾患を念頭に置き，内分泌学的検索を行う．外因性の内分泌撹乱物質が原因となった乳幼児の報告例もあり[2]．特定の食品やサプリメントの摂取，美容石鹸やローションの使用などの聞き取りも重要である．

5）sexual abuse（性的虐待）

　処女膜の裂傷や欠損，腟口の不自然な開大，肛門の外傷や出血がみられるときは，sexual abuseの可能性があり，慎重に検査を進める[3]．クラミジアや淋菌などの性感染症が発見のきっかけとなることもある．患児の様子をよく観察し，的確な聞き取りを行う．近親者が加害者である場合を想定し，親への配慮も怠ってはならない．また，「児童虐待の防止等に関する法律」の第六条には児童虐待の通告義務が規定されている．

患児および保護者への説明・対応

　単純な外陰腟炎の患児，保護者に対しては，以下の衛生指導を行う[4]．

①トイレでは必ず前庭部から肛門へ向けてペーパーに付着物がなくなるまで拭くよう指導する．
②開脚で排尿する（膝を閉じない）．
③入浴は毎日行い，刺激の強い石鹸は外陰部には使用しない．入浴後は柔らかなタオルで水滴を拭い，乾かす．
④木綿の下着を使用し，ぴったりとした衣服は避け，股間が蒸れるのを防ぐ．
⑤病院で処方された以外のクリームやローションは使用しない．

　再発や難治性の場合は，前述の疾患を念頭に置き，積極的に検査・診断を行う必要があるが，患児の年齢に応じたデリケートな対応を心がける．

文献

1) Jones R：Childhood vulvovaginitis and vaginal discharge in general practice. *Fam Pract* **13**：369-372, 1996
2) 望月貴博, 他：内分泌様物質と性早熟. 小児内科 **39**：762-765, 2007
3) 山田不二子：性虐待. 小児内科 **42**：1818-1822, 2010
4) Rosamund Cox, et al.：Vaginal discharge. Adam H. Balen, et al.（eds）：Paediatric and Adolescent Gynaecology, Cambridge University Press, pp.473-491, 2004

（松本富美）

7. 外性器の診察

外性器の診察においては，先に問診の項で述べたように，何が保護者を悩ませ，心配させているかをよく理解したうえで始める．1歳を過ぎた幼児では，これまでの病院・健診で受けた普段とは違った雰囲気を思い出し，診察室に入る前から既に泣いていることもある．そのため，いかに緊張を取り除いてリラックスできるかも，診察で得られる情報量を左右する．明るく暖かい部屋，子どもへの声かけ，指先の触れ方，子どもの恥ずかしさを感じとること，痛みを伴わない診察，などがその助けとなる．

鼠径部の診察

男女とも膨隆の有無を観察し，その大きさ，硬さ，性状を調べる．無痛性では鼠径ヘルニア，停留精巣，精索水腫などが考えられる．診察室に超音波機器があれば，透光性検査などを加えるよりはエコーで内部の性状を診るほうが確実である．

男子外陰部の診察

1） 視診

陰茎・陰嚢の発育を年齢，体格とのバランスでまずみてから，陰茎サイズ（図4），包皮の状態，

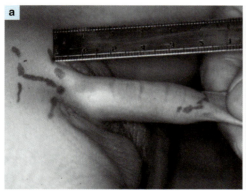
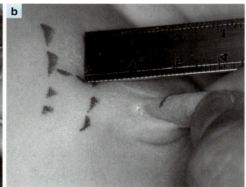
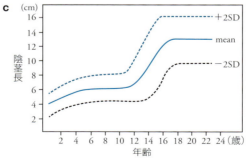

図4　陰茎サイズの測定方法
a：正常陰茎，**b**：マイクロペニス，**c**：陰茎長の年齢別変化
（Lee, PA, et al.：Micropenis. I. Criteria, etiologies, and classification. *Johns Hopkins Med J* **146**：156-163, 1980）

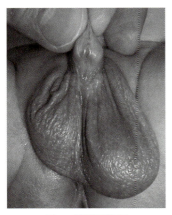

図5　陰嚢の診察
陰嚢の左右非対称，尿道下裂を伴う（混合型性腺異形成症例）．

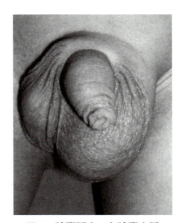

図6　陰嚢腫大：左陰嚢水腫

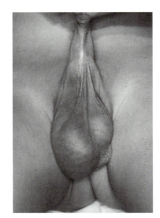

図7　右精巣腫瘍
（口絵②，p.i参照）

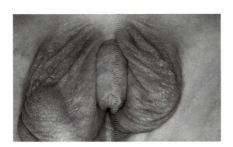

図8　陰茎前位陰嚢

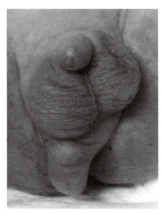

図9　副陰嚢
（口絵③，p.i参照）

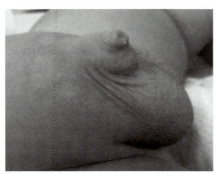

図10　埋没陰茎（右は模式図）
（口絵④，p.i参照）

屈曲の有無，陰嚢の左右対称性（図5），浮腫・発赤の有無を観察する．ここで問題のある子どもは，ほとんどが主訴として保護者が既に問診で話に出しているが，なかには乳幼児で亀頭が露出していることを奇異に感じていないこともある．陰嚢腫大（陰嚢水腫，鼠径ヘルニア，精巣腫瘍）（図6，7），両側あるいは一側の陰嚢低形成，陰嚢が陰茎を覆う陰茎前位陰嚢（図8），副陰嚢（図9），思春期前後では精索静脈瘤などが視診で観察される．

B. 小児泌尿器の症状，徴候と診断へのアプローチ

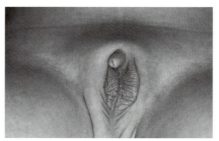

図11　マイクロペニス
下垂体茎離断による性腺機能低下症．

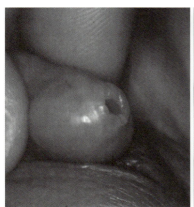

図12　小児の包茎
（口絵⑤，p.i 参照）

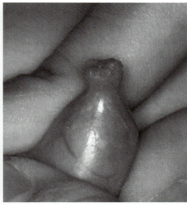

図13　外尿道口のコンジローマ
（口絵⑥，p.ii 参照）

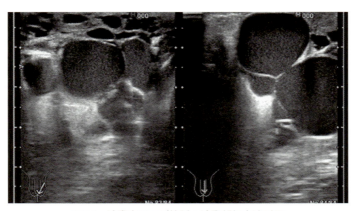

図14　陰囊内リンパ管腫：陰嚢部超音波所見

2）陰茎の診察

特に太さに注意する．健診で告げられて来る病名に「小陰茎」があるが，その多くは陰茎が下腹部皮膚から少ししか飛び出していない埋没陰茎（図10）である．恥骨前の脂肪組織が多く，陰茎が埋まったように見えるが，触診すると根元の陰茎は十分に太いことが多い．非常にまれであるが，陰茎発育が悪く，特に細い場合には，男子としての外性器の分化が終わったあとのテストステロン分泌が不十分であったと考え，性腺系の内分泌検査が必要となる（図11）．

包茎（図12）と告げられて受診する子どもも多いが，包皮の形態に問題がなければ，あえて無理に後退させず，保護者には子どもの包皮は必要な

31

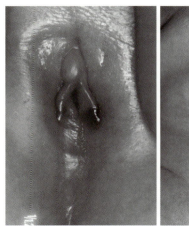
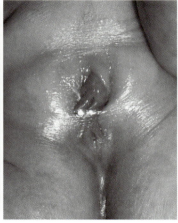

図15　陰唇癒合
（口絵⑦，p. ii 参照）

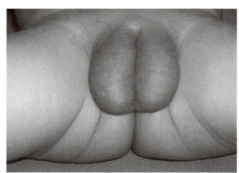
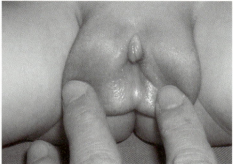

図16　マイクロペニス
部分型アンドロゲン不応症．染色体は 46,XY．

ことを話すことにしている〔「包茎とその合併症」(p. 156)参照〕．

　尿道下裂は，最近ではほとんど病名が告げられて受診するが，「陰茎異常」「異所性尿道」等の表現で紹介状が書かれていることもある．外尿道口の位置と陰茎屈曲の有無を調べるが，「冠状溝部」等の外尿道口の部位分類は手術時に確定される〔「尿道下裂，陰茎彎曲症」(p. 160)参照〕．小児ではまれであるが，コンジローマを疑わせる病変にも遭遇し，生検が必要となる（図13）．

　なお，外性器が男子・女子いずれとも判別できない性別不詳外性器（ambiguous genitalia）の新生児が生まれたとの情報が入った場合，基礎病態の診断と養育性の判定のため，社会的緊急児として扱う必要がある〔「性分化疾患」(p. 175)参照〕．

3）陰囊の診察

　陰囊内容では精巣と，できれば精巣上体，精索を調べるが，幼小児では精巣上体が判別できるのはほとんどが硬結などの異常があるときである．停留精巣と告げられ受診する子どもが多いが，その診察はなかなかむずかしい．特に手術治療の必要性を判断するには，各論に述べられているように，出生時からこれまでの健診の結果をすべて聴き出す必要がある．また，診察時の子どもの啼泣状態や緊張度のため，一度だけの診察で手術を決めることが困難なこともある．診察で陰囊内に精巣が触れないときには，鼠径部に指腹を当て精巣が触れないか，陰囊側に移動できないかを調べる．もう一方の手指で内鼠径輪あたりを軽く圧迫しながら，この操作を加えることも有効である．鼠径管内精巣では腹腔内に逃げやすく，触知しに

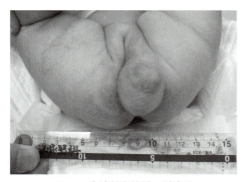

図 17　会陰部脂肪腫と副陰唇
（口絵⑧，p. ii 参照）

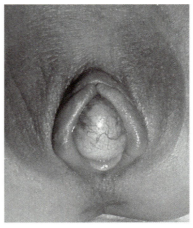

図 18　傍尿道口嚢胞
（口絵⑨，p. ii 参照）

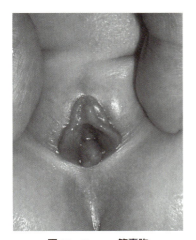

図 19　Gartner 管嚢胞

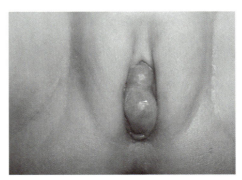

図 20　処女膜閉鎖
（口絵⑩，p. iii 参照）

くい〔「停留精巣」（p. 143）参照〕．

　陰嚢内，鼠径部の診察で精巣が触れにくいときでも，超音波検査が威力を発揮する．皮下脂肪が豊富な乳児でも，精巣は特有の内部エコーを示し，診断をつけやすい．左右の精巣サイズも客観的に数値化でき，慣れれば鼠径管から精索をたどり，陰嚢内の萎縮精巣（いわゆる nabin）を描出することも可能である．まれな陰嚢内病変，たとえばリンパ管腫（図14）も超音波検査で描出される．

女子外陰部の診察

　男子に比べると，女子では外陰部異常を訴え受診する子どもは少ないが，そのなかでも頻度が多いのは陰唇癒合である（図15）．これは後天性に左右の小陰唇が正中で癒着するもので，原因は不明であるが，腟分泌物による癒着等が考えられている．この場合も，出生時に異常を指摘されたか否かが鍵となる．たとえば，両親が「腟がない」と

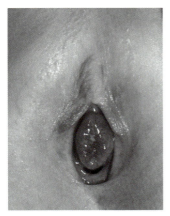

図 21　尿道脱
（口絵⑪，p. iii 参照）

告げられ大変心配して受診されている場合，できれば超音波検査で女子内性器には問題がないことを示すと安心される．

排尿が前方に向かう，などの症状を訴えることもある．皮下組織の癒合もあれば，性分化疾患（disorder of sex development：DSD）も考慮する必要がある．大陰唇が大きく，そのなかに充実性腫瘤が触れれば精巣の可能性もあり（図16），染色体検査等の一連の「DSD疑い」の検査に進む．男子と同じように，会陰部脂肪腫に伴った副陰唇がみられることがある（図17）．前庭部に嚢胞性病変を訴え受診されるときには，傍尿道口嚢腫（図18）やGartner管嚢胞（図19），処女膜閉鎖症（図20），尿管瘤の脱出〔図21，「尿管瘤」（p.102）参照〕，腟・子宮横紋筋肉腫などを考え，膀胱・腟部超音波検査等の画像診断を進める．

（島田憲次）

C. 画像診断

1. 超音波検査

a. 腎・尿路系

　小児では腎尿路系の形態的評価として，まず安全で，かつ簡便な超音波検査を行う[1]．有熱性の尿路感染症（urinary tract infection：UTI）はもちろん，下部尿路感染症（いわゆる膀胱炎）の症例に対しても積極的に行うことが望ましい．年長児では，UTIは排尿機能異常と密接な関わりがあるため[2]，膀胱の形態的変化で発見されることも多い（図1）．

　検査ではまず骨盤腔の観察から行い，蓄尿の状態を把握しておく．膀胱壁の厚さは蓄尿量によって変化するが，明らかに厚いものや凸凹不整で憩室を伴うときには，後部尿道弁などの器質的下部尿路通過障害や機能的通過障害，神経因性膀胱を

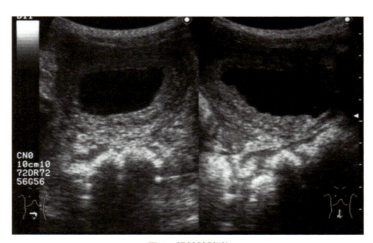

図1　慢性膀胱炎
7歳男子．著しい膀胱壁の肥厚を認める．

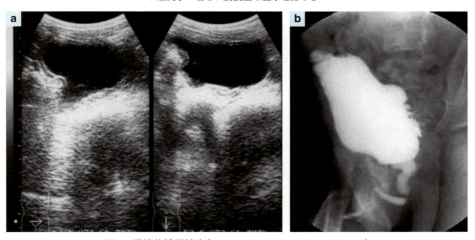

図2　機能的排尿障害（non-neurogenic neurogenic bladder）
8歳男子．**a**：超音波検査による膀胱像．壁の不整および肥厚，憩室様の突出を認める．
b：VCUGでは肉柱形成による典型的な"pine-tree像"を呈する．

35

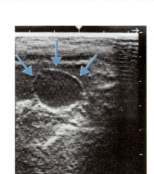

図3 尿管瘤
膀胱内に突出する囊胞状陰影を認める．

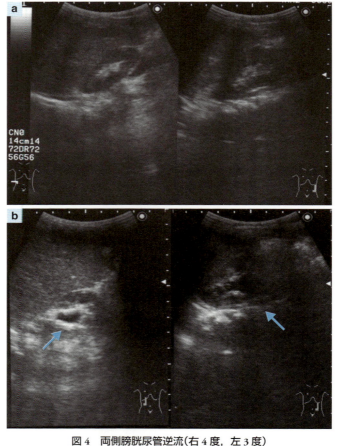

図4 両側膀胱尿管逆流（右4度，左3度）
10か月男子．a：蓄尿時．b：排尿時．排尿時に両側の腎盂拡張を認める．

疑う（図2）．炎症が活発な時期には粘膜の浮腫状変化が腫瘍のようにみえることもある．膀胱底部から左右の後面にかけては囊胞陰影の有無に注意する．囊胞が膀胱内にあれば尿管瘤（図3），膀胱外にあれば拡張した下部尿管であることが多く，巨大尿管（尿管膀胱移行部狭窄）や異所性尿管を想

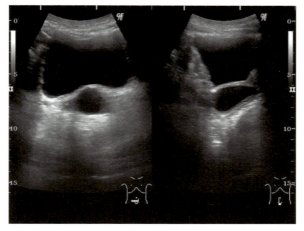

図5 会陰部尿道下裂症例
1歳男子．膀胱背側の正中に拡張した囊胞状陰影（男子小子宮）を認める．

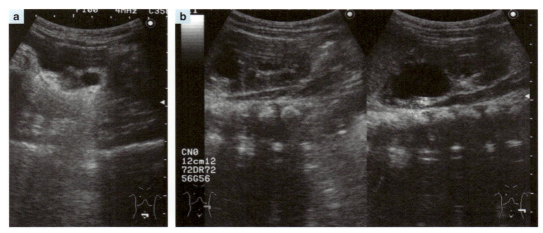

図6 右完全重複尿管，上半腎由来尿管異所開口
2歳女子．上半腎にのみ尿路拡張を認める．

定しておく．蓄尿量に応じて下部尿管の拡張が変化するときは膀胱尿管逆流（vesicoureteral reflux：VUR）が疑わしく，乳児で検査の途中に排尿がみられたときは，すぐさま腎盂の変化をみるようにする．高度VUR症例では，蓄尿時には腎盂拡張がなくても排尿時に明らかとなる（図4）．囊胞陰影が膀胱背側の正中にある場合は，男女ともにMüller管由来臓器（子宮・腟）の異常や小子宮の存在も視野に入れ，外性器や性腺の診察を入念に行う（図5）．また，消化管の拡張が著しいときは排便状態（便秘の有無）に注意する．

腎の観察を行うときは腎盂・腎杯拡張の程度に加え，腎の大きさと形態，実質のエコー輝度も観察する習慣をつける．腎の頭側と尾側で所見が異なる場合は重複尿管を疑い，膀胱の所見と合わせて尿管瘤（ureterocele），異所性尿管などを想定する（図6）．腎盂・腎杯拡張の程度（水腎症〈hydronephrosis〉）を客観的に表わす方法としては，腎盂の前後径を記すものや，米国のSFU分類[3]が一般的である．わが国では，SFU分類を基にした日本小児泌尿器科学会分類がある[4]．腎機能を中心としてとらえるには腎盂拡張の形態的な大きさだけでなく，腎杯拡張の有無と腎実質の菲薄化の程度を含めた後者による分類が実用的である．

b. 鼠径部，陰囊内容

小児泌尿器科では陰囊内容の腫脹を主訴とした症例が少なくない．多くは陰嚢水腫であり，触診所見が最も重要であるが，腫瘍性病変との鑑別のため，必ず超音波検査にて内容を確認する．また，水腫であっても自然治癒が困難な大網の脱出がみられる症例や abdominoscrotal cele（図7）などの特殊な形態を有するものの鑑別に有用である．

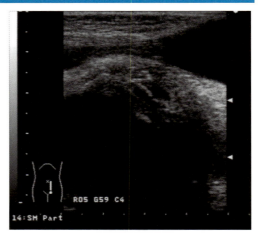

図7 右陰囊水腫（abdominoscrotal type）
3歳の男子．内鼠径輪を境にダンベル型の水腫がみられる．

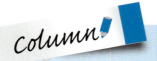
文献

1) Giorgi LJ Jr, et al.：Febrile urinary tract infections in infants：renal ultrasound remains necessary. *J Urol* **173**：568-570, 2005
2) Koff SA, et al.：The relationship among dysfunctional elimination syndromes, primary vesicoureteral reflux and urinary tract infections in children. *J Urol* **160**：1019-1022, 1998
3) Fernbach SK, et al.：Ultrasound grading of hydronephrosis：introduction to the system used by the Society of Fetal Urology. *Pediatr Radiol* **23**：478-480, 1993
4) 小児泌尿器科学会学術委員会：周産期，乳児期に発見される腎盂，腎盂尿管拡張の診断基準：1．超音波断層法を用いた腎盂，腎盂尿管拡張の記載方法．2．利尿レノグラフィー実施のための標準プロトコール．日小泌尿会誌 **8**：96-99, 1999

（松本富美）

Column 胎児診断と胎児治療

　胎児形態異常をスクリーニングする手段として一般化した出生前超音波検査は，現在では小児の腎尿路疾患を扱ううえでは重要な位置を占めており，先天性腎尿路異常なかでも閉塞性尿路疾患の病態発生，診断，治療のすべての考え方に大きな影響を与えている．胎児診断の意義は尿路異常に早く気づくことにより，出生直後，あるいは胎児期から適切な検査と治療を始めることができ，必要な場合には母体搬送により周産期センターに転送され管理が可能となる点であるが，その反面，検査，治療が過大になるという裏面をもつことになり，評価法や治療法については必ずしも意見が統一されているとはいいがたい．また，胎児の異常を指摘された家族，なかでも母親に対する心理的なケアもますます重要となっている．

　胎児の腎・尿路異常の頻度：胎児期に発見される腎尿路異常は中枢神経系異常に次いで多く，全妊娠の0.5〜1.5%にのぼる．出生前診断の正確さは検者の技術と先天性尿路異常をどの程度理解しているかに依存しており，最近では出生後の精査でそのうちの80%程度で診断が正確であったと述べられている[1]．先天性尿路疾患の頻度は極めて性差が大きく，原因の如何を問わず胎児水腎症は女子に比べ男子が4〜5倍多いとされている．その理由はいまだ推測の域を出ないが，発育途上の男子下部尿路は女子に比べ尿流抵抗が強く，膀胱内圧が高いことが一因と考えられている[2]．

　胎児超音波診断の信頼性：出生前超音波診断が一般化しすでに25年以上が経過したが，いまだに超音波画像所見のみでは確定診断を下すことは困難なことが少なくない．その最も大きな理由は，前述のように診断の信頼性が検査施行者に左右されるためであり，周産期を扱う小児泌尿器科医の務め

はこのような不確実な画像所見をもとに基礎疾患を推測し，必要な処置とその時期，そして予後とを両親に説明し理解を得ることにある．

所見のとらえ方：腎盂腎杯が拡張した「水腎症」は胎児超音波検査で最も多く気づかれているが，これはあくまで画像所見であり，確定診断ではない．胎児水腎症の程度（重症度）は臨床上重要であるが，これまでは統一された表記方法はなく，産科領域では腎盂前後径の測定が一般的に用いられてきた．これに対し小児泌尿器科学会では出生後の水腎症 grading と同様の分類法[3]を胎児期にもあてはめる指針を推奨している〔「先天性水腎症」(p. 65) 参照〕が，その予後との関連はまだ報告されていない．腎杯拡張の程度と腎実質の厚さとエコー輝度も合わせた評価が大切である．

その他の必要な所見は，羊水量，尿管拡張の有無，膀胱像（拡張収縮のサイクリング），膀胱壁の厚さ，膀胱内の囊胞，後部尿道の拡張，膀胱像以外の骨盤内囊胞，性別である．

生理的水腎症：胎児水腎症には生理的な尿路拡張，あるいは非閉塞性拡張が含まれている．胎児の尿量は在胎週数に伴い変化し，在胎 20 週頃には 5 mL/時であるが，30 週を越えると急速に尿量が増加し，出生近くになると 50 mL/時あるいはそれ以上にもなり，新生児期の尿量の 4〜6 倍にも達することがその原因の一つと考えられている．腎盂壁，尿管壁自体の弾性線維，コラーゲン，そして matrix の質的・量的な未熟性のため尿路壁のコンプライアンスが高く，尿路が拡張しやすいとされている[4]．さらには尿管筋層の部分的な発育の遅れや腎盂尿管移行部の生理的屈曲のため，尿管蠕動がうまく伝わらず，拡張の原因を作ると考えられている．

胎児水腎症の管理：胎児の異常を指摘された両親，とくに母親は，かかりつけの産科医からの説明や，どの病気も自分の子どもにあてはまるような書き方をしている家庭の医学書やインターネットから中途半端な知識を得るだけで，その心配と苦悩はさらに大きなものになっている．周産期を扱う医師はこの点を理解し，胎児・新生児の治療を担当するだけでなく，両親に対しては正確な情報を与えカウンセリングを加える立場にもある．

発見される腎尿路異常はその重症度に大きな差があり，それらの予後も合わせると，①致死的異常，②腎不全に移行する重症例，③腎不全の危険性が低い症例，④軽度の腎盂拡張に分けられる．

①致死的異常：従来は胎児死亡，死産となっており，臨床医まで届かなかったが，胎児画像診断の進歩で妊娠中期から発見されるようになった．重症 prune belly 症候群など．

②重症で放置すると出生後早期に腎不全を来す疾患：基礎疾患は先天性後部尿道弁，尿道低形成を伴う prune belly 症候群，閉塞性尿管瘤，あるいは両側の高度水腎症などで，その多くは在胎 30 週近くで羊水量が徐々に減少する．積極的な治療が加えられない場合には，出生時の呼吸管理に成功しても，乳児期早期から末期腎不全に陥る．

③腎不全の危険性が少ない疾患：実際にはこのカテゴリーに入る症例が最も多く，一側性水腎症や多囊腎，巨大尿管が代表的疾患である．羊水量に変化がなく，反対側腎に異常を認めない場合には，満期まで妊娠が継続されることが多い．

④軽度の尿路拡張：上部尿路の軽度拡張は発見される頻度が高く，基礎病態には正常範囲内の variant，自然改善した先天性水腎症，あるいは VUR が疑われる．出産時期の変更は不要であるが，出生後の検査とその必要性については意見が分かれる．

発見された胎児水腎症に対しては，胎児の成長や他の合併奇形の有無，羊水量，水腎症の程度，両側性か一側性か，尿管拡張の有無，膀胱の大きさと壁の厚さ，膀胱サイクリング，ウリノーマや腹水などについて詳しく検査を繰り返す．拡張が変化したり徐々に進行する場合には膀胱尿管逆流や腎盂尿管移行部狭窄を疑う．

胎児治療：胎児治療の目標は尿路閉塞による腎形成異常を予防し，胎児尿量の減少による羊水過少とそれにより起こる肺低形成を防ぐことにある．胎児治療の適応は先天異常のため児の生命に危険が及ぶと推測されるときで，かつ他の生存を脅かす心疾患や中枢神経系異常，染色体異常を随伴していないことが条件となるが，医学的な同意ならびに倫理的・法的な同意は得られていないのが現状である．ヒトでは 1982 年に最初の胎児治療が報告[6]され 30 年以上が経過したが，いまだに治療の基本となる診断の正確さや治療時期の設定，胎児ならびに母体に対する安全性はむろん，治療により予後が

どのように改善されるかについての結論は得られていない．胎児治療を考慮するときには羊水過少の有無，異常が発見された在胎週数，基礎疾患の推測などに加え，腎実質のエコー所見，拡張した尿路から採取した尿化学データ[7]，そして肺の発育などの総合的な評価を必要とする．現在，胎児治療の最もよい適応と考えられているのは先天性後部尿道弁であるが，その治療成績では胎児死亡が40%以上にのぼっており，腎機能面でも悲観的な報告が見られる．一時注目を集めた胎児内視鏡治療もその後の報告は少なく，実験治療的な状況にある．

胎児治療による合併症の頻度は高く，すべてを合わせると50%にも達している．最も多いのは膀胱羊水腔シャントが胎児の成長に伴い膀胱あるいは羊水腔を外れ，再挿入が必要となるもの[8]で，これまでに報告された症例の20%にみられている．また陣痛の早期開始や絨毛膜羊膜炎の発生も決して少なくない．その他，腹壁ヘルニアと消化管の脱出，母体の腹水，シャントによる四肢の絞縮なども報告されている．

胎児の閉塞性尿路疾患に対する胎児治療はいまだに広く一般に認められた治療までは成熟しておらず，基礎疾患の多様さと重症度の広がりから治療効果と予後とを予測することは困難な状況である．本治療に精通した医療チームが常勤する限られた施設のみで可能であり，このような現状についての両親の十分な理解・同意を得る努力が必要となる．

文献

1) Shokeir AA, et al.：Antenatal hydronephrosis：changing concepts in diagnosis and subsequent management. *BJU Int* **85**：987-994, 2000
2) Reddy PP, et al.：Prenatal diagnosis：Therapeutic implcations. *Urol Clin North Am* **25**：171-180, 1998
3) 小児泌尿器科学会学術委員会：周産期乳児期に発見される腎盂，腎盂尿管拡張の診断基準　I．超音波断層法を用いた腎盂，腎盂尿管拡張の記載方法．日小泌尿会誌 **8**：96-99, 1999.
4) Escala JM, et al.：Development of elastic fibers in the upper urinary tract. *J Urol* **141**：969-973, 1989
5) Hislop A, et al.：The lung in congenital bilateral renal agenesis and dysplasia. *Arch Dis Child* **54**：32-38, 1979
6) Golbus MS, et al.：In utero treatment of urinary tract obstruction. *Am J Obstet Gynecol* **142**：383-388, 1982
7) Crombleholme TM：Invasiv fetal therapy：current status and future directions. *Semin Perinat* **18**：385-397, 1994
8) Shimada K, et al.：Follow-up of children after treatment for obstructive uropathy. *Int J Urol* **5**：312-316, 1998

（島田憲次，松本富美）

2. 排尿時膀胱尿道造影（VCUG）

目的

排尿時膀胱尿道造影（voiding cystourethrography：VCUG）は下部尿路の解剖学的，および生理学的評価に用いられる検査であり，特に小児では膀胱尿管逆流（vesicoureteral reflux：VUR）の診断には欠かせない（図8）．

VURの診断には，わが国では放射性同位体（radioisotope：RI）を用いた方法（radionuclide cystography）は一般的でなく，通常は透視下で行うVCUGによる．VCUGではVURの有無と，その重症度の判定，そして膀胱，尿道の形態的・機能的評価が可能な点である．小児においてVCUGの施行が躊躇される理由に，小児用の設備が十分でないこと，施行にあたり人手が必要なことと，小児の導尿に不慣れなことがあるが，いずれも少

C. 画像診断

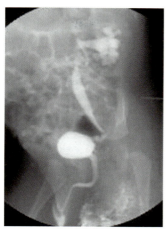

図8　男子乳児のVCUG
左grade 4のVURあり．膀胱の形態は正常で，尿道にも異常を認めない．

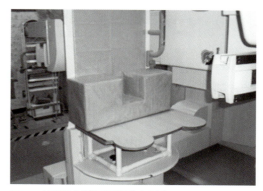

図9　大阪府立母子保健総合医療センターにおけるVCUG用検査台

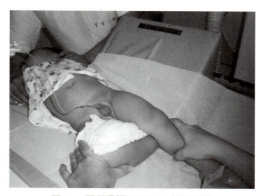

図10　男子乳児のVCUG撮影風景

の工夫と習熟で安全に行うことができる．たとえば，小児の体型に見合った座椅子を発泡スチロールなどで製作することで，年長女子の排尿時撮影をスムーズに施行できる（図9）．

方法

X線装置は，注腸造影ができるものであれば可能である．被曝量に関しては，最新の装置で静止画像の撮影をデジタル処理で行えば，^{99m}Tc-DMSA腎シンチグラフィーと同等かそれ以下で行える．体位は仰臥位とし，まず腎尿管膀胱部の単純X線撮影（kidney ureter bladder：KUB）を行い，脊椎の異常の有無や消化管の状態を確認する．次に被検者の年齢・体格に応じてカテーテルを膀胱内に挿入し，残尿を排出しておく．使用するカテーテルは，新生児の男子では3 Fr，その他の小児では5 Fr程度の栄養チューブが適している．バルーンカテーテルは膀胱頸部を閉塞する危険があるため用いない．膀胱内に尿が残らない状態で検査を開始し，同時に簡易膀胱内圧測定を行うことで，神経因性膀胱の患者などで膀胱容量や膀胱のコンプライアンスを推測できる．使用する造影剤はアミドトリゾ酸ナトリウムメグルミン注射液（ウログラフィン®）で，原則，約80 cm程度の高さからの造影剤滴下で注入するが，件数の多い慣れた施設では手押しによる注入も行われている．注入量の目安は年齢相当の膀胱容量（体重×7 mL（乳児），あるいは（年齢＋2）×30 mL[1,2]）とし，

ゆっくりと注入する．これは膀胱に急激に造影剤が注入されると，最大膀胱容量に達する前に膀胱が収縮し，排尿が始まるためである．可能な限り尿意を我慢させ，排尿時の撮影を行う．尿意の訴えられない児であれば，透視像での膀胱頸部の開大がその目安となる．トイレ排尿ができる子どもでは，カテーテルを抜去した後に，排尿時の撮影を行う．排尿時にVURの評価を行う場合，逆流が疑われる側を管球に近い斜位とし排尿を促す．これによりlow gradeのVURを見逃すリスクが軽減できる．また，後部尿道と前部尿道が重なることを防ぐことができる．乳幼児でも同様に斜位で排尿を促すが，この際，背部に枕を置き，尿道に大腿骨が重ならないように下側になった足を曲げ，伸ばした上側の膝下に踵を挟み込む．上側の膝を押さえることで固定もできる（図10）．乳幼児では，下腹部に軽微な振動を加えたり，外陰部に水滴を垂らすと排尿を誘発しやすい．造影剤の入れ過ぎによる膀胱の過伸展には注意が必要である．

利点と注意点

排尿時にはVURのほか，尿道の評価が可能である．また，排尿後には膀胱内の残尿の有無も確認できる．

本検査法は，侵襲的な操作としてカテーテルの挿入が必要であり，外尿道口・尿道・膀胱頸部などに解剖学的異常がある児では困難なことがある．また，第6胸椎以上の脊髄損傷のある小児で，膀胱充満による刺激のため，頭痛や血圧上昇などの自立神経過反射(autonomic dysreflexia)を起こすことがある[3~5]．カテーテル挿入がむずかしい場合には，外尿道口から逆行性に造影剤を注入することで，尿道の解剖学的状態を知ることができる．

文献

1) Fairhurst JJ, et al.：Bladder capacity in infants. *J Pediatr Surg* **26**：55-57, 1991
2) Koff SA：Estimating bladder capacity in children. *Urology* **21**：248, 1983
3) Barbaric ZL：Autonomic dysreflexia in patients with spinal cord lesions：complication of voiding cystourethrography and ileal loopography. *AJR* **127**：93-295, 1976
4) Fleischman S, et al.：Autonomic dysreflexia：an unusual radiologic complication. *Radiology* **124**：695-697, 1977
5) Linsenmeyer TA, et al.：Silent autonomic dysreflexia during voiding in men with spinal cord injuries. *J Urol* **155**：519-522, 1996

（鬼武美幸，松本富美）

3. 核医学検査

小児泌尿器科領域における核医学検査(radioisotope検査：RI検査)は，おもに分腎機能の測定や腎病変の検索，尿流動態の評価などを目的に行われる．欧米では被曝量が少ない利点から，RI cystographyによる膀胱尿管逆流(vesicoureteral reflux：VUR)の検出に月いられることもあるが，わが国では管理の煩雑さから施行できる施設はまれである．

RI検査は腎静態イメージと腎動態イメージに大別される．いずれも一定の時間内に目標とする部位である関心領域(region of interest：ROI)に集積したRI量を計測し，分腎機能を評価できる．前者は動きの少ない核種を用いて静止画を得ることが目的であるのに対し，後者は移動の早い核種の動きを時間をかけて観察することにある．このような特徴を理解し，病態と目的に応じて核種を使い分けることが大切である．

腎静態検査

最も一般的に用いられている核種はtechnetium 99 m(Tc^{99m}) dimercaptosuccinic acid (DMSA) である．投与されたDMSAの大部分は血中から直接尿細管に抽出され，一部は糸球体濾過後の尿細管で再吸収されることで尿細管上皮細胞内に集積し，静注後2時間の腎単位当たりの集積率は20~25%になる．尿中への排泄率は7%程度であるが，尿細管機能の未熟な新生児では尿中排泄率が増加し，鮮明な画像は得にくい[1]．

本検査は腎皮質の描出に優れており，VUR症例などの腎病変評価に用いられる(図11)．有熱性尿路感染症(urinary tract infection：UTI)の急性期にはドプラ超音波検査や造影CT，MRIに比べて感度が高く，他の有熱性疾患との鑑別に有用である[2]．ただし，急性期の病変はそののちに形態的変化を起こすことがあるため，腎瘢痕などの慢性病変の評価はUTI後少なくとも半年程度期間をおいて行うことが推奨されている[3](図12)．また，超音波検査では描出が困難な異所性腎(図13)や癒合腎などの診断，機能低下が著しい異形成腎などの評価に適している．巨大水腎症では腎皮質の菲薄化により，腎の輪郭が曖昧なことが多く，ROIの設定が困難なことがある．その場合でも動態イメージに比べ，本検査では比較的明瞭な画像が得られるため，ROIの設定にばらつきが生じにくく誤差も少ない．このため筆者らの施設では，明らかに巨大な水腎症に対して，分腎機能の測定を目的とした際はDMSAを用いている(図14)．

腎動態検査

現在，臨床的に用いられているおもな核種はTc^{99m}-diethylenetriamine penta-acetic acid (DTPA) とTc^{99m}-mercaptoacetyltriglycine (MAG3) である．前

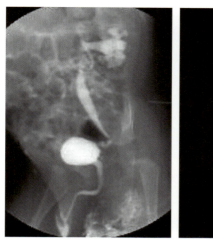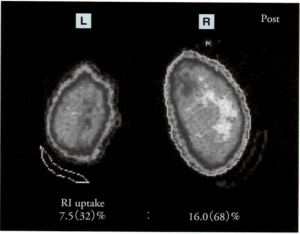

図11　両側VUR(右 grade 2, 左 grade 4)のVCUGと腎シンチグラム
6か月男子．右腎上極と左腎に複数の腎瘢痕を認め，左分腎機能の低下がみられる．

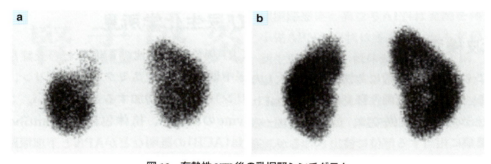

図12　有熱性UTI後の乳児腎シンチグラム
a：生後5か月(UTIの再発，発熱2日目)　b：生後12か月(UTI後7か月)
時間の経過とともにUTIの急性期にみられた左上極のRI集積低下部位が目立たなくなっている．

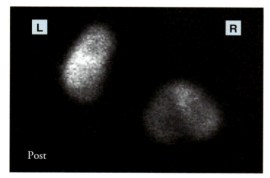

図13　右異所性腎の腎シンチグラム
L：56%，R：44%．

者は糸球体で，後者は(おもに近位)尿細管で主として抽出されるため，各々糸球体濾過量(glomerular filtration rate：GFR)，有効腎血漿流量(effective renal plasma flow：ERPF)の測定に用いられる．しかし，各々の抽出率はそれぞれ20%，15%で，特にDTPAはその低い抽出率から腎機能が低下した症例や新生児・乳児などの腎機能が未熟な症例ではクリアな画像が得にくく，精度はMAG3に劣る．そのため，小児領域ではMAG3が用いられることが多い．

動態検査はおもに先天性水腎症例を対象に尿流通過障害の評価に用いられるが，尿路ドレナージは様々な要因によって影響を受けるため，検査環境の統一が必要となる．1990年代前半から利尿条件，体位，膀胱の蓄尿状態などに配慮した"well tempered"法[4]にて行うことが推奨されている(図15)が，静脈ルートの確保や尿道カテーテルの留置，長い検査時間など，手技が煩雑で患児の負担も大きいという短所がある．乳幼児では鎮静も必要であり，正確・安全に行うには施設の整備と患児に優しいスタッフの協力が不可欠である．また，"well tempered"法にても，腎盂容量が極めて

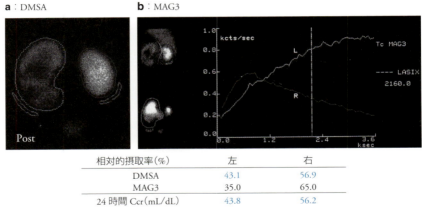

相対的摂取率(%)	左	右
DMSA	43.1	56.9
MAG3	35.0	65.0
24時間 Ccr(mL/dL)	43.8	56.2

図14 出生前診断された左水腎症(SFU grade 4)

3か月の男子．術前のRI検査による分腎機能算定値を，腎盂形成術後に測定した分腎尿採取によるクレアチニンクリアランスからの値と比較したところ，MAG3法では誤差が大きかった．

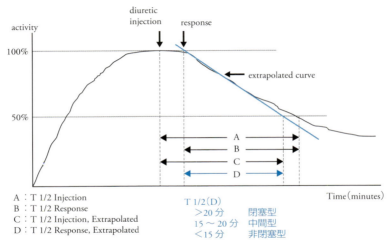

A：T 1/2 Injection
B：T 1/2 Response
C：T 1/2 Injection, Extrapolated
D：T 1/2 Response, Extrapolated

T 1/2(D)
>20分　　閉塞型
15～20分　中間型
<15分　　非閉塞型

図15　well-tempered 利尿レノグラム(T 1/2 slope法による尿路閉塞の判定)

(Conway JJ, et al.：The "well tempered" diuretic renogram：a standard method to examine the asymptomatic neonate with hydronephrosis or hydroureteronephrosis. A report from combined meetings of The Society for Fetal Urology and members of The Pediatric Nuclear Medicine Council：The Society of Nuclear Medicine. *J Nucl Med* **33**：2047-2051, 1992 より改変)

大きな症例や所属腎機能が低い症例では，十分な核種の動きが観察できず，通過障害の評価には限界がある．

文献

1) 島田憲次, 他(編)：小児腎臓核医学．第1版, メディカルレビュー社, 29-31, 1998
2) Majd M, et al.：Diagnosis of experimental pyelonephritis in piglets：comparison of 99mTc-DMSA SPECT, spiral CT, MRI and power Doppler sonography (abstr). *Radiology* **205**：348, 1997
3) Jakobsson B, et al.：Transient pyelonephritic changes on 99 m Technetium-dimercaptosuccinic acid scan for at least five months after infection. *Acta Paediatr* **86**：803-807, 1997
4) Conway JJ, et al.：The "well tempered" diuretic renogram：a standard method to examine the asymptomatic neonate with hydronephrosis or hydroureteronephrosis. A report from combined meetings of The Society for Fetal Urology and members of The Pediatric Nuclear Medicine Council：The Society of Nuclear Medicine. *J Nucl Med* **33**：2047-2051, 1992

(松本富美)

4. MRU

尿などの水分は，MRI (magnetic resonance imaging) における T1 強調画像で low intensity，T2 強調画像で high intensity を呈するため，造影剤を使わなくても，T2 強調像では拡張した尿路は白く描出される．MRU (magnetic resonance urography) は，放射線被曝なしで複雑な尿路の形態学的評価と腎機能の評価を一度に行え，小児には理想的な検査方法である[1]．しかしながら，高価であること，騒音，長い撮像時間，予約がとりにくいなど問題点も多い．また，年少児には深鎮静が必要であり，合併症に注意しなければならない[2]．

対象となる臓器と疾患

①腎：著明な水腎水尿管症 (図 16, 17)，胎児水腎症 (図 18)，萎縮腎，腎瘢痕，急性腎盂腎炎
②尿管：巨大尿管症，中部尿管狭窄症，異所性尿管，重複腎盂尿管，尿管瘤
③膀胱：膀胱尿管逆流症 (図 19, 20)．排尿時膀胱尿道造影 (voiding cystourethrography：VCUG) に代わる方法として，MRI を用いた MRVCUG (magnetic resonance voiding cystourethrography) が報告されている．造影剤を膀胱内に注入しなければならないが，放射線被曝なしで VCUG とほぼ同じ結果を得られる[3]．しかし，仰臥位での排尿や鎮静下での不完全な排尿，鎮静からの覚醒が問題となっている．
④女子内性器：水子宮腟症 (図 21)
⑤血管：間欠性水腎症の原因となる異常血管

MRU でできること

1) 単純検査

造影剤を用いなくても，放射線被曝なく尿路の描出が可能である．冠状断では1枚の画像で拡張した全尿路を描出可能で，横断や矢状断以外にも任意の断面で描出することができる．

2) 造影検査

腎機能評価，尿路閉塞評価，異所性尿管の描出が可能である．造影剤であるガドリニウムは，糸

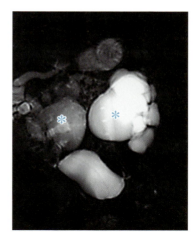

図 17　両側水腎症 (＊印)
消化管内の消化液と胆汁が描出されている．

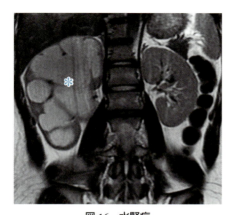

図 16　水腎症
右腎は著明な水腎症 (＊印) を呈し，腎実質は菲薄化している．

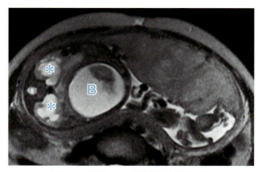

図 18　胎児 MRI (総排泄腔遺残症)
両側水腎症 (＊印)，拡張した膀胱 (B)

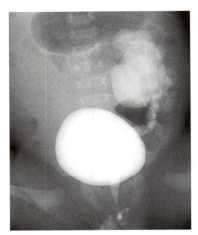

図19 図17の排尿時膀胱尿道造影(VCUG)
左膀胱尿管逆流を認める.

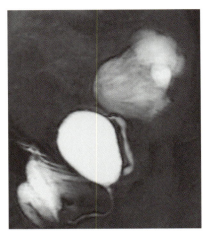

図20 図19の造影MRVCUG
左膀胱尿管逆流を認める.
〔Johnin K, et al.: Magnetic resonance voiding cystourethrography (MRVCUG): a potential alternative to standard VCUG. *J Magn Reson Imaging* 38: 897-904, 2013〕

球体でろ過され,尿細管によって分泌される.空間解像度に優れ,腎皮質と髄質の境界も明瞭に描出できる.

a) 分腎機能評価

造影剤を使うことで,左右の分腎機能の評価ができる.

b) 尿路閉塞評価

核医学動態検査(レノグラム),点滴静注腎盂造影法(drip infusion pyelography:DIP),静脈性腎盂造影法(intravenous pyelography:IVP)と同じく,ダイナミックな尿路評価が可能である.利尿レノグラムの$T_{1/2}$に相当するのがRTT(renal transit time)で,閉塞性の有無を定量化できる.利尿レノグラムと同じく,腎実質障害が高度の場合はRTTでの尿路閉塞の評価はできない.

c) 異所性尿管の描出

萎縮腎および異所性尿管を描出することで,女子の尿管性尿失禁(腟,前庭部への尿管異所開口)の原因精査が可能となる.

● **欠点**

①深い鎮静が必要:7歳未満の子どもでは,長時間の安静は困難で,鎮静が必要になる.わが国では,限られた施設でしか麻酔科医による鎮静が行われておらず,非麻酔科医である主治医による鎮静が行われているのが現状である.検査中の呼吸停止,心停止,死亡を含む鎮静に関する合併症が多く報告されていることから,2013年5月,日本小児科学会,日本小児麻酔学会,日本小児放射線学会は共同で「MRI検査時の鎮静に関する共同提言」を作成している[2].

②高価

③造影剤の副作用:腎機能不良例(GFR<30 mL/分/1.73 m^2)では,致死的となる可能性がある腎性全身性線維症の発症を危惧し,控えたほうがよい.

④液体を含む消化管や胆囊も同じく描出され,尿路との区別には経験が必要である(図19).

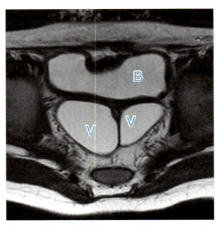

図21 図18の胎児MRU(総排泄腔遺残症)
膀胱(B)背側に2つの拡張した水子宮腔(V)を認める.

● **MRU検査の実際**

美しい画像を得るためには,準備(十分な尿路

の拡張と無動化)が必須である．年長児には，呼吸性の影響を少なくするために，浅い呼吸を心がけてもらう．撮像時間は45～60分である．以下に準備すべき事項を列記する．

① 耳栓：騒音で覚醒してしまうため，耳栓を着用させる．
② 1.5 T スキャナー，仰臥位
③ 患児の身体にあったコイル(サーフェイスコイルなど)
④ ルート確保：輸液負荷 乳酸リンゲル液(ラクテック®)
　＜10 kg：4 mL/kg/時，10～20 kg：6 mL/kg/時，＞20 kg：10 mL/kg/時
　鎮静なし 10 mL/kg を 30～40 分前から
⑤ 利尿剤(フロセミド 1 mg/kg，最大 20 mg)：造影剤(ガドリニウム)静注の15分前に投与する．輸液負荷に加え，早期に利尿剤を使うことで尿路が拡張するため，検査時間を短縮できる．
⑥ 尿道カテーテル留置：膀胱が充満すると尿管下端の抽出が不明瞭になったり，鎮静から覚醒してしまうため，膀胱を空虚にしておくことが望ましい．

将来の展望

尿路の究極の画像診断は，尿路の形態と腎機能を評価し，かつ治療が必要になる尿路拡張を正確に予測できるものであるが，残念ながら現時点ではそのような診断手段は存在しない．MRU は放射線被曝がないことから，小児には理想的な検査となりうる可能性があり，さらなる機器およびデータ解析ソフトの開発が期待される．

文献

1) Jones RA, et al.：Pediatric magnetic resonance urography. J Magn Reson Imaging 33：510-526, 2011
2) 相田典子, 他(小児鎮静ガイドライン作成委員会, 日本小児科学会, 日本小児麻酔学会, 日本小児放射線学会)：MRI 検査時の鎮静に関する共同提言．日小児麻酔会誌 19：159-195，2013
3) Johnin K, et al.：Magnetic resonance voiding cystourethrography (MRVCUG)：a potential alternative to standard VCUG. J Magn Reson Imaging 38：897-904, 2013

(上仁数義)

5. 排尿機能検査

尿流動態検査(urodynamic study)は，下部尿路機能を評価する検査で，膀胱内圧測定，尿道括約筋筋電図，尿道内圧測定，尿流量測定，残尿測定を含んでいる．小児においては，すべての年齢で同様に検査できるわけではないため，年齢と本人の状態をみて検査の適応を決定する．外見は図22のような機器で，メーカーにより仕様が若干異なる．

膀胱内圧測定(cystometry)

膀胱内圧を測定するもので，蓄尿時と排尿時の圧変化を測定できる．自立して安静が保てる状態でないとできないため，5歳頃より検査可能となる．

一般的に仰臥位とし，経尿道的に2重内腔のカテーテルを膀胱内に挿入し，一方に圧トランスデューサー，他方に注入ポンプを接続して生理食塩水を注入し，注入量と膀胱内圧の変化を自動記録する．注入速度は1分間に予想最大膀胱容量の10%程度を注入するのがよいとされている．ま た，初期注入はゆっくりとし，その後に予定速度にしていくのがよい．

このような機器を使用しなくても，膀胱内圧等の検査が必要な乳幼児に対する簡易法として，膀胱内圧を水柱圧の高さで測定する方法もある(図23)．その他，乳幼児では全身麻酔下に術中に膀胱瘻をおき，カテーテル挿入の刺激を減らした後に検査を行う方法もある．

膀胱内圧曲線

横軸に膀胱容量，縦軸に膀胱内圧をとり，連続的に記録したものを膀胱内圧曲線という．

最初の尿意の訴えを初発尿意といい，さらに注入を続けることで我慢できない尿意となる．これを最大尿意といい，この時点の容量を最大膀胱容量とする．この時点で排尿を指示し，排尿できれば排尿圧が測定できる．尿道閉鎖圧が低い場合には外尿道口からの尿漏れがあり，漏れが出た時点

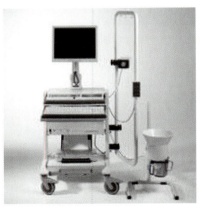

図22　尿流動態検査装置（ダンテック社）

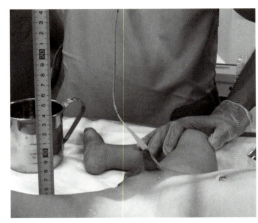

図23　膀胱からの水柱の高さ実測して膀胱内圧を測定

での内圧が最高尿道閉鎖圧となる．

　尿道括約筋機能障害を疑う場合には，咳をさせるなど腹圧をかけることで，どの程度の内圧上昇で漏れるかを知ることができる．尿道内圧を検査する尿道内圧測定は，尿道内にカテーテルを挿入し，抜去しながらの圧をみるため，小児においては違和感等が強く，一般的には行わない．

● ビデオ尿流動態検査（video urodynamic study）

　膀胱内に造影剤を注入しながら膀胱内圧測定を加え，透視下に膀胱形態の変化，逆流の有無，膀胱頚の動き等を同時に検査できるものである．

　膀胱容量による内圧の変化と形態，VURの出現時期，尿道閉鎖圧との関係もみることができる．

● 尿流量測定

　排尿を客観的に評価する方法で，1回排尿における排尿量の時間的変化を測定する検査である．大人では簡便にできる検査であるが，排尿が自立している子どもでも排尿環境の変化による緊張のため，測定には困難を伴う．検査環境に慣れるためには，複数回施行し評価する必要がある．排尿は尿道抵抗，膀胱機能などの多くの因子が関与するため，絶対値としてとらえるよりは，経時的な評価方法ととらえるのがよい．

● 内圧尿流検査（pressure flow study）

　膀胱内圧，直腸内圧，排尿筋圧を，それぞれ蓄尿期と排尿期に測定する検査である．しかしカテーテルが尿道，直腸内に挿入されたままで排尿させるため小児ではむずかしいことが多い．

● 外尿道括約筋筋電図

　横紋筋からなる外尿道括約筋の筋電図を測定するもので，正常では蓄尿時に活動がみられ，排尿時に沈静化する．これらの活動は膀胱排尿筋の収縮と協調している．

　通常，小児では表面電極を使い，会陰部肛門周囲に貼付して用いる．体動などでアーティファクトが入りやすい．通常は膀胱内圧測定と同時に行う．

● 残尿測定

　総合的な下部尿路機能を知るための簡易で非侵襲的方法である．従来は尿道カテーテル挿入により測定されていたが，現在は超音波検査で簡単に定量的な測定が可能である．また，膀胱壁の評価なども同時に行える．詳しくは「超音波検査」（p. 35）を参照されたい．

（黒川哲之，松本富美）

D. 小児泌尿器の周術期管理

● 予防接種，感染症と手術の時期

麻酔や手術は生体の免疫機能を一時的に抑制もしくは変調することから，感染症への罹患，予防接種との関連性やその時期については注意が必要である．

1）予防接種

予防接種に用いられるワクチンは生体にとっては異物であり，その異物に対して生体は免疫機能を動員して抗体を産生する．同時に種々の臨床反応が現れ，軽度なものでは発熱や接種部位の腫脹，硬結がみられ，重症の場合にはアナフィラキシー反応やけいれんなどの全身反応もみられることがある．このような副反応はワクチンの種類により異なり，生ワクチンでは接種後1～2週以内に生じるものが多く，ほとんどは3～4週までにみられる．たとえば麻疹では，ウイルスが生体内で増殖する5～14日の間に発熱が20％，発疹が10％に出現し，けいれん，脳炎，脳症の発症もある．不活化ワクチンの副反応は，ほとんどが接種後2日以内に現れる．

手術や麻酔によって免疫機能が抑制されることがわかっている．手術によって，リンパ球の減少をはじめとして細胞免疫，液性免疫などに対し多岐にわたる抑制が現れる[1]．麻酔薬も影響を与え，亜酸化窒素による骨髄抑制，ハロタンやイソフルランによる好中球の殺菌能力抑制などが報告[2]されている．

このため理論的には，ワクチンにより抗体を産生すべき時期に麻酔や手術が加えられれば，抗体産生が不十分となる可能性がある．また副反応が起こり，生体にストレスがかかって免疫機構に変調をきたしているときに麻酔や手術を加えると，副反応の増強や生ワクチンによる感染症の発症を引き起こす危険性がある．このため，生ワクチン接種後3～4週間程度，不活化ワクチン接種後2週間あけることが望ましいとの方針が採られている施設が多い．

全身麻酔の後にどのくらいの期間をあけて予防接種を受けるかについても，エビデンスがあるわけではないが，一般的には麻酔や手術による免疫機能抑制から十分回復した2～4週間後との意見が多い．しかし手術や麻酔が免疫系に及ぼす影響は数日以内に回復するとの考えから，全身麻酔後1週間を過ぎれば予防接種を許可するとの意見もある．

2）感染症

感染症罹患後に全身麻酔施行時期をどの程度延ばすべきかについてもはっきりとしたエビデンスはないが，水痘，風疹，麻疹等のウイルス性疾患後には，原則として全身状態や免疫機能が十分回復した4週間以降とする意見がある．特に麻疹は細胞免疫機能が低下し，元のレベルに戻るには3～5週間必要との報告[4]もある．小児が頻繁に罹患するかぜ症候群を主とする上気道感染症では，周術期に喉頭けいれん，気管支けいれん，低酸素の危険性が高まるため，免疫の問題よりも麻酔管理の面から一定期間手術を延期することが行われている．感染による気道の過敏性は6週間程度続くとされるため，理想的にはその期間延期するのが望ましいが，実際には症状が強い時期から2週間程度経過し，発熱，咳嗽が改善していれば，十分注意して麻酔が行われることがある．

3）感染者との接触

小児は集団保育や学校，家庭で感染症患者，とくに兄弟姉妹と接触する機会が多い．感染者と接触が判明した場合には，その疾患の潜伏期間は全身麻酔を受けるべきではない（表1）．潜伏期間内に麻酔・手術を行い，術後に発症した場合には，すぐに患児が退院できるとは限らず，保菌者を病棟内に抱え込むことになり，他の患者に伝播させる危険性を考慮せねばならない．加えて術後の全身状態が安定せず，免疫機能が低下した状態で発症すると重症化の危険性がある．

表1　おもな感染症の潜伏期間

疾患名	潜伏期間
水痘	10〜21日間
流行性耳下腺炎	12〜25日間
麻疹	8〜12日間
風疹	16〜18日間
インフルエンザ	1〜3日間
百日咳	6〜21日間

表2　術前診察

	内容
問診	食事：アレルギー食の有無，種類
	発熱，発疹，咳，下痢の有無
	伝染性疾患患児との接触の有無と期日
診察	バイタルチェック，泣き方
	皮膚の性状：乾燥，発汗の状態，皮疹の有無と部位，浮腫，大泉門，心音，呼吸音
	腹部所見：腫瘤，硬便の有無
	四肢の運動

術前管理

1）術前の診察

　入院を必要とする小児患者では，手術予定を決めたときにはあらかじめ必要な画像診断，生理・生化学検査を済ませてあるのが普通である．入院中の食事については，入院手続きを入力する際にアレルギー食等については問診が済んでおり，その再確認を行う（表2）．

　入院時のチェックでは，前述のように伝染性疾患をもつ小児を病棟内に入れないことをおもな目的としており，発熱，発疹，咳，下痢などのウイルス性疾患を疑わせる症状の有無を家族に問い合わせる．また，3〜4週間以内に風疹，水痘，麻疹などの伝染性の強い疾患に罹患した小児と接触していないかも問い合わせる．小児の診察では皮膚の状態，四肢の運動，泣き方，呼吸状態，腹部の状態などを観察する．疑わしい場合には専門の小児科医にも診察を依頼し，入院そのものを中止する．尿路，外性器の手術後には排便管理で苦労することがあるため，親に問い合わせるのみでなく，腹部を触診して糞塊が貯留していないかを調べておく．

2）諸検査

　全身麻酔のための検査項目の種類については，その施設の麻酔科の意向に負うところが大きい．血液検査では特別な項目はない．尿検査では尿路感染の有無を調べ，尿細菌培養も提出する．尿蛋白が陽性の場合には，腎機能障害，Denys-Drash症候群も疑っておく．既往に胸部疾患や心疾患がある場合や，胸部の聴診で異常があれば，胸部X線検査を依頼するが，原則としては必要ない．心電図検査も同様である．

3）特殊検査

　X線造影等の侵襲的な検査は，小児が興奮したり発熱することがあるため，原則として手術入院の際には控える．

4）術前処置

　合併症のない小児泌尿器科患児では，普通は全身麻酔がむずかしいほどの貧血や脱水を起こしていることはない．手術前日の処置としては，夕方に全身のシャワー浴，あるいは入浴を済ませる以外は，特別な処置は不要である．頑固な便秘や鎖肛を合併する患児に対しては，グリセリン浣腸処置を加えておくのが望ましい．

　手術当日の麻酔導入時には胃内を空にしておくのが原則である．乳児ではミルクは5時間前まで，水分は2時間前まで可としている．食止の必要性を親に納得させ，児の周囲に飲食物を置かないようにする．

　消化管を利用する予定がある場合には，消化管内を可及的にきれいにしておくことが望まれる．具体的には，2日前から水分固形物を禁じ，かつ1日2〜3回の浣腸を加え，ニフレック® 1袋を水2Lに溶かした（0.1 mL/kg）ものを経口で飲ませるか，ラキソベロン® 10〜15滴を眠前に飲ませる．無論，維持輸液を続けるが，原則として抗菌薬は服用させない．

　体液の電解質バランスが崩れている小児では，手術を安全に行うため術前に体液の異常を正常に近い状態に回復させる必要がある．脱水症の大部分は，急速な細胞外液の体外もしくは血管外への喪失であり，細胞外液を主体とする輸液，すなわち5〜10%ブドウ糖液と生理食塩水を2：1，もしくは1：1に混ぜた液を投与する．年長児では乳酸加リンゲル液を用いてもよい．

成人では生体内での水分の割合は細胞内、外液を含めて約60%とされている。胎児期早期では生体の水分は約92%あり、それが満期まで徐々に減少し、満期産児では75%、3か月になれば生体水分は60%に低下する。未熟児、早産児では体内水分量は胎児期に近いと考えておく。また、小児では体液の代謝率が高いこともよく知られており、生体維持のために成人では1日約35 mL/kgの水分摂取で十分であるのに対し、生後1年間は約100 mL/kg近い水分を必要とする。そして呼吸状態、下痢などによる消化液の異常喪失、発熱による皮膚からの不感蒸泄の増加のため、容易に体液バランスを崩すことになる。

5）合併疾患に対する注意事項

① 先天性副腎過形成（congenital adrenal hyperplasia：CAH）：CAHに対する外陰部形成術は、原則としてステロイド補充量が定まり、一般状態が安定した生後数か月を目安に施行される。コルチゾールの生理的維持量は1日平均25 mg/m^{2}といわれ、たとえば4〜5歳では1日量として15〜20 mgを投与し、感染や手術などのストレスに対しては、維持量の3〜4倍量を投与しなければならない。このため、ストレスに対するコルチゾール1日量（維持量の3〜4倍量）の1/3を麻酔導入時に投与し、手術室を退出するときと、手術夕方に残りを投与する。術後1日より投与量を半減し、術後2〜3日で通常の維持量に戻す。

② 鎖肛：人工肛門がまだ造設されている期間は、人工肛門からの排液・排便の量と性質をよく観察しておき、また両親からはストーマ管理とバッグ交換に関する情報を得ておく。肛門形成術後では浣腸の回数と量、肛門ブジーの有無を聞いておく。また、腹部の触診で硬便の有無も調べておく。

③ 小顎症、気管狭窄症、心奇形、呼吸器合併症など：挿管時の困難が予想される合併症については、麻酔科への術前診察を早めに計画し、当該科での検査も可能な時間を残しておく。

● 術中管理

1）患児のモニタリング

術者である泌尿器科医が管理するのは、術中に留置した尿路カテーテルである。尿量が少ない場合には、生理食塩水を用いて洗浄し調べる。絶対に必要なカテーテルは術中に仮固定しておくのがよい。

呼吸循環系、出血量等については麻酔科が主体の管理となる。泌尿器科的手術のみで輸血が必要となることはまれであるが、術前から貧血がみられる症例や、広範な消化管の剥離操作が必要となり、出血量が多くなった場合には、麻酔科医から輸血を加えるかの相談がある。

2）術中の合併症と対策

① 感染症：小児泌尿器科の特徴である形成手術では、創感染は命とりであり、形成部の組織壊死、離開（break down）、瘻孔を容易に生じる。このため、麻酔の導入が一段落すると、あらかじめ指示されていた抗菌薬が点滴ルート内に注入される。広域スペクトラムの薬剤を、術後の1回量使用する。長時間の手術が予想されるときにはブラッシングも加えておく。術中には極力、皮膚を触らないようにする。

② 術野の乾燥：尿路は常に湿潤しているため、術中にも生理食塩水を頻繁にかけ、粘膜面を乾燥させない注意がいる。なかでも膀胱内の手術では、尿あるいは生理食塩水を少し貯めながら操作を加えたほうが、術後の膀胱刺激症状は少ない。

③ 痛みに対する対策：疼痛対策として麻酔医による術前仙骨硬膜外ブロック（caudal block）が加えられる（表3）。局所麻酔薬としては、最近は0.1875%アナペイン1 mL/kg（最大量20 mL）が注入される。この薬剤では運動神経がブロックされにくく、不整脈が現れにくいという長所がある。これにより術中の麻酔深度を浅くでき、また帰室後の疼痛に対しても有効である。閉創に際しての局所麻酔薬注入も効果的であり、腰部切開時の肋間神経ブロック、鼠径部切開時の

表3 仙骨硬膜外ブロック

適応	新生児から7歳児頃まで（体重25 kg未満）の下腹部、下肢手術症例 日帰り手術では避けることもあるが、必ずしも禁忌ではない。
手技	仙骨裂孔に小児用ブロック針（22 G）を用い穿刺、針先が完全に仙骨管に入ってから、局麻薬をゆっくり注入。
投与薬物	0.2%ロピバカイン（または0.125%ブピバカイン）1 mg/kg

腸骨鼠径神経ブロック（ilioinguinal nerve block），あるいは切開創皮下，特に切開創両端への浸潤麻酔は有効である．

術後管理

1）術後の処置と検査

①病室へ移送：手術終了時に術中の出血量，輸血/輸液量，尿量，などについて麻酔科医からよく聞いておく．病室への移動は麻酔科医と主治医が付き添い，移動中の緊急事態に対応できるよう注意する．

②帰室時の処置：まず呼吸・循環系のバイタルサインをチェックする．乳児の血圧は80〜100 mmHg，幼児では90〜110 mmHg程度であり，脈圧は少ない．脈拍は乳児で80〜160/分，幼児では90〜110/分程度で，体温が1度上昇するごとに15〜20/分増加する．多くの場合，患児は興奮状態にあるため，体幹と四肢の固定，そして大切なカテーテル類，点滴ルートの固定が同時進行的に行われる．麻酔科医の指示で病室には心電図モニターと酸素が用意されており，覚醒が不十分な子供に対しては酸素カニューレを鼻に固定し，肩下に枕を入れた姿勢でしばらく観察が続けられる．身体の固定には，あらかじめベッドに取り付けておいた胸腹部固定用のチョッキが有効である[3]．創部ガーゼの出血が多いようであれば，一時的にガーゼ圧迫をきつく固定し直し，しばらく様子をみる．

消化管を利用した場合には，嘔吐の予防，腹部膨隆による呼吸抑制の防止を目的に胃吸引を行う．胃管挿入後にはX線で先端の位置を確認するのが望ましい．胃管の固定と胃液の吸収量には注意し，その電解質濃度に合わせて輸液補正する．

③術後の補液と抗菌薬の投与：普通の腎・尿路に対する形成手術では術中の出血量もわずかで電解質バランスが崩れることもないため，輸液量には維持輸液量として乳児100 mL/kg/日，年少児90 mL/kg/日，年長児70 mL/kg/日程度，それに経鼻胃管やドレーンなどからの異常喪失も加える．

帰室後3〜4時間経てば経口水分摂取も始まり，その夕方あるいは翌日には経口摂取が十分進むことを確かめてから，輸液速度を少しずつ減量している．術中の水分出納が大きく負に傾いている場合は，一晩程度かけて補正する．皮膚の乾燥，大泉門の陥没，粘膜の乾燥，尿量，ヘマトクリット値，体重などから総合的に判断し，輸液量を増減させる．

抗菌薬は術中に使用した広域スペクトラムの薬剤を，1日量を3回に分け，点滴ルートのボトル内に注入する．乳幼児は抗菌薬によりしばしば下痢をきたすため，消化管疾患との区別が必要となる．

④経口摂取：普通の小児泌尿器科術後では，手術時間が4〜5時間に及んだとしても，術後3〜4時間程度で水分摂取を始め，その飲み方をみて食事を摂取させる．腸管を利用した場合には経静脈栄養ルートが留置されてくるため，胃管吸引量や腹部単純X線検査の腸管ガス像を参考に，5〜7日目頃から食事を開始する．直腸内のガス像が1つの判断材料となる．

⑤創部の処置：基本的に成人と同じであるが，小児に恐怖感を与えないように常に愛護的に行う．綿球で創部をこすったり，乱暴に絆創膏を剥がしたりしない．ガーゼが貼り付いているときにも，あらかじめ生理食塩水などをかけて濡らし，剥がれやすくしてから処置を加える．

2）術後の合併症とその対策

小児泌尿器科の特徴となる形成手術では，術後の出血，感染，そしてカテーテルトラブルがおもな合併症であるが，具体的には個別の疾患での合併症を参考にしていただきたい．なかでもカテーテルトラブルは，時として形成術の成績を左右しかねない場面も含み，早急にその原因を突き止め，対策を立てねばならない．腎瘻，尿管ステント，尿道留置カテーテルなどから尿が出ない場合には，患児の脱水の有無，カテーテル先端の位置，深さ，側孔の有無と先端からの距離，体表での固定方法，固定糸の縛り方，管の途中のフィルターの有無，収尿袋のエアー抜き操作の有無などを1つずつ確かめ，カテーテル洗浄やX線撮影も利用して調べる．

退院時の指導

退院時の指導は重要で，日常生活上の注意と投薬，創部の消毒などを，小児の実際の保護者に説明しておく（個別の疾患を参照）．

文献

1) Siebert JN, et al.：Influence of anesthesia on immune responses and its effect on vaccination in children：review of evidence. *Paediatr Anaesth* **17**：410-420, 2007
2) van der Walt JH, et al.：Anaesthesia and recently vaccinated children. *Paediatr Anaesth* **6**：135-141, 1996
3) 島田憲次, 他：尿道下裂に対する尿道形成術. 臨泌 **56**：317-322, 2002
4) Nanan R, et al.：Measles virus infection causes transient depletion of activated T cells from peripheral circulation. *J Clin Virol* **12**：201-210, 1999

（島田憲次）

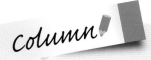

腹腔鏡手術の周術期管理

　小児泌尿器科においても腹腔鏡手術は徐々に増加しており，対象疾患も増加している．先天性水腎症に対する腎盂形成術，停留精巣に対する精巣固定術などが腹腔鏡手術にて行われている．ここでは，腹腔鏡手術に特有の周術期管理について解説する．

術前

　腹部の手術既往がないかを把握し，それによってアプローチ方法を考える必要がある．また，小児の場合は術前の画像検査を最小限に抑える傾向にあるが，腹腔鏡手術の場合は術前に目的臓器周辺の状況を確認してポートの位置やアプローチ方法を考える必要があるため，CTやMRIなどでしっかり評価することが重要である．小児ではworking spaceを広くとれるように経腹膜アプローチが多いため，腸管の処置はしっかり行う必要がある．手術前日に入院させ，必要であれば夕食から絶食にし，手術前には必ず浣腸を行う．美容上から臍にポートを置くことが多いため，術前に臍をきれいにしておくことが重要である．

術中

　側臥位で手術を行う場合は，筒状のクッション（図1）を利用して体位をとっている．小児では体格に比べてベッドが大きいため，手術器具がベッドの縁や離被架に当たり操作が困難となるときがあるため，術前に手術をイメージして患児のベッド上の位置と体位を考えておくことが重要である．気腹圧は8 mmHgで行っており，working spaceが狭いので鉗子の出し入れの際，ほかの臓器を損傷しないように気をつける．抗菌薬は，通常の開腹手術と同様にポート挿入前から投与を行っている．

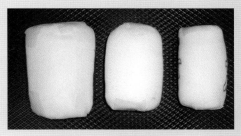

図1　筒状のクッション

術後

　手術内容にもよるが，基本的に手術当日から安静度はベッド上でフリーとして，翌日から食事も許可している．腹腔内を観察するだけの腹腔鏡検査であれば翌日退院も可能である．その他の腹腔鏡手術であっても，経口摂取可能で疼痛もコントロールできていれば，1週間以内に退院も可能である．ただし，臍の中心に切開を置きポートを留置する症例では，術後の臍部の疼痛が強く出ることがあり，しっかりとした疼痛管理が必要になる．

（矢澤浩治）

E. 泌尿器科異常を合併する先天異常症候群

1. 概要と診断のプロセス

　腎尿路・性器の異常は単独で発症することが多いが，先天異常症候群の1徴候として表面に現われることも珍しくはない．新生児科，小児科から診察を依頼されたときには，泌尿器科的な徴候のみでなく，その根底にある遺伝学的原因，全身的な問題の可能性にも目を向け，治療方針を立てなければいけない．

　取扱い上での注意点には，以下のようなものがある．

①詳しい家族歴，出生前の情報を取得する，他の異常も詳細に診察する．

②計測：顔の特徴（眼瞼，耳長など）を計測し，記載する．

③正常を知る：多くは major な異常（大奇形）でなく，minor な異常（小奇形）を複数個示す．1個1個の異常では意味がないときでも，そのような異常が集まれば「症候群」としての診断に至る．

　表は，外来診察でときに遭遇する泌尿器科的な問題もある先天異常症候群である．このうちのいくつかの疾患では，トリソミーや4p症候群などの染色体異常に合併してみられるが，多くの場合はこのような染色体・遺伝子の変化は検出されていない．

（島田憲次）

2. 遺伝カウンセリング

　小児の疾病の要因は遺伝要因と環境要因に分けられる．感染症や薬物（環境要因）でも抵抗力や感受性を決める遺伝子の働きに個体差（遺伝要因）があり，同じ環境要因を受けたとしても症状の現れ方は異なる．同一家系のなかであっても，発症時期や重症度に差がみられることは多い．環境要因を改善し，罹患リスクや重症度を減らすことが可能な場合がある．たとえば，妊娠前からの葉酸服用は胎児の二分脊椎の発症リスクを低減することが知られている．

　先天異常症だけでなく，がんや生活習慣病なども遺伝子が関与する．完璧な遺伝情報をもつヒトはおらず，生命にかかわるような劣性遺伝病の変異は誰でも数10個程度もつことがわかっている．

　「遺伝性疾患」は家系内で発症する疾患という意味ではなく，遺伝子や染色体の変化が原因の疾患と考えるべきである．遺伝とは代々伝わるということに限定して理解される傾向があるが，実際には多様性が重要である．遺伝子は親から子に伝わるときに，必ず一定の変化が起こる．突然変異は様々な環境に生命が対応する多様性を生み出すが，遺伝病の原因になることもある．「多様性の振れ幅が大きい場合が疾病である」と考えることもできる．

　患者は必ずしも遺伝に関する正しい知識をもたず，不安をもつことが少なくない．科学的に因果関係が否定的な要因を疾病と結びつけている例を経験する．遺伝カウンセリングは，こうした誤解や偏見を除去するうえでも重要である．

● 遺伝学的検査

　遺伝性疾患の診断のためには，臨床的な評価に加えて，遺伝学的検査が必要となる．遺伝学的検査には染色体検査や遺伝子診断が含まれる．遺伝学的検査は，終生変化しない結果を明らかにする検査であるという点と，患者本人だけでなく，他の親族にも影響を与える可能性があるという点で，一般の検査とは大きく異なる．したがって，検査にあたっては十分な説明と同意が必要である．日本医学会による「医療における遺伝学的検査・診断に関するガイドライン」は，遺伝学的検査の基本となるものであるが，遺伝カウンセリングの重要性が記載されている．

　遺伝学的検査の技術は急速に進歩し，検査の適

表　泌尿器科的な問題を合併する先天異常症候群

症候群	遺伝子/染色体異常	泌尿器科的異常
Aarskog症候群	FGD1変異	尿道下裂，陰茎前位陰嚢
Apert症候群	FGFR2変異など	腎嚢胞，水腎症
Beckwith-Wiedemann症候群	11p15領域インプリンティング異常	腎腫瘍，尿道下裂，停留精巣
Branchio-oto-renal症候群	EYA1, SIX1, SIX5変異	腎無形成・異形成，水腎症，VUR
Camptomelic異形成	SOX9変異	性腺形成不全，DSD
CHARGE連合	CHD7変異	性腺発育不全，尿道下裂，停留精巣
Denys-Drash症候群	WT1変異	糸球体硬化症，DSD，Wilms腫瘍
Down症候群	21-trisomy	外性器発育不全，停留精巣，NGB
Ehlers-Danlos症候群	（5型コラーゲンなど）	水腎症，膀胱憩室
Fraser症候群	FRAS1, FREM2変異	腎無形成・異形成，尿道下裂，停留精巣
Goldenhar症候群		腎無形成，VUR
Joubert症候群	NPHP1変異など	腎嚢胞
Kallmann症候群	KAL1（X-linked），FGFR1（autosomal）	腎無形成，性腺発育不全
Klinefelter症候群	47, XXY	性腺発育不全，高ゴナドトロピン性性腺機能低下症
Klippel-Feil症候群	GDF6変異など	腎無形成，性腺発育不全，尿道下裂
Lowe症候群		尿細管障害，停留精巣
Laurence-Moon症候群		外性器発育不全
Menkes症候群	ATP7A変異	水腎症，膀胱憩室，VUR
Meckel症候群	MKS1変異など	腎嚢胞性異形成
MURCS連合		Müller管形成不全，腎無形成・異形成
口・顔・指症候群（1型）	OFD1変異	糸球体嚢胞
Noonan症候群	PTPN11変異など	性腺発育不全，尿道下裂，停留精巣
Opitz症候群	MID1変異など	尿道下裂，停留精巣
Prader-Willi症候群	15q11-13欠失など	性腺発育不全，停留精巣
Renal-coloboma症候群	PAX2変異	腎低形成，VUR
Rokitansky-Kuster-Hauser症候群	WNT4変異	腎無形成，Müller管形成不全
Rubinstein-Taybi症候群	CREBBP変異など	重複尿管，VUR，尿道下裂，停留精巣
Russel-Silver症候群	H19, IGF2変異など（メチル化異常）	尿道下裂，停留精巣
Smith-Lemli-Opitz症候群	DHCR7変異	DSD，腎嚢胞，腎異形成
Sotos症候群	NSD1変異	水腎症，VUR，停留精巣
Turner症候群	45, Xなど	馬蹄腎
VATER連合		腎無形成，腎変位，水腎症，尿道下裂，停留精巣
WAGR症候群	WT1, PAX6欠損	Wilms腫瘍，尿道下裂，腎形成不全，停留精巣
Wolf-Hirschhorn（4p）症候群	4p部分欠失	腎低形成
4p-症候群		腎低形成
9p-トリソミー症候群		腎低形成，VUR，尿道下裂，停留精巣
13トリソミー症候群		腎嚢胞，馬蹄腎，水腎症，尿道下裂，停留精巣
18トリソミー症候群		腎嚢胞，馬蹄腎，水腎症，腎変位，停留精巣
22q13欠失症候群		腎嚢胞，VUR

DSD：disorders of sex development；性分化疾患，VUR：vesicoureteral reflux；膀胱尿管逆流

応や結果の解釈などについてさまざまな問題が伴い，社会的コンセンサスの形成が追いつかない場合もある．マイクロアレイ染色体検査では，従来の染色体検査では同定困難であった微細な変化も同定可能であるが，病的意義の解釈には専門的な知識が必要である．次世代シーケンサー解析では，「incidental findings」といって，本来の解析目的と異なる重大な疾患の遺伝子変異（遺伝性QT延長症候群や家族性腫瘍遺伝子など）が見つかる可能性もあり，この結果をどのように扱うべき

か，議論になっている．

遺伝カウンセリング

遺伝カウンセリングとは，遺伝性疾患や状態を医学的・科学的にわかりやすく説明し，医学的処置や検査の理解を支援し，必要な遺伝サービスや社会資源の利用ができるように援助し，患者（クライエント）が最適な意思決定や行動がとれるようにする技術である．クライエントの自律的意思決定の尊重が前提である．遺伝カウンセリングでは遺伝子や染色体に関する知識だけでなく，倫理面，心理学に関する知識も必要である．最近，大学病院やセンター病院，おもな小児病院には遺伝科や遺伝診療科（部門）ができており，Down症候群をはじめとする染色体異常症，各種遺伝性疾患，先天的要因に基づく各種疾患の診療を行っている．特に小児領域では，多因子遺伝を含めると半数以上の患者が遺伝要因の関係する疾患である．

日本人類遺伝学会と日本遺伝カウンセリング学会が，共同で臨床遺伝専門医を認定している．臨床遺伝専門医は各診療科からのコンサルテーションに応じ，適切な遺伝医療を実行するとともに，各医療機関での遺伝子に関係した問題の解決を担う医師である．

また遺伝カウンセリングを行う専門職種として，遺伝カウンセラーが存在する．日本では遺伝性疾患の基礎研究は盛んであるが，遺伝カウンセリング体制が欧米と比較して大きく遅れていた．米国では2,000名の遺伝カウンセラーが重要な医療スタッフとして従事している．日本でも学会認定の遺伝カウンセラー制度ができて，現在，150名程度の遺伝カウンセラーが各地で活躍しており，医療現場での重要性が高まっている．

遺伝性疾患をもつ児においては，診断を受けた後も受容支援，疾患特有の合併症の早期診断と治療，発達支援，フォローアップが重要である．遺伝カウンセラーは患児にかかわる各科医師，ソーシャルワーカー，看護師，保健師，心理職，療育スタッフなどの多職種の連携にも関わる．

泌尿器科疾患と遺伝性疾患

先天異常症候群では精神運動発達遅滞や全身的な合併症を伴う．泌尿器科系の合併症も多い．たとえば，Prader-Willi症候群は染色体15q11-13領域の欠失やゲノム刷り込み異常によるが，停留精巣や小陰茎が多い．Sotos症候群は染色体5q35の*NSD1*遺伝子の欠失や変異が原因であるが，水腎症や膀胱尿管逆流症が多い．4p-症候群（Wolf-Hirschhorn症候群）は4番染色体短腕の部分欠失が原因であるが，腎低形成が多いことが知られている．WAGR症候群では染色体11番染色体の微細欠失により*WT1*遺伝子が欠失し，Wilms腫瘍の合併が問題となる．結節性硬化症では，腎血管筋脂肪腫が生命にかかわる合併症の一つである．CHARGE症候群ではさまざまな外性器や尿路系の異常を認め，低ゴナドトロピン性性腺機能低下症となることが多い．責任遺伝子はまだ不明であるが，VATER連合でも様々な泌尿器科合併症を認める．

CAKUT（congenital anomalies of the kidney and urinary tract）つまり腎尿路系の先天奇形においては，さまざまな遺伝子変異が原因となる．10番染色体長腕にある*PAX2*遺伝子は，コロボーマなどの視神経の異常，腎低形成，膀胱尿管逆流を認めることがあり，renal coloboma症候群とよばれる．branchiootorenal（BOR）症候群は，鰓弓由来組織の異常，難聴，腎低形成を主徴とする症候群であり，*EYA1*遺伝子などが原因である．常染色体優性遺伝疾患である．*SIX1*，*SALL1*，*HNF1B*などのCAKUT原因遺伝子があるが，未解明のものが多い〔「概要と診断のプロセス」表（p.55）参照〕．泌尿器科疾患が受診の契機となった場合でも，全身的な評価を実施する必要がある．染色体異常や遺伝子異常が疑われた場合は，必要に応じて臨床遺伝専門医などにコンサルトする．

まとめ

泌尿器科領域における遺伝カウンセリングについて述べた．多くの疾患で原因遺伝子が解明され，臨床現場での遺伝学的検査の重要性は高まると考えられる．なお，性分化異常については「性分化疾患（DSD）」（p.175）として別途記載されている．

（岡本伹彦）

F. 保護者への説明

初診時の説明

　初診時には、ほとんどの保護者が初めて顔を合わせる医療者を不安と恐れ、疑いの目で見ている、といっても過言ではない。病院の初診受付での接客態度から始まり、診察待ち時間の間に待合室に現われる看護師、クラークの言動、そして診察室に一歩入ったときの雰囲気、問診、診察時の言葉使い、自分たちの子どもに触れるときの医師の指先、これらによってその病院と医療者への期待が少しずつ高まり、医師から病気の説明と今後の診察、検査、治療の進め方を聞き、診察室の扉を出たときに、「この病院に来てよかった」と感じていただけることが医療者の願いであるはずだ。なかでも保護者への病気の説明は、担当医師の人間性も表れる最も大切な項目となる。

　問診、診察の間に「保護者が一番心配されていることは何か？」を素早く理解し、説明の中心をその問題に向けることが必要である。説明では、保護者が医学上の専門用語を知らないことを前提に話さねばならない。今でも、専門用語や横文字を使って権威づけをしている医師たちがいるようだが、できるだけわかりやすい、日常よく使われる表現と単語を用いるよう、心がけねばならない。無論、保護者の目と表情を見ながら、相手の理解度も確かめることを忘れてはならない。

　泌尿器系の病気で紹介される子どもの保護者が心配するのは、まずは将来の腎臓の働き、繰り返す高熱、子どもの生殖能力・妊孕性、そして外見的な陰茎・陰嚢の形などが中心であることが多い。親の心理としては、医療者が何気なく使う言葉、たとえば「腎機能障害」という言葉からも、この子は将来、透析が必要になるのでは、という不安をもつことも決して珍しくはない。医療者が日ごろ何気なく使っている単語一つひとつが、普通の人にはどのように受け取られるかも考えておかねばならない。また、説明中には会話だけでなく、説明書に文章を書き、可能であれば絵を描いておくと理解が得られやすい。この領域では手術治療が必要になることが多いため、身体のどの部分に傷が残るのか、具体的にどのような手術になるのかを、説明を受ける人にわかりやすく、かつ簡潔な図を書く訓練をしておくのがよいと思われる。

検査結果の説明，治療法の選択

　小児泌尿器科では、画像診断が今後の方針決定に重要な位置を占めている。画像を見せながらの結果説明では、今回の検査目的と結果を示し、そこから考えられる治療方針を話す。よく耳にするのは、医者から治療方針を何通りか示され、「自分たちで決めてください」といわれ、途方に暮れたという話である。そのような言い方をされると、突き放されたように感じてしまった、との意見も聞く。いくつかの考えられる方針を示し、加えてその施設、医師が勧める方法も述べるのが親切であろう。最近はEBM流行(ばや)りであるが、人間を相手にする医療では、この"evidence"の基盤が誠に危ういものが多いことも知っておかねばならない。経験が浅い頃には、保護者からの質問に対し自分の経験不足を隠そうと問題の焦点を逸らして、その場を取り繕う返事をすることもあるが、むしろ知らないこと、わからない点は、はっきりと保護者に告げておくほうが、あとあと矛盾がなくてよいであろう。

　治療方針、とくに手術治療の選択にあたっては、教科書的な成績だけでなく、できれば自分たちの施設でまとめた成績を示すのがよい。この領域ではいまだにわが国独自のよい教科書が少ないため、英文の教科書を参考にして話を進めることが多い。しかし、経験を積めば積むほど、疾患の人種差、考え方・習慣の違い、社会制度の違いが理解され、説明にも色彩と濃淡が加わるようになる。経験を積んだ医師による保護者への説明を積極的に聞くようにしてほしい。

術前，術後の説明

　医療の世界でも「現代は訴訟の時代」といわれることがある。それを反映して、検査、手術を行ううえでいくつかの書類が必ず用意されており、説明者にとっても都合がよい時代となった。書類のなかには入院診療計画書、身体抑制説明同意

書，手術・検査説明同意書などがあり，施設によっては考え得る合併症，おおよその入院日数などがすでに印刷されていることがある．また，ほとんどの施設では，外来ですでに手術の種類と合併症について詳細な説明を受け，内容を了解したうえで入院となるため，この時点で問題が起きることは少ない．しかし，手術と術後経過には全く予想もつかなかった出来事が起こることもある．そのまれな出来事のときに家族とよい関係を保つには，医療者と保護者が時間をかけて培った信頼関係が重要であることは言を待たない．

手術中に予測しなかった病態が見つかった場合には，保護者に手術控え室まで来ていただき，見つかった所見と術式の変更，追加を説明する．術後に家族が真っ先に知りたいのは，予定どおりの手術であったのか，何らかの変更を加えた内容があったのかであり，それらを丁寧に説明する．

どの世界にも，どの時代にも，不満・不平を述べる人はおられるが，医療者がいつも心がけねばならないのは，いま自分がかかわっている子どものためには何をすべきなのか，という問題に戻ることであろう．

（島田憲次）

第 2 章

II　各論：小児泌尿器疾患診療の実際

A. 尿路感染症

B. 腎・尿路の異常

C. 陰囊，陰囊内容の異常

D. 陰茎の異常

E. 女児外陰部の異常

F. 性分化疾患（DSD）

G. 小児の腎尿路・性器腫瘍

H. 尿路結石症

I. 緊急を要する小児泌尿器疾患

J. 鎖肛，総排泄腔遺残，尿生殖洞奇形

A. 尿路感染症

● 病態

尿路感染症（urinary tract infection：UTI）は尿路病原性を有する細菌（またはウイルス，微生物）が尿路内で増殖し，病理学的反応を引き起こした状態である．外尿道口・会陰部周囲に存在する病原性を有する腸内細菌（主として大腸菌）が尿路内へ侵入する経路は，一部の例外を除くと逆行性感染，つまり尿流に逆らって外尿道口から膀胱内，さらには腎盂腎杯に達する．そのため，いかに残尿が多くとも，またいかに高度の逆流があっても，尿路内への病原菌の侵入がない限りは尿は無菌状態を保っている．逆に不注意なカテーテル操作後や X 線造影検査後には，侵入した細菌数が少なくとも容易にその増殖を許し，UTI としての病理学的な変化を引き起こすとともに，治療に抵抗性の病態がつくられることになる．

下部尿路の UTI と上部尿路の UTI に分類されることが多く，臨床症状や意義に違いがある．その他，単純性 UTI と複雑性 UTI，あるいは初回 UTI と再発性 UTI に分類されることもある．

● 頻度

UTI は小児におけるさまざまな感染症のなかでも呼吸器感染症に次いで 2 番目に頻度が高いものである．新生児・乳児期の男子は女子に比べ排尿時の膀胱内圧が高いことも加わり，UTI 罹患率が高い（2.7% vs 0.7%）．その後この頻度は逆転し，5 歳までには男子の 0.1～0.2%，女子では 0.9～1.4% と，女子のほうが男子の約 10 倍の頻度となる[1]．10 歳までには男子の 1%，女子では 3% が罹患し，UTI の再発は男子の 30%，女子の 40% にみられる[1]．米国から男子包皮の環状切除後には UTI 発生率が減少するとの報告がみられるが，わが国ではその習慣がないため，関連性についての報告はみられない．

● 起炎菌

UTI 起炎菌の多くは Gram 陰性の腸内細菌で，その 70% は *E. coli*（大腸菌）であるが，ペニシリンに対する耐性化が進んでおり，さらに近年では多剤耐性を示す extended spectrum β-lactamase（ESBL）産生菌の増加が問題となっている[2]．次いで *Klebsiella*，*Citrobacter*，*Proteus* などがある．Gram 陽性細菌で UTI の際に検出されるのは *Staphylococcus* と腸球菌である．新生児期の特徴としては *E. coli* がその起炎菌として多く，女子より男子にその傾向が強いことにある．

● 発見のきっかけ

感染部位に応じた特異的症状では，年長児の下部 UTI でみられる排尿時痛，頻尿，残尿感がある．発熱を伴うこともあるが，微熱程度である．上部 UTI では高熱，腰背部痛・圧痛がある．新生児・乳児には食思不振，体重増加不良，あるいは嘔吐，下痢などの非特異的症状のみがみられるため，長期間診断に至らない場合もある．

● 診断・検査

1） UTI の診断

クリーンキャッチ法での細菌尿の証明が不可欠である〔採尿，検尿法は「検尿と所見の読み方」（p. 12）参照〕．尿細菌培養の結果が出るまで日数がかかるため，新鮮尿を細菌染色し，検鏡することも勧められる〔「Kova slide 法」（p. 14）参照〕．尿沈渣での白血球数 5～20 個/HPF 以上の所見は UTI の補助診断として広く用いられているが，小児では UTI 以外の有熱性疾患でも白血球尿を伴うことがある．従来，頻用されていた採尿バッグでの尿培養は，偽陽性率が非常に高いため用いるべきではない．検体採取前に抗菌薬が投与されると，UTI 診断が困難となる．

2） 上部 UTI と下部 UTI（部位診断）

①臨床症状・検査：上部 UTI の主症状は高熱であり，年長児では患側の腎部痛がみられる．2 歳未満小児の原因不明の発熱では，常に UTI を考慮した対応が必要となる．血液検査の CRP 上昇が上部 UTI の根拠とされることがあるが，カットオフ値の設定の違いで感度・特異度が違ってくる．血液白血球増加も特異度は低い．

②画像診断：上部 UTI では急性期の腎 DMSA

A. 尿路感染症

（dimercaptosuccinic acid）シンチグラフィーが推奨されている．しかし，古い腎瘢痕との鑑別はむずかしい．腎超音波検査による腎実質の部分的な輝度の上昇，あるいは逆に低輝度所見，腎盂壁肥厚，腎盂尿中の浮遊物などが急性腎盂腎炎の際に観察されることがある．造影CT，MRI等も試みられるが，被曝，深い鎮静などの問題がある．臨床症状が長く続き，炎症反応が強いときには腎膿瘍()を疑い，治療方針を決めるためCTが加えられることがある．

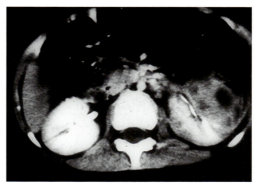

図　左腎膿瘍（造影CT）

● 腎尿路異常の診断

1）問診・診察

まず問診で既往歴と家族歴を聴取する．普段の排尿，排便の習慣も問い合わせる〔「機能的排尿異常」(p.136)参照〕．UTIはさまざまな腎尿路異常の臨床症状の1つであり，UTIがそれらの発見契機となることが多い．診察時には外陰部の異常，腰仙部の皮膚の異常に気をつける．

2）画像検査

小児UTI症例に対する画像診断の目的は，尿路異常，特に先天性尿路異常の合併の有無を調べるとともに，将来の腎機能障害と高血圧発症の危険性を招く腎実質障害の有無を検出することにある．画像検査で第一の目標となる疾患は膀胱尿管逆流（vesicoureteral reflux：VUR）であるが，通常の超音波スクリーニングでは軽度〜中等度のVURを有効に発見することはむずかしい〔「排尿時膀胱尿道造影」(p.40)参照〕．

3）排尿時膀胱尿道造影（VCUG）

VURを直接証明でき，また他の下部尿路異常や機能的排尿障害の診断にも必要である．どのようなUTIに対し排尿時膀胱尿道造影（voiding cystourethrography：VCUG）を加えるかに関しては専門家の間でも意見が分かれているが，男子・女子ともに発熱を伴う上部尿路感染のみでなく，下部尿路感染症（膀胱炎）に対しても検査を施行することが望まれる．UTI罹患後，いつの時点でVCUGを加えるかについても意見が分かれるが，UTI症状が消失し，尿所見が正常化すれば間をおかずにVCUGを加えることが多くなった．性腺への被曝に関しては，コンピュータを利用した低照射法で卵巣への被曝をRI-VCUGと同じ程度まで減らすことが可能となっている．

明らかな有熱性UTI症例に対し，RI-腎シンチグラフィーをまず加え腎病変の有無を調べるのか，またはVCUGでVURの有無を調べるのかについても意見が分かれる．急性期にRI-腎シンチグラフィーを加え，実質に欠損部が見られる場合にVCUGを行う方法を"top down approach"とよび，VCUG施行を減らせるとの意見がある．これに対し，有熱性UTI全例にまずVCUGを行う従来の手順を"bottom up"とよぶ．VURを止めることをUTI治療の目的ととらえる場合はVCUGがまず先に検査され，腎病変をそれ以上悪化させないことを目的とする場合には先に腎シンチグラムを施行する傾向にある．

4）RI検査

超音波検査とVCUGの結果でRI検査の目的が異なり，それにより使用する核種と検査方法が決まる．VURが証明された症例に対しては，^{99m}Tc-DMSA腎シンチグラムを用いて腎障害の程度と分腎機能を知ることができ，治療方針を決めるための重要な情報を与えてくれる．

● 治療

1）急性期

a）薬剤投与方法

新生児期から乳児期早期にかけてのUTIは重症化しやすく，敗血症に移行することもまれではない．そのため，抗菌薬の投与と十分な補液を与えるとともに，免疫グロブリン製剤の投与も考慮する．血液培養で陽性を示した場合には，7日から

10日間の経静脈的な抗菌薬を投与する．生後6か月から1年を過ぎると，このような重篤な症状は少なくなる．しかし，腎盂腎炎による高熱を伴うときには，十分な補液と少なくとも2〜4日間の経静脈的な抗菌薬の投与が必要で，解熱後には7〜10日間の経口抗菌薬を与える[2]．細菌培養と薬剤感受性検査の成績が判明すれば，その結果に基づいて薬剤を変更する．その後，画像診断が済み治療方針が決まるまでは予防的投薬を続ける．幼児や年長児で臨床症状が軽い場合には，経口的に抗菌薬を投与する．

b）薬剤の種類

臨床症状からUTIと診断すればできるだけ早期に抗菌薬治療を開始するが，その時点ではまだ起炎菌の同定や薬剤感受性が判明していないため，患児のこれまでのUTIの既往や他の合併奇形の有無から推測した経験的な薬剤選択とならざるを得ない．

初回UTIであれば，その起炎菌のほとんどは大腸菌によるため，大腸菌に抗菌スペクトラムをもつ薬剤（第三世代セフェム系抗菌薬）を用いる．Gram陽性球菌が確認できたときには腸球菌を疑い，アンピシリンが第一選択となる．再発，再燃性UTIの場合には起炎菌の推定は困難で，かつ薬剤耐性のことが多い．ESBL産生菌は多剤耐性だが，第二・第三世代のセフェム系薬剤，カルバペネム系薬剤，アミノグリコシド系薬剤に感受性が残されていることもある．最近ではそれらにも耐性を示すことが多く，代わりにホスホマイシンが有効とする報告がみられる．

このような薬剤を3〜4日間使用しても，臨床症状と所見が改善しない場合は薬剤を変更する．この頃には尿細菌培養の結果が判明しているため，それに基づき薬剤を選ぶ．難治例に対しては2剤併用療法も試みられる．なかでもアミノグリコシド系薬剤とβラクタム系薬剤の併用がよく用いられ，アミノグリコシド系薬剤は1日1回先行投与し，βラクタム系薬剤を分割で投与する[3]．各薬剤を使用する際には注意事項や副作用・禁忌に十分注意し，一般検血や肝機能・腎機能検査を繰り返し施行する．

2）予防投薬

UTIを発症した小児が次のような条件下にあるときは，予防的な抗菌薬投与が勧められる．

①腎障害を発生させる危険因子をもつ場合

VUR，閉塞性尿路疾患，神経因性膀胱，UTIを繰り返す乳児症例

②UTI後の尿路精査を待つ期間

VURを合併した場合には，逆流が消失するまで予防投薬を続けるとの従来の意見や，軽度〜中等度VURで腎瘢痕がなければ7〜8歳で投与を中止するとの意見がみられた．その後の臨床検討では，予防投与によるUTI再発防止効果と腎瘢痕防止効果に疑問がもたれていた[4]．しかし，最近のプラセボを用いた大規模無作為比較試験では，UTI再発についてST合剤による予防投与がGrade 3以上のVURには有効との報告が出ている[5]．

予防投与に用いられる薬剤は有効性と安全性，価格，そして長期間の服用コンプライアンスなどの面から選択される．現在，広く使用されている薬剤はST合剤，ニトロフラントイン，セフェム系第一世代のセファレキシンなどである．ST合剤は生後2〜3か月未満の新生児乳児に対しては高ビリルビン血症を引き起こす可能性があるため，他の薬剤の使用が望ましい．

投与量としては通常量（full dose）の1/4から1/10を与え，1日1回・眠前の投与あるいは隔日投与が続けられる．VURなどの合併症がない無症候性細菌尿，とくに年長女子については，症候性UTIを発症する危険性が低いことや，腎病変も進行しないことから，予防投薬は不要と考えられる．

3）日常生活

UTIに罹患した子どもの日常生活では，排尿回数と排便状態への注意が必要である．これはUTI再発の基礎に機能的な排尿・排便障害が加わっていることが多いためで，なかでも排尿回数が極端に少ない子どもに対しては，時間的な排尿誘導が必要となる．

文献

1) Vates TS：Evaluating the child with UTI：Controversy and consensus：Current practice patterns of primary care physicians. *Dial Pediatr Urol* **21**：2-4, 1998
2) 郭 義：尿路感染症．日本小児腎臓病学会（編）：小児腎臓病学．診断と治療社，p341-345，2012
3) 松本哲朗：尿路性器感染症．川村 猛，他（編）：

小児泌尿器科学書．金原出版，p194，1998
4）Garin EH, et al.：Clinical significance of primary vesicoureteral reflux and urinary antibiotic prophylaxis after acute pyelonephritis：a multicenter, randomized, controlled study. *Pediatrics* **117**：626-632, 2006
5）Craig JC, et al.：Antibiotic prophylaxis and recurrent urinary tract infections in children. *N Engl J Med* **361**：1748-1759, 2009

（島田憲次）

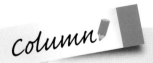

UTIの危険因子と自然防御機構

UTIの危険因子

　UTIの発症機序として現在重視されているのは，病原菌が尿路上皮に付着するための細菌線毛（*E. coli* 表面の type 1 線毛あるいは P 線毛）と尿路上皮細胞表面の P-blood group 抗原をもつレセプター，細菌のもつ virulence の問題，そしてヒト尿路が自ら保有する防御機構と，それがどのようなときに破壊されるかなどである．"virulence" とは病原性微生物が生体内で病理学的変化を生じさせる能力を指し，尿路病原性をもつ細菌感染では偶然に，あるいは単に細菌が数的に多いことが発症の理由ではなく，尿路上皮に付着し colony を形成するという特殊な性質を有していることによる．その他の "virulence factor" には組織に炎症反応を惹起させる endotoxin を分泌すること，白血球による貪食から逃れる能力，などがあげられている．

自然防御機構

　尿路が外界と接する外尿道口周辺に常在する細菌叢（perineal bacterial flora）と，尿路上皮や腟上皮から分泌される免疫グロブリン A（IgA），尿の pH や浸透圧，尿中の有機酸濃度，尿路上皮粘膜層自体がもつ抗菌作用，一定のリズムで蓄尿と完全排尿を繰り返す膀胱機能や停滞のない尿路内の尿流，などが自然防御機構としてあげられる．

　尿中に排出される分泌型 IgA は新生児期にはほとんど検出されず，乳児期に徐々に増加する．特に母乳栄養児では高値を示しており，人工乳（ミルク）で大きくなった子どものほうが母乳で育てられた子どもより乳児期 UTI の発症率が高い理由と考えられている．細菌学的な面からも，P 線毛を有する *E. coli* が尿路上皮に付着する際に，IgA がその receptor site に競合的に働き，*E. coli* の付着を阻止していると考えられている．また，母乳中の oligosaccharides が，尿路上皮への大腸菌付着を抑制する効果を有するとも考えられている．

腸管免疫系

　子宮内の胎児は皮膚や口腔内は無論のこと，腸管内や気道内もすべて無菌状態が保たれている．出生と同時に新生児は細菌の真っ只中に飛び出し，母乳あるいはミルクを飲み始めると口腔内や腸管内にはさまざまな細菌が充満する．このため腸管免疫系は新生児にとって最も多量の抗原に遭遇する場となり，身体中の全免疫系細胞の 50% 以上が集まっており，産生される抗体も全体の 50% 以上を占めることになる．産生される抗体中では IgA が極めて多いことも特徴の 1 つである．小腸に存在する Peyer 板はヒトでは 180〜240 個あり，細菌などの大きな抗原が侵入するとここで B 細胞が誘導され，体内をまわり腸管，気管，鼻腔，乳腺，そして尿路などに移動し，それぞれの部位で分泌型 IgA を産生し，粘膜からの病原性細菌の侵入を防いでいる．

　腸内細菌叢は通常は身体にとって病原性をもたない，いわゆる "good bacteria" として常在するが，上気道感染などで抗菌薬が投与されるとこの細菌叢は変化し，抗菌薬に感受性をもつ菌株は減少し，耐性菌が増加する．このとき尿路に病原性をもつ P 線毛 *E. coli* も増加する．UTI に罹患した子どもの問診で発症の直前に扁桃腺炎や風邪のため抗菌薬の投与を受けていたことが多いのは，このような腸内細菌叢の変化が UTI 発症の誘因となったことを示している．便秘，あるいは下痢による腸内細菌叢の変化も UTI 発症の誘因となり，これは最近注目を集めている機能的排尿・排便障害にも当てはまる．

尿路通過障害

　先天性あるいは後天性尿路通過障害は尿の停滞を生じ，尿路内での細菌の増殖を助け，尿路上皮への付着を容易にし，膀胱あるいは上部尿路の自然防御機構を破壊させることになる．尿路内の残尿という意味では膀胱尿管逆流（vesicoureteral reflux：VUR）も通過障害と同様の影響を与えることになり，また膀胱内に侵入した細菌を腎盂，さらには腎実質内に直接送り込むという働きをしている．しかし，通過障害やVURはそれ自体がUTIを引き起こすのではなく，小児期の腎盂腎炎の約1/2あるいは報告者によっては2/3の症例ではVURをはじめとする尿路奇形が証明されないことも事実であり，起炎菌の病原性の問題や前述のhost側の防御能力もまた重要であることを忘れてはならない．

（島田憲次）

B. 腎・尿路の異常

1. 先天性水腎症〔腎盂尿管移行部狭窄(PUJO)〕

病態

腎盂尿管移行部(pelvi-ureteric junction：PUJ)の先天的な通過障害のため腎盂内圧が上昇し，腎盂腎杯が拡張する疾患である．手術所見ではPUJの狭小化を認めることが多いが，果たして尿路平滑筋がこの部分のみに発育を停止したのか，尿管の再開通が不完全であったのか，あるいは胎児期の異常血管による外因性の原因によるものか，現在もなお意見が分かれている．幼少児ではPUJの形態が漏斗状ではなく，拡張した腎盂の中部にPUJが位置する"high insertion"を示すことが多く，このような形態では腎盂容量が増加するとPUJが腎盂壁に圧迫され，尿の通過がさらに悪くなる，という機序も考えられる．腎の血流動態と腎盂内圧の関係をみると，有効な腎血流と糸球体濾過を得るための腎盂内圧はほぼ10 cmH$_2$Oであり，腎盂内圧が16〜20 cmH$_2$Oを超えると，糸球体濾過は有意に低下する．

頻度

胎児期に発見される「水腎症」の頻度は800〜1,500人に1人といわれ，その60〜80％が腎盂尿管移行部狭窄(pelvi-ureteric junction obstruction：PUJO)である．しかし，妊娠後期には生理的にも軽度の腎盂・尿管拡張を示すことも珍しくはなく，病的な基準をどこに設定するかに水腎症の頻度は大きく左右される．発生頻度の男女差は明らかにみられ，新生児・乳児期は男子が女子の2倍以上多くみられる．また左右差もみられ，左側が全体の60〜70％を占める．両側水腎症は約10％程度にみられる．

発見のきっかけ

胎児超音波検査，乳幼児検診の超音波検査で発見されることが一般的となり，こうした無症候性に発見される症例が全体の1/2から2/3を占めている．しかし現在でも，尿路感染症や腹痛，腹部腫瘤，血尿・蛋白尿などの臨床症状・徴候や，外傷などが発見の契機となることも多い．年長児で側腹部痛を繰り返し，時に悪心・嘔吐という消化器症状を伴う「間欠性水腎症」の存在も忘れてはならない．症状が非特異的なため，年余にわたり診断が遅れることも珍しくはない．まれではあるが，高血圧の精査中に水腎症が見つかることがある．

検査・診断

①超音波検査：水腎症の程度とその推移を非侵襲的に観察するには最も適した検査法で，腎盂腎杯・腎実質の形態的評価法には日本小児泌尿器科学会分類が用いられる[1]（図1）．

②排尿時膀胱尿道造影(voiding cystourethrography：VCUG)：まず尿路拡張の原因に膀胱尿管逆流(vesicoureteral reflux：VUR)，あるいは下部尿路通過障害が関与していないかをVCUGで調べる．VURのみでなく膀胱から尿道にかけての形態と残尿の有無を観察する．

③RI検査：腎シンチグラフィー，あるいはレノグラフィーで分腎機能を評価する．腎盂腎杯からの尿ドレナージを評価するにはRI利尿レノグラフィーを用いる．後述のように，治療方針を決めるには分腎機能評価が中心となっており，尿流評価のために利尿レノグラムが施行される頻度は少なくなった．

④MRI：あらゆる方向からの三次元的描出が可能で，組織コントラストにも優れている（図2）．Gd-DTPAを用いたdynamic MRU(MR urography)により，分腎機能の測定やtransit timeの算出まで可能になった．欠点は深い鎮静が必要な点である．

＊ポイント（新生児期超音波診断上の注意）：新生児では日齢1〜2日は生理的脱水状態のため，中〜軽度水腎症では一時的に水腎が消失・改善したと誤ることがある．しかし通過障害が高度の場合には，脱水期であっても有意な水腎を示すことが多く，一概に出生後数日間は超音波検査が無意味であるとの論理は

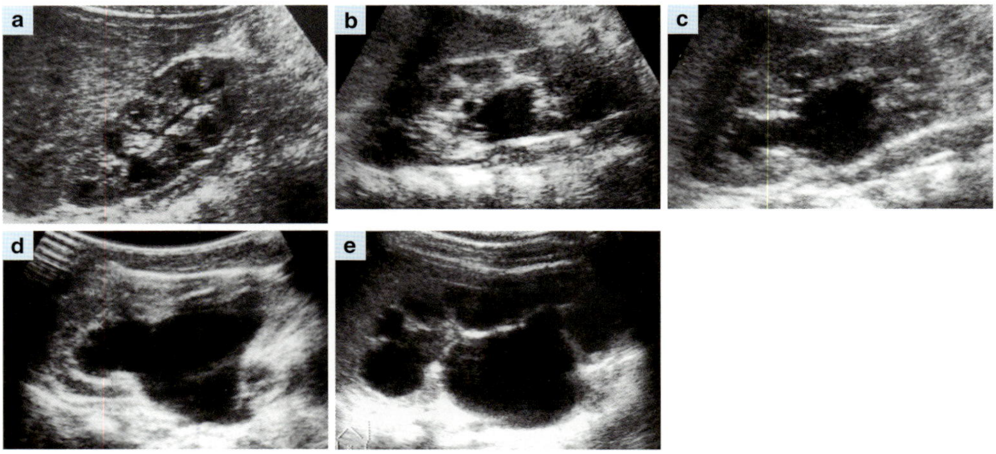

図1 超音波所見による水腎症の分類（日本小児泌尿器科学会分類）
 a：Grade 0＝拡張なし
 b：Grade 1＝腎盂拡張のみ，腎杯拡張なし
 c：Grade 2＝腎盂拡張に加え，拡張した腎杯が数個確認
 d：Grade 3＝すべての腎杯が拡張
 e：Grade 4＝Grade 3に加えて腎杯が凸型に張り出し，実質の菲薄化を伴う

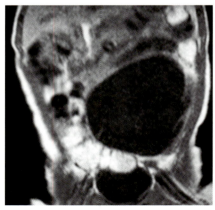

図2 左PUJOのMRI画像

成り立たない．また，胎児期から出生後2～3か月は腎髄質部のエコー輝度が低いため，腎杯拡張と誤ることがある．

治療の目的

腹痛や尿路感染症などで発見された症候性水腎症では，臨床症状を改善することが治療の目標となり，多くの場合は手術治療が必要である．

無症候性に発見される水腎症では，患側の分腎機能の悪化をいかに早くとらえ，それが不可逆的変化をきたさない時期に手術に踏み切るかが目標となる．

自然経過

無症候性に発見されるPUJOが増加するに従い，腎機能が次第に低下し，それが不可逆的障害に進行する症例から，長期にわたり腎機能が呆たれる症例，あるいは逆に腎機能が改善する症列まで，本疾患の臨床経過と予後が実にさまざまであることがわかってきた．このため出生前超音波診断が普及して30年以上が経過するが，現在でもなお外科的治療の適応について議論が続いており，それ自体が本疾患の複雑さを示していることにほかならない．無症候性水腎症で一般に了解が得られているのは，自然改善する症例が多いこと（図3），水腎症Grade分類によるGrade 1～2では，それ以上の患側腎機能低下はみられないとの意見である．そのため，Grade 1～2の水腎症に対しては尿検査と超音波検査のみで経過をみることが勧められる．

いつまで検査を続けるかのエビデンスはないが，4～5歳で水腎の程度が変わらなければ，間欠性水腎症の危険性とその際の症状とを詳しく述べ，定期的な受診を中止してもよいと思われる[2]．

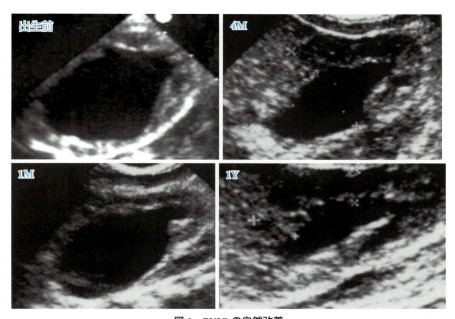

図3 PUJOの自然改善
出生前診断では Grade 4 を示したが，1 歳時には Grade 1 に改善．

手術適応

1）症候性水腎症

尿路感染症による発熱，腹痛，血尿，腹部腫瘤のために発見される水腎症では，症状，徴候との因果関係をよく調べる．関連性が明らかな場合には手術対象となる．

間欠性水腎症とは，平常時には腎盂拡張が軽微であるが，大量の水分摂取時や体位の変化，あるいは不明の誘因により，突然 PUJ 通過障害が増悪し，消化器症状を伴った側腹部痛，背部痛を呈する．腹痛の程度と頻度，患側腎機能などを考慮のうえ，手術が加えられることが多い．その原因として，①もともと固有の PUJO が存在する，②異常血管（aberrant vessels）による外部からの圧迫（図4），③fibrous band による外部からの圧迫，④尿管ポリープ（図5），⑤結石などが手術時に明らかとなっている．腹痛発作時には顕微鏡的血尿を示すこともある．診断確定には症状が出現したときの画像所見が必須である．

2）無症候性水腎症

超音波検査，利尿レノグラムの washout pattern，分腎機能とその推移などを単独，あるいはさまざまに組み合わせて適応が決められている．分腎機能評価で，患側の分腎機能が 40% 以下を有意の機能低下ととらえて手術適応とする意見や，複数回検査を繰り返し腎機能が低下する（5〜10%）症例のみを手術の対象とする意見（いわゆる delayed intervention）がある．後者の報告では，外科的治療により腎機能は回復すると述べられていたが，その後に出された報告では不可逆性の腎機能障害が残った症例も無視できないことが示されており，手術により腎機能が回復しうるか否かは意見が分かれている．また，術後に一時的に分腎機能が回復しても，数年後には再び機能が低下する症例もみられる[3]．

手術法

逆行性腎盂造影：必要性については賛否両論があるが，小児，特に幼小児で手術適応となる水腎症では，病変部に限局した小さな皮膚切開を置くためには，どうしてもその部位を同定しておく必要がある．臍部にマーカーを置き，逆行性腎盂造影で PUJ の位置をしっかり確定するとともに，そこから遠位の尿管にも別の狭窄部がないかを確かめる（図6）．

腎盂形成術：小さな皮膚切開を置き，腎盂尿管

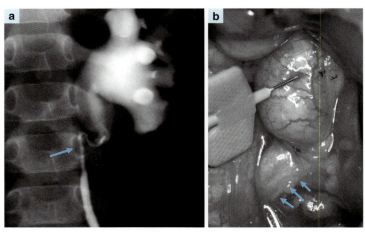

図4 異常血管による先天性水腎症
a：逆行性腎盂造影では矢印の部位に通過障害が推測された．
b：手術時所見．術前造影に一致する部位（矢印）に異常血管による圧迫を認めた．
（口絵⑫，p. iii 参照）

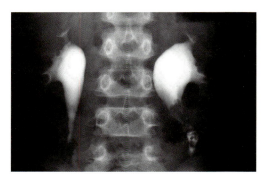

図5 左尿管ポリープ（多発性）

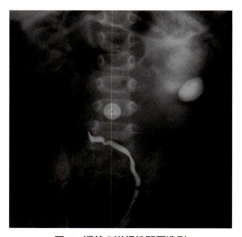

図6 術前の逆行性腎盂造影
左PUJOであるが，腎盂尿管移行部は右側まで圧排されている．臍にマークを置いている．

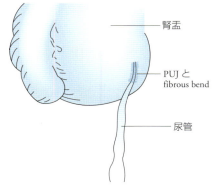

図7 "high insertion" 型を示す PUJO

を同定できれば，支持糸をかけながら腎盂切開のデザインを描く．腎盂壁の切除は最少に止める．デザインに従って腎盂壁と尿管の狭窄部を切除し，腎盂尿管吻合を加える．小児水腎症の多くは実際のPUJが本来の腎盂下極にはなく，それよりも頭側にある high insertion の型をとっている（図7）．このためPUJをこの位置のままにしておくと，狭窄部を切除しても術後に腎盂が張り，PUJと上部尿管が圧迫され，再び通過障害をきたす恐れがある（図8）．これを防ぐには，①腎盂の切開線を腎下極に近づける（図9-a, b），②腎盂切開の

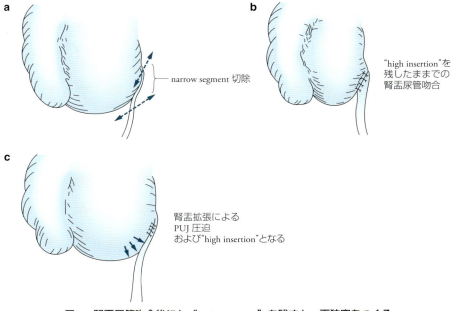

図8 腎盂尿管吻合後にも"high insertion"を残すと，再狭窄をつくる

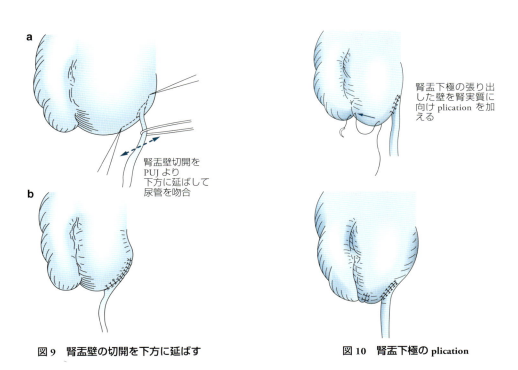

図9 腎盂壁の切開を下方に延ばす

図10 腎盂下極の plication

最下方では鋭角に切り込む，③吻合後にも依然として high insertion 型が残っている場合には，顎のように突き出た腎盂の下極を腎下極に引き上げるように plication を加える（図10），という工夫が必要である[4]．

組織は愛護的に扱うのが基本である．尿ドレナージとしては腎瘻，腎盂瘻，内シャントなどがあり，いずれも長所・短所を理解して使い分けるのが望ましい．

狭窄の原因が異常血管の場合，不完全重複腎盂

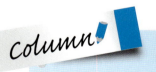

図11　PUJO が長いときの，腎盂壁フラップを用いる術式

尿管で，一方の腎盂拡張がある場合，あるいは狭窄部が長い場合，などのバリエーションにも対応できるよう，さまざまな術式を知っておくことが望まれる（図11）．

腹腔鏡による経腹的・後腹膜的アプローチの報告も増加している．

合併症

尿漏れ：吻合部からの尿漏れは，尿ドレナージが効いていれば2〜3日で改善する．

吻合部通過障害：多くの場合の原因は不明であるが，再手術時に吻合部が腎下極に癒着したり，術後の尿漏れのため高度の線維化がみられたり，あるいは内腔に肉芽組織を認めることがある．再手術は非常にむずかしい．腎盂尿管再吻合が困難な場合には，腎杯と尿管の吻合（腎杯尿管吻合術）が試みられることがある．

文献

1) 小児泌尿器科学会学術委員会：周産期，乳児期に発見される腎盂，腎盂尿管拡張の診断基準：1. 超音波断層法を用いた腎盂，腎盂尿管拡張の記載方法，2. 利尿レノグラフィー実施のための標準プロトコール．日小児泌会誌 **8**：96-99，1999

2) Matsui F, et al.：Late recurrence of symptomatic hydronephrosis in patients with prenatally detected hydronephrosis and spontaneous improvement. *J Urol* **180**：322-325, 2008

3) Matsumoto F, et al.：Delayed decrease in differential renal function after successful pyeloplasty in children with unilateral antenatally detected hydronephrosis. *Int J Urol* **14**：488-490, 2007

（島田憲次）

Column: 先天性尿路通過障害による腎の変化

腎の発生には尿管芽と後腎芽組織とが互いに分子生物学的シグナルを出しあいながら分化が始まり，ネフロンの形成と増加，尿細管の延長，そしてネフロン各部位の細胞が特異的機能を獲得していく．胎児の閉塞性腎障害では，その基礎として尿路内圧の上昇が発育途上の腎にどのような影響を与えるかを知っておかねばならない．要点は，①尿管芽，後腎組織の分化障害，②腎の成長障害，③細胞外マトリックス沈着や線維化による間質の変化，そしてこれらによる腎機能への影響，となる．無論このような腎障害は通過障害の発生時期とその程度により大きな差があり，腎機能面からも全く無機能な異形成腎から，腎全体が小さくネフロン数も少ない低形成腎，そして正常より成長が促進していると考えられる腎まで，幅広い臨床像を示す．

病理学的な観察では，①胎児腎では尿細管が短く，かつほぼ直線的であるため，尿の逆圧による影響が直接ネフロンに及び，そのため尿管芽先端の ampulla と，交通が始まったばかりの未熟な S 字状ネフロンそのものが，囊胞状に拡張する(図 12)．②ampulla の障害により，ネフロン形成層が早期に消失し，糸球体数が減少する．③細胞外マトリックスの沈着，線維化による間質の硬化，これには尿細管・集合管から溢流した尿成分による影響も考えられる．④異形成構造(図 13)．以上の所見がみられる，という結果が得られている[1]．

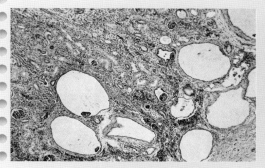

図 12　胎児水腎症：皮質部の糸球体囊胞

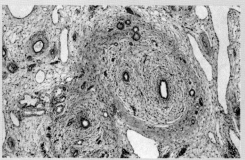

図 13　異形成腎：典型的な primitive duct

文献

1) Shimada K, et al.：Renal development in fetal hydronephrosis. *Dial Pediatr Urol* **19**：2-3, 1996

（島田憲次）

2. 囊胞性腎疾患(cystic renal disease)

分類

　腎臓は身体の中で囊胞が形成されやすい臓器の1つである．囊胞が形成される部位は尿細管，集合管，糸球体被膜などで，これまでにもさまざまな分類法が提唱されており，臨床的，病理学的に使用されている．表 1 には米国小児科学会泌尿器科分科会で提唱された分類を示す[1]．図 14 はその主なる疾患の模式図を表している．超音波検査や CT，MRI の発達により，囊胞性腎疾患の診断，鑑

表 1　囊胞性腎疾患の分類（米国小児科学会泌尿器科分科会）

遺伝性囊胞性疾患(hereditary cystic kidney disease)
A. 腎囊胞を主体とする疾患
　1) 常染色体優性多発性囊胞腎(autosomal dominant polycystic kidney disease；ADPKD)
　2) 常染色体劣性多発性囊胞腎(autosomal recessive polycystic kidney disease；ARPKD)
　3) 家族性若年性ネフロン癆(髄質囊胞性疾患)(familial juvenile nephronophthisis；medullary cystic disease)
　4) 糸球体囊胞性腎(家族性糸球体囊胞性低形成腎)(glomerulocystic kidney disease；familial hypoplastic glomerulocystic kidney disease)
B. 腎囊胞を伴う疾患
　1) 結節性硬化症(tuberous sclerosis)
　2) von Hippel-Lindau 病(von Hippel-Lindau disease)

非遺伝性囊胞性腎疾患(nonhereditary cystic kidney disease)
A. 先天性腎囊胞
　1) 多囊胞腎(多囊胞性異形成腎)(multicystic kidney；multicystic dysplastic kidney)
　2) 多房性腎囊胞(multilocular renal cyst；multilocular cystic nephroma)
　3) 髄質海綿腎(medullary sponge kidney)
B. 先天性か後天性か不明な腎囊胞
　1) 単純性腎囊胞(simple renal cyst)
　2) 傍腎盂囊胞(parapelvic cyst)
C. 後天性腎囊胞
　1) 後天性囊胞性腎疾患(aquired cystic disease of the kidney)
　2) 腎杯憩室(calyceal diverticulum)
　3) 各種病変に伴う二次的囊胞(腎細胞癌，Wilms 腫瘍などに伴う囊胞)

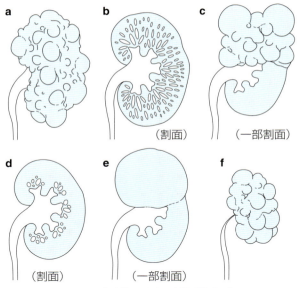

図14 囊胞性腎疾患の分類（模式図）
a：常染色体優性多発性囊胞腎　b：常染色体劣性多発性囊胞腎　c：多房性腎囊胞　d：髄質海綿腎　e：単純性囊胞腎　f：多囊胞性異形成腎

別診断が進歩したが，問診の際の家族内発生の有無は遺伝性腎囊胞の分類には重要である．比較的頻度の高い代表的な疾患を説明する．

 常染色体優性多発性囊胞腎（ADPKD）

1）病態

囊胞性腎疾患のうちでは，常染色体優性多発性囊胞腎（autosomal dominant polycystic kidney disease：ADPKD）が最も頻度が高い．その発生には常染色体異常が関与しており[2]，常染色体16p上の *PKD1* 遺伝子異常（本症の85～90％），あるいは4q 上の *PKD2* 遺伝子異常（5～10％）[3]が示されている．これらの遺伝子の産生蛋白である polycystin 1, polycystin 2 はともに尿細管の primary cilia に局在する．本症は分化した細胞の多くに認められる primary cilia の構築不全や機能欠損により発症する ciliopathy の1つである．最近，第3の遺伝子異常として *PKD3* の異常も報告されているが，これによる発生の頻度は低いようである．*PKD1* 遺伝子異常と *PKD2* 遺伝子異常はともに同様の臨床症状を示すが，*PKD2* 異常患者では症状の発現が遅く，その進行もゆっくりとした経過をたどる．変異遺伝子は常染色体優性遺伝形式により発病する．しかし，患者の25％はまったく家族歴が証明されていない．

囊胞の発生原因としては，このような遺伝子異常により尿細管上皮細胞膜構成蛋白の欠損，あるいは細胞の極性が障害され，上皮細胞の変性から尿細管の通過障害を生じ，その近位側が囊胞状に拡張する．また，尿細管基底膜の異常による細胞外マトリックスの沈着が考えられており，腎以外でも基底膜の形成異常が原因となる肝囊胞や脳底動脈瘤の合併も，これで説明されている．囊胞内の貯留液の性状から囊胞の発生部位は近位尿細管と遠位尿細管の2種類に分けられ，近位尿細管類似の上皮をもつ囊胞内液は Na 濃度が高く，反対に遠位尿細管上皮を有する囊胞内では低 Na 濃度を示す．左右の腎が非対称に腫大することもある．いったん囊胞が形成されると，上皮内の Na/K-ATPase の局在に異常を生じ，囊胞液の分泌が増加し続けるため腎自体も徐々に腫大する．これに伴い正常腎実質も圧排され，腎機能障害が進行し，腎不全に陥る．

2）頻度

ADPKD の頻度は比較的高く，生産児の500～1,000人に1人といわれている．本疾患は末期腎不全の原因疾患の第3位を占める．通常，成人に達

するまでは無症状で，30〜50歳で側腹部痛や血尿，尿路感染などを示し発見され，70歳未満で約50％が末期腎不全となる．本症の約10％は16歳未満で発見されている．

3）臨床症状

30〜40代までは無症状なことが多く，検診により偶然腎嚢胞が発見されたり，高血圧や蛋白尿が指摘され，その精査中に発見されることが多い．高血圧はレニン依存性と考えられている．腎腫大が進むと，腹部腫瘤や腹満として診察を受けたり，腹痛や尿路感染，肉眼的血尿を現すこともある．慢性の腹・腰痛は腎皮膜の伸展，腎血管系の牽引，感染，腎重量による腰・背筋への負荷などが関連している．成人ADPKD症例には肝臓に嚢腫が認められることが多く，CTスクリーニングでは60〜80％に発見されている．そのほか膵臓，脾臓，肺にも嚢胞性病変を伴うことがある．肝嚢胞は偶然に発見されることが多く，肝機能障害を伴うことはまれである．脳底動脈瘤の合併も多く，全体の6〜16％程度と述べられており，くも膜下出血を発症する危険性も高い[4]．

4）診断

厚労省によるADPKD診断基準が出されている[5]．家族性発生がみられるため，少なくとも3世代にわたり腎疾患や高血圧，脳卒中（くも膜下出血）の有無を問い合わせる．遺伝的素因が疑われる場合には，幼小児期から超音波検査を繰り返し施行する（図15）．その他の画像診断，肝生検も有効であるが，長期にわたる管理が必要となるため，被曝量の問題に注意して診断手段を考える．

PKD1，PKD2の遺伝子解析は容易ではなく，発症前診断の有用性も認められないため，遺伝子検査は行われていない．

5）治療，予後

早期から尿濃縮力障害を示すが，糸球体機能は40歳頃から低下し始める．疾患自体に対する根治的治療法はない．腫大した腎による疼痛，腹満などの症状や，腎機能障害による症状，あるいは高血圧，心不全，呼吸不全という合併症に対する治療が主体となる．早期の高血圧発症例では腎腫大が急速に進む．嚢胞形成を抑制するため，サイク

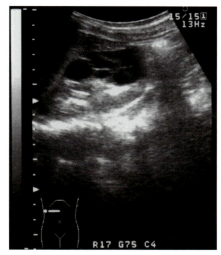

図15　乳児ADPKD（超音波画像）

リックAMP（cAMP）を減少させるバソプレシンV2受容体拮抗薬，ソマトスタチン・アナログ製剤も試みられている．

常染色体劣性多発性嚢胞腎（ARPKD）

1）病態，頻度

常染色体劣性多発性嚢胞腎（autosomal recessive polycystic kidney disease：ARPKD）の発生頻度は人種による差があり，出生5,000〜40,000人に1人とされている．常染色体劣性遺伝形式により発生し，責任遺伝子は6pに局在が確かめられている[6]．病因は常染色体6q上のPKHD1遺伝子異常と考えられている．この遺伝子はfibrocystin（またはpolyductin）という蛋白の生合成に関与し，遺伝子異常により腎臓および肝臓の上皮細胞の構成蛋白に異常をきたすか，あるいは支持組織の異常が根底にあり，二次的に集合管や尿細管上皮に変化を生じると考えられている．本症もcilinopathyの1つである．組織学的には腎集合管拡張と皮質部の小嚢胞である．それに加えて尿細管萎縮と間質の線維化を伴うことが海綿腎との鑑別となる．拡張した管腔は集合管と尿細管であり，Bowman嚢の拡張もみられる．ネフロン数や集合管とネフロンとの接合の異常は認められない．年長児では腎実質の嚢胞は大きくなり，画像上ではADPKDとの鑑別がむずかしい．胆管の異形成や門脈周囲の線維化を含む肝臓の異常がさまざまな程度で進行する．

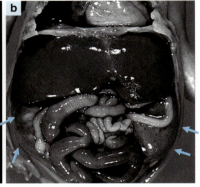

図 16　ARPKD
a：胎児超音波，29 週，羊水過少　b：剖検所見，両側腎の著明な腫大（矢印）
（口絵⑬，p. iii 参照）

2）病型

臨床症状と発症年齢には違いがあり，いわゆる spectrum disease と考えられる．発症時期により周産期型，新生児期型，幼児期型，そして若年型の 4 型に分けられる．約半数は最重症例の周産期型で，胎児腎不全のため羊水過少と Potter 顔貌を示し，出生直後に肺低形成による呼吸不全で死亡する．他の多くの例では乳幼児期に腎不全で死亡するが，症状発現時期が遅れるほど腎病変は軽くなる．経過中に腎腫大が縮小することもある．合併症としては高血圧と心不全が早期から出現する．腎病変の程度とはかかわりなく肝線維症による肝病変は必発し，年齢とともに進行する．年長生存児では門脈圧亢進症をきたす．

3）診断

新生児，乳児期の腹部腫瘤で診察を受けることになる．スクリーニングとして用いられる超音波検査では，両腎は著明に腫大し，実質のエコー輝度は高く均一である（厚労省 ARPKD 診断基準）．このような特異な所見から，出生前診断される例も増加している（図 16）．加えて同胞の罹患があれば確定する．両親に腎囊胞が存在しないことの確認も ADPKD との鑑別上重要である．

4）治療

外科的に治療されうる疾患ではなく，早期に呼吸不全，腎不全で死亡する例が多い．生存例に対しては腎不全や血圧の管理が必要である．年長児では肝線維症，門脈圧亢進，肝不全，あるいは細

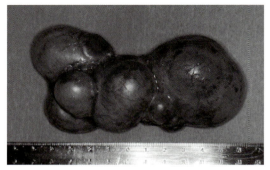

図 17　MCDK の摘出標本

菌性胆管炎が死因となることがある．遺伝カウンセリングにより，患児以降の同胞には 25％ の危険性を有すると告げておく．

● 多嚢胞性異形成腎（MCDK）

1）病態

腎異形成とは，尿管芽成分と後腎芽成分の分化発育に異常をきたしたため，未熟な間葉系組織の間に primitive duct，異所性軟骨，大小の囊胞などがみられる腎組織に対する病理学的用語である．大小多数の囊胞を伴った異形成構造が腎全体にみられる場合が多嚢胞性異形成腎（multicystic dysplastic kidney：MCDK）と定義される．MCDK は囊胞の大小，数によりさまざまな形態を示し，小さな囊胞がわずかにみられる異形成腎から，大小多数の囊胞がぶどうの房状（bunch of grape）に集合する典型的な腎（図 17）までの広がりを示す．特殊型として，あたかも中心の拡張した腎盂が異形成組

織に囲まれた形態を示す"hydronephrotic type MCDK"もみられる．囊胞壁には平滑筋や弾性繊維が散在してみられ，分岐した尿管芽先端が拡張したことを示している[7]．囊胞間には交通が認められる．

2） 発生原因

発生原因は不明であるが，胎児期初期の尿路通過障害が原因との説と，尿管芽・後腎組織の融合異常との考えがみられる．典型的な MCDK の多くは腎盂尿管移行部の閉塞を伴っており，このため初期に分化したネフロンからの尿が貯留し，囊胞を形成したとの考えである．転写因子 *PAX2*，アポトーシス抑制蛋白 *BCL2* の重要性も述べられている．実験的には尿細管分化の際の上皮・間質相互作用障害が原因との考えもみられ，遺伝子検索も進められている．

3） 発見のきっかけ

MCDK では通常，腎機能が認められないため，両側性病変の症例では羊水過少，Potter sequence を示し，例外を除き生存は不可能である（図18）．一側性の場合には出生前診断あるいは腹部腫瘤で発見される（図19）が，他の臨床症状を示すことはまれである．反対側尿路の異常を伴う頻度が20〜40％と高く，膀胱尿管逆流（vesicoureteral reflux：VUR）が15〜30％と高率にみられるが，排尿時膀胱尿道造影（voiding cystourethrography：VCUG）の施行率が低いため，実際の頻度はもっと低いと考えられる．

尿路以外には，同側の内性器異常を伴うことがあり，男子では精巣異常，精管，精囊腺の異常，女子では Gartner 管囊胞，重複腟での一側腟閉鎖などがみられる．反対側腎の形態的代償肥大が約80％の症例で認められる．

4） 診断

胎児期，新生児・乳児期に指摘される腹部腫瘤で重要なことは，その頻度から考えると腎盂尿管移行部狭窄（pelvi-ureteric junction obstruction：PUJO）と MCDK の鑑別である．これには超音波検査と RI-腎シンチグラフィーが最も重要で，90％以上の症例で両者の区別は可能である．超音波検査で特徴的な所見は，正常腎にみられる皮質-髄

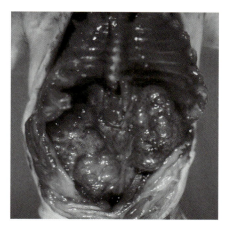

図18　両側 MCDK 剖検写真

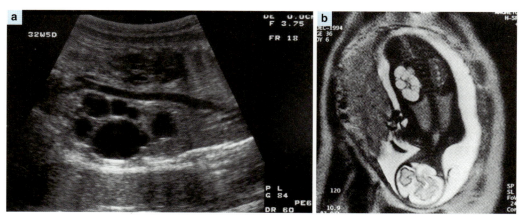

図19　出生前診断された MCDK
a：胎児超音波検査　b：胎児 MRI

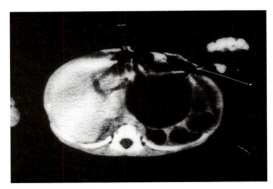

図20　hydronephrotic type MCDK

質像がないこと，多数の大小嚢胞が無秩序にみられ，その間には高輝度領域が散在することである（図19）．中心部に大きな嚢胞が存在すれば，"hydronephrotic MCDK"（図20）か PUJO の区別が必要になる．RI-腎シンチグラフィーでは多くの場合，無機能である．

機能的単腎のため，尿路感染（urinary tract infection：UTI）による総腎機能障害のリスクを考え，VUR 合併の有無を早期に診断することが必要と考えられる．しかし，超音波像で反対側腎に異常がなく，尿路性器に合併症がない MCDK 全例にVCUG を加えるか否かは議論が残されている．

5）自然経過，治療

長期的な観点から問題となるのは腫瘍としての大きさ，UTI，高血圧，そして悪性化である．
① UTI：患側尿路に合併症（VUR など）がない限り，MCDK 自体が感染源となる危険性はないと考えられる．
② 高血圧：大規模調査では，MCDK における高血圧の発症率は一般の小児における発症率と同じであると述べられている．しかし高血圧発症例では，速やかな腎摘除により，血圧が正常化するとの報告が多い．
③ 悪性化：MCDK に悪性腫瘍が発生した報告は散見される．なかでも MCDK 組織中に約5％にみられる nodular renal blastema は Wilms 腫瘍発生と関連があるため，30年間にわたり研究対象としてフォローされたが，予想に反し Wilms 腫瘍の発生は低く，また他の systemic review でも同様の結果が得られた．このため，MCDK を含む異形成腎では Wilms 腫瘍発生の危険性は高くないと結論されている．
④ 自然退縮：MCDK の自然経過についてはさまざまな報告がみられ，観察中に全く消失するものが16〜40％，縮小が30〜60％と述べられている．サイズ（絶対値）が変わらないのは30〜35％あり，逆に増大するのが4％あった．胎児期にすでに消失することもあり，このような症例では出生後に一側腎無形成と診断されることがある．自然経過と高血圧発症，悪性化には関連が認められない．

6）治療

従来，多嚢腎は発見され次第，腎摘除が加えられていた．しかし，画像診断で確実に診断が下せるようになったこと，高血圧発症，尿路感染症，悪性化も一般小児と比較して危険性が高くないこと，自然消失・縮小の可能性が高いことなどから，保存的観察が主流となっている．

経過観察の方法もさまざまで，たとえば最初は3〜4か月ごと，その後は6か月ごとに超音波検査を加え，5歳を過ぎれば Wilms 腫瘍発生の危険性が下がるため，8歳頃まで1年ごとのフォローが加えられている．悪性腫瘍発生のリスクが高い症候群では，さらに密な観察が行われる．

多房性腎嚢胞

多房性腎嚢胞（multicolurar renal cyst）は，腎の一部に多房性の嚢胞が形成される稀な病態で，通常は一側性であるが，両側症例の報告もみられる．嚢胞と腎実質との境界は明瞭で，腎盂・腎杯との交通を認めない．嚢胞の隔壁には異形成組織を認めない．画像診断で腎実質が存在する部位には，正常腎組織が認められる（図21）．2〜4歳未満で発見され，男子に約2倍多い．4歳を越えると女子が多くなる．発見のきっかけは，乳幼児健診で偶然見つかるか，腹部膨隆を訴え受診することが多い．

良性腫瘍と考えられるが，部分的に分化した Wilms 腫瘍を含む症例，または嚢胞化した Wilms 腫瘍との鑑別は難しいことがある．治療は患側の腎摘除術が加えられる．腫瘍部分の腎部分切除術も試みられるが，術後の再発例も報告されており，術中の迅速病理所見で確認することが必要である．

B. 腎・尿路の異常

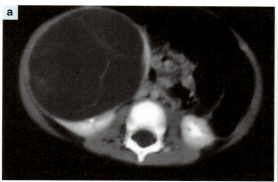
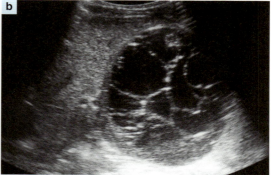

図21　多房性腎嚢胞
2歳女子．
a：CT像　**b**：エコー像

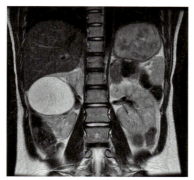

図22　右単純性腎嚢胞
5歳男子，MRI．

髄質海綿腎（海綿腎，sponge kidney）

　腎乳頭集合管先端近くに小嚢胞が形成される病態で，一般にすべての腎乳頭が罹患する．拡張した集合管内に小結石が形成されることがある．発見のきっかけは，小結石排泄による症状，尿路感染症，血尿などで，40歳代が多い．GFRの低下は示さないが，尿濃縮力と尿酸性化能の低下がある．尿路結石の発生原因として，尿のうっ滞と高Ca尿症がある．内科的治療としてサイアザイド，あるいはクエン酸を投与する．

単純性腎嚢胞

　腎実質に嚢胞が形成されたもの（図22）で，加齢とともに頻度が増える．男性に多く見られる．わが国の超音波スクリーニングでは，60歳代で20％，70歳代で30％にみられる．悪性を疑わせる所見としては，①嚢胞の内部構造が不均一，②造影剤でenhanceされる，③壁が不整，④嚢胞がいびつなどがあり，必要に応じて造影CT，MRIを加える．

　悪性所見が否定され，臨床症状がなければ経過観察とする．嚢胞による圧迫症状，高血圧，尿路閉塞などがあれば治療対象となる．開窓術，経皮的穿刺とその後にエタノール注入などの治療法がある．

文献

1) Glassberg KI, et al.：Renal dysgenesis and cystic disease of the kidney：a report of the Committee on Terminology, Nomenclature and Classification, Section on Urology, American Academy of Pediatrics. *J Urol* **138**：1085-1092, 1987
2) Reeders ST, et al.：A highly polymorphic DNA marker linked to adult polycystic kidney disease on chromosome 16. *Nature* **317**：542-544, 1985
3) Peters DJ, et al.：Chromosome 4 localization of a second gene for autosomal dominant polycystic kidney disease. *Nat Genet* **5**：359-362, 1993
4) Hartnett M, et al.：Extrarenal malformations of cystic kidney disease. In Gardner KD, et al.（eds），Cystic Disease of the Kidney. John Wiley & Sons, 201-219, 1976
5) 厚生労働省進行性腎障害調査研究班：多発性嚢胞腎診療指針．日本腎臓学会誌 **53**：556-583，2011
6) Zerres K, et al.：Mapping of the gene for autosomal recessive polycystic kidney disease（ARPKD）to chromosome 6p21-cen. *Nat Genet* **7**：429-432, 1994
7) 島田憲次，他：異形成腎：1．臨床病理学的検討．日本泌尿器科學會雜誌 **76**：1179-1186，1985

（島田憲次）

3. その他の腎先天異常

数の異常

1） 一側腎無発生

一側の腎組織が認められないもので，頻度は出生 1,000 人に 1 例，男子，左側に多い．家族内発生もみられる．8q13.3，18q22.2，22q11，Xp22 などの染色体の部分欠失が関与することもある．尿管と同側の膀胱三角部も欠如する．反対側尿管への膀胱尿管逆流（vesicoureteral reflux：VUR）は 20％ にみられる．男子では同側の精巣，精管，精嚢も欠損することがある．女子では双角・重複子宮，子宮欠損・低形成を伴うことが多い．心血管系，消化管，筋骨格系の異常を伴うことがある．

2） 両側腎無発生

例外を除き，肺低形成による呼吸不全のため死産，あるいは新生児死亡となる．頻度は出生 4,000〜6,000 人に 1 例，男子に多くみられる．患児は羊水過少により身体全体が子宮壁に押しつけられていたため，Potter 顔貌とよばれる特有の顔貌を示している．尿管・膀胱は欠損または低形成である．

3） 過剰腎

正常腎とは完全に実質が分かれるか，粗な結合組織でつながった余剰腎で，発生学的には分割した後腎組織に余剰の尿管芽が結合したものである．過剰腎と正常腎の位置関係はさまざまで，完全重複尿管，または不完全重複尿管の形態を示す．

大きさ・構造の異常

1） 低形成腎，異形成腎

ネフロン数が少ないために腎が小さな場合を低形成腎，組織学的に異形成構造を示す場合には異形成腎とよぶ．両者が混在することも多い．両側性の場合には小児期早期から腎不全となり，哺乳力低下，発育障害，脱水症状を示して発見される．

2） 部分的発育不全腎

別名，Ask-Upmark 腎（図 23）ともよばれ，多くは腎下極が形成不全となっている．胎児期の VUR が原因しているとも考えられている．高血圧を合併するときには，腎部分切除術が適応される．

位置・形態および回転の異常

1） 癒合腎

腎発生の途中で両側の腎が何らかの原因で癒合

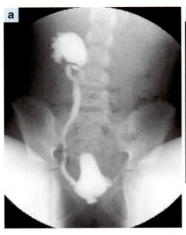
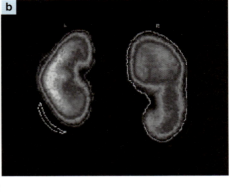

図 23　Ask-Upmark 腎
右完全重複尿管下腎への VUR のため，下腎萎縮をきたした症例．
a：VCUG で右下半腎への VUR を認める．　b：RI-腎シンチグラムでは右下半腎は萎縮し，Ask-Upmark 腎所見を示す．

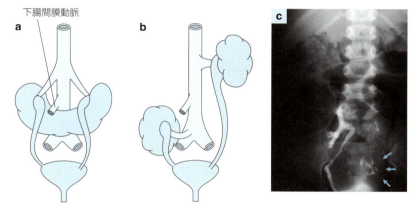

図24 馬蹄腎(a)と骨盤腎(b), 両側変位腎のIVP像(c)
c: 右腸骨部, 左骨盤部

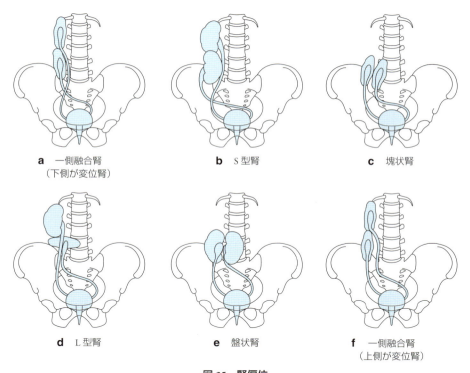

a 一側融合腎（下側が変位腎）　　b S型腎　　c 塊状腎

d L型腎　　e 盤状腎　　f 一側融合腎（上側が変位腎）

図25　腎偏位

したものが馬蹄腎(図24-a)で，それほどまれな異常ではない．95%は腎下極で癒合しており，まれに上極での癒合がみられる．発生頻度は400〜1,800人に1人，男女比は2：1で男子に多い．癒合部(峡部)は線維性組織，異型性組織，あるいは正常腎実質からなる．峡部の位置は下腸管膜動脈のすぐ尾側(40%)，正常腎部(40%)その他は骨盤内にみられる．本疾患自体は治療の必要はないが，腎結石や水腎症，VUR，あるいは悪性腫瘍を合併することがある．特に小児ではWilms腫瘍の発生が1.5〜8倍と述べられている．腎血管の走行は複雑で，また腎門部が腹側を向いており，手術の際には注意が必要である．合併症の原因が峡部に由来するときにはこれを離断するが，腎盂尿管移行部(pelvi-ureteric junction：PUJ)狭窄の手術に際し離断が必要な症例は少ない．

2) 変位腎

胎生期の頭側への腎移動が途中で中断,あるいは過度に上昇したものである.尿管芽の異常,後腎組織の異常,血管の異常などの原因が推測されている.骨盤腎(図24-b)は腎が骨盤内にとどまっており,尿管自体も短い.剖検例では約1,000人に1例の頻度で見つかり,性差はない.腎は骨盤内,腸骨部,胸部,または正中を越えて反対側に変位している.下腹部に腫瘤として触れるが,合併症がない限り無症状のことが多い.胸部腎は横隔膜を越えて胸郭内に上昇した腎で,その多くは無症状で胸部X線検査で偶然発見される.横隔膜の先天異常に伴う場合もある.

一側腎が正中線を越えないで(非交差性),あるいは正中線を越えて(交差性)反対側腎と癒合する場合には,その形態によって塊状腎,L型腎などとよばれる(図25).交差性腎変位の頻度は剖検例の1/7,000例,男女比は2:1と男子に多い.左腎が右側に交差する頻度が約3倍高く,交差腎が癒合している頻度は85%みられる.異所性尿管,VUR,PUJ狭窄を伴うこともある.脊椎奇形や直腸肛門奇形,心血管系,骨格系異常に合併することもある.

出生前超音波診断により発見される症例が増えている.変位腎による臨床症状,合併症がない限り,治療の必要はない.

● 腎血管の異常

腎血管の分岐異常は決して少なくないが,それが問題となるのは先天性水腎症の原因になっている場合と,腎移植での血管縫合の場合などである.その他として,まれではあるが先天性の腎動静脈奇形や腎動脈瘤などがみられる.

(島田憲次)

4. 膀胱尿管逆流(VUR)

● 病態

膀胱尿管逆流(vesicoureteral reflux:VUR)とは,膀胱内の尿が膀胱の充満時,あるいは排尿時に尿管,腎盂,さらには腎実質内に逆流する現象(図26)を指す.VURは尿管膀胱接合部の先天的な形成不全に基づく同部の機能異常によって生ずるもの(原発性)と,下部尿路の機能的,器質的障害による膀胱内圧上昇のため,尿管膀胱接合部の逆流防止機構が障害され発生するもの(続発性)に分けられる.ヒトでは新生児でもVURが存在すれば病的とみなされる.最近,注目されている学齢期前後から顕在化する低容量・高緊張性膀胱や,過活動膀胱などの機能的排尿障害も,膀胱内圧を上昇させVURを発生させることがある.先天性尿道狭窄である男子の球状部尿道狭窄,女子の末梢部尿道狭窄(いわゆる尿道リング狭窄)が高度の場合でも,同様に逆流の増悪因子となることがある.このような機能的排尿障害や軽度の器質的尿道通過障害を伴う場合に,続発性VURと判断するかは議論が残る.また,二分脊椎や鎖肛などのように下部尿路機能に異常がみられる疾患でも,

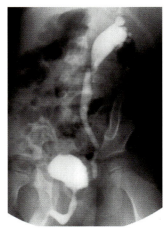

図26 膀胱尿管逆流(左VUR, grade Ⅳ)

尿管膀胱接合部の明らかな形成不全を伴う場合もあり,原発性VURと続発性VURとは明瞭に区別できないこともある.

● 発生機序

1) 逆流防止機構

尿管膀胱接合部の逆流防止機構には,膀胱に尿

が貯留する際の膀胱内圧が低い状態で働く受動的防止機構と，排尿筋が収縮し内圧が急上昇するときに作用する能動的防止機構に分けられる．

a）受動的逆流防止機構

これには，①尿管が膀胱壁を斜めに貫くこと，②膀胱壁内尿管の長さが十分なこと，③膀胱内尿管が十分に堅固な排尿筋により支えられること，がある．膀胱内に尿が充満すると，膀胱内尿管は膀胱粘膜と排尿筋との間，および排尿筋内で内腔が圧迫，閉鎖され逆流が防止される．

b）能動的逆流防止機構

排尿時には上記に加え，尿管筋層と排尿筋，そして膀胱三角部筋による複雑な協調作用が逆流防止機構として働く．尿管は筋束に包まれた導管であり，外層の縦走筋，中間層の螺旋状筋，そして内層の縦走筋の3層の筋層からなる．膀胱壁に近くなるに従い螺旋状筋は消失し，縦走筋のみが壁内を斜走する．この筋束は尿管口から膀胱三角部筋に連続しており，反対側尿管口からの筋束と混ざりあい三角部筋（Bell's muscle）を形成する．筋束の一部はさらに膀胱頸部から尿道内に入り，精阜まで延びている．一方，膀胱壁外の尿管外膜（periureteral sheath）は2層からなり，外側にある superficial sheath は排尿筋由来であり，内側の deep sheath は尿管筋束由来と考えられている．この外側の superficial sheath がいわゆる Waldeyer 鞘であり，尿管膀胱接合部で尿管と膀胱壁を強固に固定する役目をしている．deep sheath は膀胱内尿管を包み，下方に延びて深三角部筋となる（図 27）．

排尿時には膀胱内圧が上昇するため，本来ならば尿管裂孔から膀胱外に脱出する尿管口を固定しているのが Waldeyer 鞘であり，かつ排尿時には膀胱三角部筋が収縮するため，膀胱壁内尿管を構成する尿管固有の縦走筋である浅三角部筋とその周囲の深三角部筋も収縮し，尿管口を膀胱頸部に向けて引き寄せ固定し，同時に尿管内腔の閉塞をきたす．

このように膀胱尿管移行部の解剖学的構造に由来する受動的機構に加えて，排尿時の膀胱三角部筋，尿管縦走筋の収縮と，尿管周囲の Waldeyer 鞘の固定などの能動的機構の両者が逆流防止に働いている．

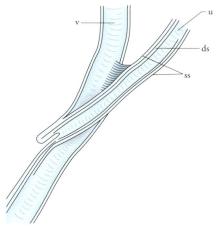

図 27　尿管膀胱接合部
u：ureteral muscle，ss：superficial periureteral sheath（Waldeyer），ds：deep periureteral sheath，v：vesical muscle

2）原発性 VUR の発生機序

このような尿管膀胱接合部の解剖学的構造をもとに，臨床的には粘膜下尿管の長さや尿管口の形態と外側偏位，膀胱三角部の発育，傍尿管口憩室の有無，Waldeyer 鞘の脆弱性などが VUR 治療方針を決める際に重要となる．

頻度

泌尿器科的な臨床症状を示したことのない小児では VUR を合併する頻度は低く，これまでの報告では 0.2～1％ と述べられている．性差については，欧米では明らかに女子に多いとされているが，わが国の多数例の報告では，男女の比率はほぼ等しい[1]．また，新生児期や出生前に超音波検査で発見される VUR は圧倒的に男子に多い．このため，この時期の下部尿路の機能的未熟性が逆流発生に関与すると推測されている．

一度でも尿路感染症を起こしたことのある小児では，30～50％ の高率に VUR が検出される[2]．家族内発生もみられ，VUR 患児の同胞内ではその約 1/3 に VUR が検出され，そのうちの 3/4 は無症候性である[3]．同胞内発生に性差はなく，また患児の VUR-grade と同胞の発生率にも関連性はない．同胞内発生のみでなく，むしろ親子間の発生率のほうが高いとの報告もみられる[4]．VUR の家族内発生が高率にみられることから，実験動物では *Agtr2* などの発生に関与する遺伝子が検索された

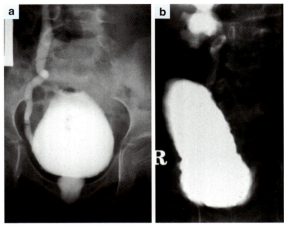

図 28　機能的排尿障害
a：いわゆる"spinning top"（detrusor sphincter dyssynergia：DSD）
b：infrequent voider の VCUG

が，現在のところ単一遺伝子による影響ではなく，疾患の発生には多因子が関与するとの考え方が一般的である．人種差も明らかで，白人に多くみられる．

発見のきっかけ

臨床症状として最も多いのは尿路感染の症状と所見である．2～3歳以降では高熱や側背部痛などの腎盂腎炎症状が最も多く，全体の約70～80％にみられる．これに加えて頻尿や排尿痛などの膀胱炎症状を示すことがある．特に腎盂腎炎症状に先立って膀胱炎症状が出現する場合には，下部尿路の器質的・機能的異常を疑う必要がある．

新生児期，乳児期の腎盂腎炎症状は非特異的で，発熱のほかには嘔吐や下痢などの消化管症状や食思不振，黄疸，体重増加不良などを示すため，発見が遅れることがある．一方，尿路感染を一度も起こしたことのない無症候性VURも珍しくはなく，夜尿症や昼間の尿失禁に対する検査で発見されることもある．学校検尿による細菌尿や白血球尿，蛋白尿が発見のきっかけとなることもある．特に蛋白尿で発見されるVURでは，すでに腎機能障害が進行していることもある．

出生前超音波検査の普及により，胎児水腎症の発見が増加しているが，このような胎児の腎盂尿管拡張例の約10～20％はVURが関与している[5]．

機能的排尿障害

排尿習慣が確立される年齢の小児では，VUR発生因子，増悪因子として下部尿路機能異常，なかでも排尿筋過活動が関与していることがある．特に昼間尿失禁あるいは尿意促迫，squattingなどの下部尿路症状や，便秘，便失禁を伴っているときには，日常の排尿状態を詳細に聴取する必要がある．排尿筋過活動は女子に多くみられる．神経学的な異常が認められないにもかかわらず，再発性UTIや尿失禁を繰り返す小児では，排尿時膀胱尿道造影（voiding cystourethrography：VCUG）で膀胱像や残尿の有無をチェックし，疑わしい場合には排尿機能検査が必要になる（図28）．

一方，新生児・乳児期に診断されるVURは男子に多く，その後の年齢層とは異なる病態との考えも示されている．新生児・乳児VURでは下部尿路の未熟性が逆流の発生に関与しており，蓄尿時の排尿筋過活動を示したり，逆に排尿筋収縮不全や外括約筋と排尿筋の協調不全などのパターンを示すことがある．しかしこの年齢層であっても，高度VUR症例の多くでは，手術時に尿管膀胱接合の脆弱性が認められている．

診断

1）VUR の診断

VCUG は VUR の有無を調べるために最も重要な検査手段で，最近では泌尿器科医のみでなく小

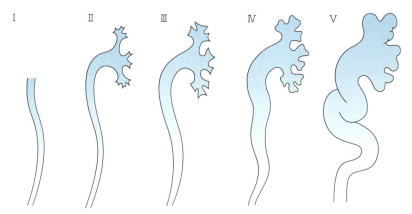

図 29　VUR-grade 分類（Classification of International Reflux Study Group）
（International Reflux study Committee：Medical versus surgical treatment of primary vesicoureteral reflux：a prospective international reflux study in children. *J Urol* **125**：277-283, 1981）

児科医も積極的にこの検査に取り組んでいる．VCUGで描出されたVURは，国際分類によりgrade I〜Vに分けられる（図29）[6]．

2）腎病変の評価

^{99m}Tc-DMSA 腎シンチグラフィーは，局所的な瘢痕の有無や左右の腎のuptake率の違いをみるには極めてよい方法である．急性腎盂腎炎による間質の浮腫が続く時期にも，局所的には集積が悪くなるため，瘢痕の確実な評価には感染ののちに一定の期間をあけて（3〜6か月）検査をすることが望ましい．逆に，尿路感染の部位が下部尿路に限局したものか，あるいは上部尿路感染であったのかを鑑別する手段として，この腎シンチグラフィーが用いられている．

3）CT，MRI

腎の形態的な変化をとらえる検査法として用いられることがある．しかし，CTは放射線被曝の点で問題があり，またMRIは幼小児では検査時に深い睡眠状態を必要とする．

4）排尿機能検査

昼間頻尿や昼間尿失禁を訴える子供や，腰仙部のdimpleや仙椎欠損像，VCUGで膀胱壁の肉柱形成や残尿，Hutch憩室が認められる場合には，機能的排尿障害の有無を入念に調べておく必要がある．

● VURの自然経過

小児期のgradeの低いVURは，自然に消失・改善することがよく知られている．VURがどの程度自然消失するかについてはさまざまな報告がみられるが，それらに一致しているのは，高度の逆流ほど自然消失の可能性が下がることである．これまでの報告をあわせると，拡張のない逆流尿管では約80〜85%に自然消失が認められるが，中等度〜高度拡張のある尿管では30〜45%，そしてgrade Vの拡張尿管では10〜15%にしか自然消失がみられない．一側性VURのほうが両側性よりも消失しやすく，性別では男子のほうが女子よりも自然消失しやすい[7,8]．VURの自然消失機転としては，粘膜下尿管の長さが延長すること，排尿筋が発達し粘膜下尿管の後壁が強固になること，Waldeyer鞘が発育し膀胱と尿管の固定が強くなることに加え，尿管膀胱接合部の交感神経線維と副交感神経線維の比率が変わることなどが考えられている．最近は乳児期の発見が増えており，男子乳児の高度逆流でも自然消失する可能性は低くはないことが示されている．乳児期男子では排尿時圧が高く，高率に排尿機能異常を伴うため，これが改善することにより逆流も消失するとの考えである．

成人になって初めて発見されるVUR症例は女性に圧倒的に多い．これは発見のきっかけが，妊娠を契機として発症したUTIが多いためである．妊娠中に腎盂腎炎に罹患した女性ではVUR合併が多いとされている．

治療

VURに対する治療の目的は，UTIの発症と腎の瘢痕形成を防ぎ，腎成長を正常に保つことである．また逆流性腎症（p. 88参照）の進行をくい止め，高血圧の発症と腎機能障害を防止することである．しかし残念ながら，外科的な逆流防止術も非手術的な管理のいずれも，これらすべての目的を満足させることはできない．

1）非手術的（保存的）管理

VURに対する治療は非手術治療の占める部分が多くなっている．逆流は自然消失する可能性があり，かつ軽度の無菌性逆流のみでは腎実質障害をきたさない，という考えに基づいている．保存的治療が選ばれるときには，まず保護者に疾患についての十分な説明を加え，長期にわたる尿検査やX線検査を含む観察が必要なことを説明せねばならない．

この期間にUTIを予防する目的で，少量の抗菌薬を長期間投与する方法もある．使用される薬剤は尿中排泄率が高く，Gram陰性桿菌に感受性が高いこと，低価格，そして副作用が少ないことが条件となり，通常の使用量の1/4から1/10を1日1回あるいは2日に1回服用させる．しかし，予防的内服薬投与について多施設共同研究の結果から，その有効性に疑問がもたれているが，わが国で本疾患が多数扱われている施設の意見では，1歳半～2歳までの中等度～高度VURに対しては予防内服を推奨するとの意見が多い．また，予防薬に対する耐性菌の問題も提出されている．

日常生活の注意は，水分摂取を多くし，排尿をがまんせず早めにトイレに行かせ，また便秘に対する注意も与える．逆流の自然消失を妨げる尿道・膀胱の異常の有無を検索し，もしあればそれらに対する治療を優先させる．下部尿路の機能的異常としては，排尿筋の無抑制収縮と排尿筋・尿道括約筋の協調不全などがあげられ，抗コリン薬などが投与されるとともに，その誘因となる誤った排泄習慣を矯正し，患児の生活環境にも注意を向ける必要がある．

2）手術治療

外科的な逆流防止術が確立されて60数年に及ぶが，その間には手術治療に重点がおかれた時期や，反対に内科的治療が主流となった時期など，治療に対する考え方にもさまざまな変遷が繰り返された．現在は内視鏡的治療も含め，選択肢が多くなっている．

a）逆流防止術の適応

逆流防止術を考慮する際には，UTIの程度と頻度，なかでも予防投薬中のbreakthrough UTIと腎病変の進展に重きがおかれる．年齢，性別，逆流の程度，膀胱・尿道の解剖学的異常と機能障害などがあげられる．また，社会的因子も考慮に入れられる．わが国では2011年に内視鏡的なデフラックス®（Deflux）注入療法が保険診療の適用となり，その低侵襲性から従来の手術適応を拡大する動きもみられている（後述）．従来の膀胱切開による逆流防止術では，ほぼ97～98％以上の成功率が得られているが，内視鏡的手術ではそれに比べ70～80％と成功率が低いことや，多くの症例で術後のVCUG再検が必要なこと，長期成績がほとんど報告されていないことなどから，米国においても徐々に施行される頻度が少なくなっており，わが国でも適応等の検討が進んでいる．

b）逆流防止術の種類

尿管膀胱吻合術は婦人科手術中の尿管損傷例等に対し，すでに19世紀末頃には行われていたようであり，VURに対しては20世紀はじめ頃からその記載がみられる．逆流防止術が注目を浴びるようになったのは，第二次世界大戦中の脊髄損傷患者に対する尿路管理上の問題で，VURによる腎障害の重要性が認識されたためである．このような脊損患者に対する逆流防止術の成功が，その後のさまざまな術式の改善につながったといえる．

① Politano and Leadbetter法（1958）[9]（図30-a）：いわゆる粘膜下トンネル法の原典ともいうべき術式で，裂孔（hiatus）を新しく頭側に移動させ，粘膜下トンネルを長く得る方法を紹介した．

② Paquin法（1959）[10]：膀胱外で尿管を切断し，壁内尿管には手をつけず，頭側につくった新しいhiatusから尿管を膀胱内に入れ，旧尿管口近くにcuff（nipple）をつくって固定する方法である．逆流防止術が成功するには，尿管口固定の際に緊張がないこと，粘膜下トンネルの長さに尿管直径の5倍が必要なこと，トンネル内尿管の後壁となる膀胱壁が十分に強固なことを条件にあ

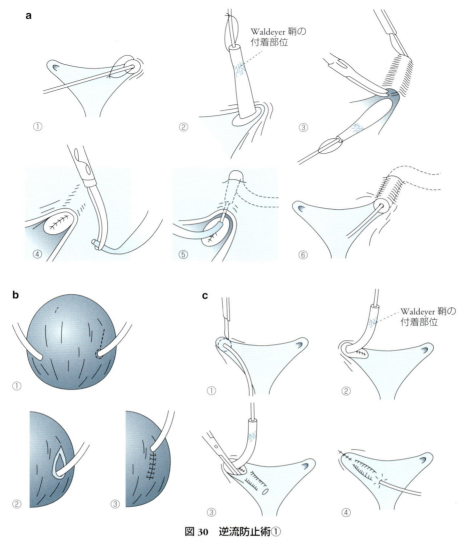

図30　逆流防止術①
a：Politano-Leadbetter 法　**b**：Lich-Gregoir 法　**c**：Williams 法

げている．

③Lich-Gregoir 法(1961, 1964)[11,12](図30-b)：膀胱切開を加えずに，膀胱外からのアプローチで，尿管と膀胱の連続性を保ったまま粘膜下トンネルを延長させる方法である．拡張の軽いVURに対しては有効であるが，拡張尿管で長い粘膜下トンネルが必要な場合にはhiatusが頭側に偏るため，その部位で屈曲する危険性がある．この変法としてdetrusorrhaphyも開発され，良好な成績が述べられているが，両側性に施行する場合に排尿障害の危険性がある．

④Williams 法(1961)[13](図30-c)，Hutch II 法(1963)，Glenn and Anderson 法(1967)：膀胱壁から尿管を剝離の後，hiatusを変更せず膀胱頸部に向けて粘膜下トンネルを延長する方法(advancement technique)である．これらの方法では粘膜下トンネルを延長できる長さに限りがあるため，拡張した逆流尿管に対しては旧hiatusを頭外側に切開し，トンネル長を得る方法も応用されている．

⑤Combined 法(combined suprahiatal and infrahiatal method)：元のhiatusから頭側にhiatusを移動させるP-L法と，新尿管口を旧尿管口より尾側に形成することで，粘膜下トンネルを長くできる利点がある(図30-d)．

⑥Cohen 法(1975)[14](図30-e)：粘膜下トンネルの

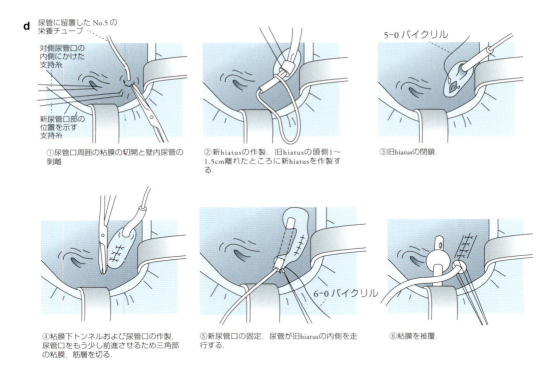

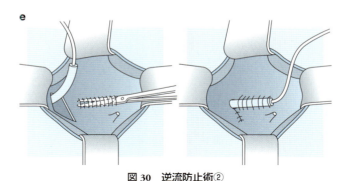

図30 逆流防止術②
d：Combined 法（Combined suprahiatal, and Infrahiatal method）　e：Cohen 法

走行を横方向とし，新しい尿管口は正中を越えて反対側の三角部あるいは三角部後部に形成する（cross trigonal あるいは transverse advancement）．この術式の利点は，hiatus を移動させないため，逆流防止術の合併症の1つである下部尿管の屈曲，狭窄の危険性が少ないことである．そのため，膀胱壁が肥厚した神経因性膀胱や先天性後部尿道弁症例に対しても安全に施行できる．また，粘膜下トンネルの長さは随時延長できるため，拡張した尿管や膀胱容量が小さな乳児に対しても安全に応用できる．

⑦内視鏡的 Deflux® 注入療法：Deflux® はデキストラノマーとヒアルロン酸ナトリウムの合剤で，内視鏡的膀胱尿管逆流防止術の注入物質として日本では2010年に承認され使用されている．
　取扱い説明上は膀胱尿管逆流（vesicoureteral reflux：VUR）の grade II～IV が Deflux® 注入療法の適応とされているが，実際は grade V の症例にも使用されている．方法としては，内視鏡下に尿管口の6時の位置に針を刺し，Deflux® を注入して膨隆を形成する（STING法）．そうすることにより，後壁の補強，膀胱壁内尿管の延長と

弁形成をきたし，VURの治癒が期待される．VURの治癒がより期待される方法として，水圧下に尿管口を広げ壁内尿管の粘膜を穿刺してDeflux®を注入し，その後に尿管口付近を再度穿刺してDeflux®を注入するというdouble HIT法も行われている．術後の合併症としては，軽度の血尿，注入側の水腎症・腰背部痛，腎機能障害などがある．水腎症は注入したDeflux®の容積が減ることにより数日で改善することがほとんどであるが，ごくまれに持続することもあるため，術後の超音波検査は必須である．

逆流防止術の合併症

1）VURの残存と対側VURの発生

VUR残存の原因としては，粘膜下トンネルの長さが不十分なことがあげられる．新しい尿管口に緊張がかかったときや，尿管口の固定が外れたことが逆流残存の原因となる．拡張尿管を吻合した場合にも逆流が残ることがあるが，術後1～2年で自然消失する頻度が高いため，再手術を急ぐことはない．一側の逆流防止術後に反対側尿管へ逆流が出現する頻度は14～20％と述べられているが，ほとんどは術後1～2年以内に消失する．VCUGで証明されなかった反対側VURの有無を詳しく調べる方法としてPICTが考案されている[16]．

2）吻合部狭窄

吻合部狭窄のために再手術を要する症例は1～2％程度と報告されているが，逆流の残存に比べると重篤な合併症であり，緊急に逆行性のカテーテル挿入，または腎瘻造設が必要となる場合もある．狭窄の原因としては，新しいhiatusを頭側に移動し過ぎたため，膀胱充満時に尿管下端が屈曲するか，新しいhiatusが狭すぎるとき，尿管下端の血流障害，などが考えられる．

その他，膀胱憩室，腎盂尿管移行部狭窄，術後のUTI発症などがみられる．

文献

1) Iannaccone G, et al.：Ureteral reflux in normal infants. Acta radiol 44：451-456, 1955
2) Walker RD：Vesicoureteral reflux. In：Gillenwater JY, et al.(eds), Adult and Pediatric Urology. Year Book Medical Publ Vol 2, pp1676, 1987
3) Jerkins GR, et al.：Familial vesicoureteral reflux：a prospective study. J Urol 128：774-778, 1982
4) Noe HN, et al.：The transmission of vesicoureteral reflux from parent to children. J Urol 148：1869-1871, 1992
5) Elder JS：Commentary：Importance of antenatal diagnosis of vesicoureteral reflux. J Urol 148：1750-1754, 1992
6) International Reflux Study Committee：Medical versus surgical treatment of primary vesicoureteral reflux：a prospective international reflux study in children. J Urol 125：277-283, 1981
7) Skoog SJ, et al.：A nonsurgical approach to the management of primary vesicoureteral reflux. J Urol 138：941-946, 1987
8) 島田憲次, 他：小児原発性VUR症例における逆流自然消失. 日泌尿会誌 81：982-987, 1990
9) Politano VA, et al.：An operative technique for the correction of vesicoureteral reflux. J Urol 79：932-941, 1958
10) Paquin AJ Jr：Ureterovesical anastomosis：the description and evaluation of a technique. J Urol, 82：573-583, 1959
11) Lich R, et al.：Recurrent urosepsis in children. J Urol 86：554-558, 1961
12) Grégoir W, et al.：Le reflux vésico-urétéral congenital. Urol Int 18：122-136, 1964
13) Williams DI, et al.：Reflux and recurrent infections. Br J Urol 33：435-441, 1961
14) Cohen SJ：Ureterozystoneostomie：eine neue Antirefluxtechnik. Aktuel Urol 6：1-4, 1975
15) King LR：Vesicoureteral reflux, megaureter and ureteral reimplantation. In：Walsh PC, et al.(eds), Campbell's Urology 6th Ed. WB Saunders, p1689-1742, 1992
16) Rubenstein JN, et al.：The PIC cystogram：a novel approach to identify 'occult' vesicoureteral reflux in children with febrile urinary tract infections. J Urol 169：2339-2343, 2003

（島田憲次，矢澤浩治）

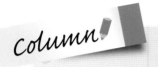

逆流性腎症(RN)

尿路感染を繰り返すVUR患児の腎に，しばしば瘢痕性病変(図31)が認められることが1960年代に報告[1]され，その後VURと尿路感染症，そして腎実質病変の関係について実験的，臨床的な研究が続けられた．わが国でも逆流性腎症(reflux nephropathy：RN)とそれに随伴するVURは小児泌尿器科領域の中心的話題の1つであったため，1986年に全国22施設の研究代表者の協力を得て「逆流性腎症(RN)研究会」が発足し，その後「日本RNフォーラム」と名前を変え，現在も継続されている．その結果，逆流腎にみられる形態的な変化は，その原因を一元的に求めることができない場合が少なくないため，腎盂腎炎による典型的な腎瘢痕のみでなく，VURに随伴してみられる腎の成長障害や機能障害も含めた腎実質障害を総じてRNとよぶのが一般的と考えられている．腎瘢痕の形態には，①focal：棍棒状変化を示す腎杯に対応する腎実質に瘢痕がみられる，②generalized：ほとんどすべての腎杯に拡張がみられ，腎自体も小さい，③focal and generalized：①と②の変化が同時にみられるもの，に大別される．腎瘢痕の程度としてはSmellie分類(図32)が国際的に用いられている[2]．

腎実質病変の発生

RNの発生には次のような機序が考えられる．

①逆流尿による水力学作用：逆流尿による尿逆圧が胎児期，新生児乳児期の未熟な腎組織に働くと，その直接作用と阻血の効果も加わり，腎異形成・低形成および炎症性のscarを生じる可能性がある．逆流尿が腎実質内に逆流しやすい腎杯乳頭は複合乳頭(compound papillae)で，これが多くみられる上腎杯と下腎杯では腎内逆流(intrarenal reflux：IRR)を生じやすい[3](図33)．

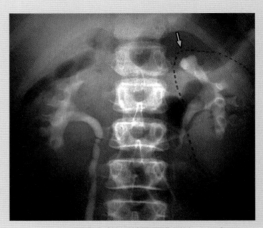

図31 腎瘢痕(静脈性腎盂造影法，IVP)
左腎上腎杯の棍棒状変化と腎実質の萎縮がみられる．

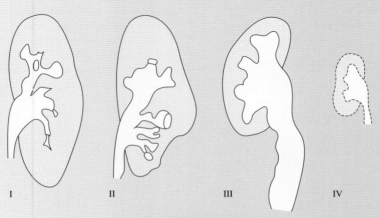

　　　I　　　　　　II　　　　　　III　　　　　　IV

図32 腎瘢痕の分類
(Smellie JM, et al.：Vesico-ureteric reflux and renal scarring. *Kidney Int Supp* **14**：S65-S72, 1975)

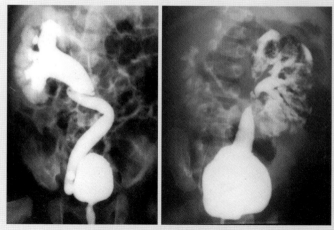

図 33　腎内逆流（IRR）

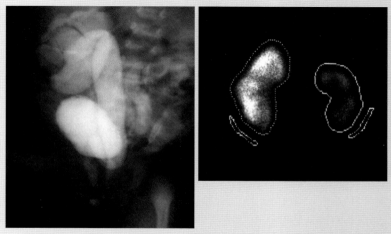

図 34　先天性 RN
出生前診断で水腎症が指摘され，出生後に高度 VUR と判明した．
尿路感染症の既往がないが，右腎の萎縮がみられる．

IRR は新生児期には腎盂内圧がわずかに 3 cmH$_2$O に上昇するだけで発生するため，新生児乳児では簡単に IRR が生じ，腎実質内に感染尿が侵入し瘢痕を形成しやすい．
②腎実質への細菌感染：尿路感染症には感染細菌の病原性と感染に罹患しやすい患者側の因子（host factor），そして細菌による腎実質内の一連の炎症反応が重要である．
③先天性腎形成異常：腎実質障害は先天性の腎異形成あるいは低形成であり，VUR によって生じたものではなく，発生学的にみて VUR に随伴しやすい腎の形成異常であるとの"bud theory"に基づく考え方である．

先天性 RN

出生前超音波診断により胎児水腎症が発見される機会が多くなり，その 10〜20% では VUR が水腎症の原因と判明している．これに伴い，尿路感染の既往のない高度 VUR 症例にも腎病変が既に認められることが明らかとなった（図 34）．尿管芽の発生異常で腎形成異常が発生することはよく知られていたが，尿路通過障害，あるいは高度の VUR で同様の腎形成異常が生じるか否かについては，これまでは意見が分かれていた．しかし，高度 VUR を伴った胎児剖検例の検討[4]では，①髄質に近い糸球体は正常の形態を示すが，被膜下の糸球体は嚢胞状に変化，②尿細管の管腔外に尿が溢流（図 35），

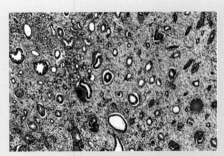

図35 VURを伴った胎児腎病理像
尿細管の管腔外に尿(剖検時に造影剤を膀胱に注入)が溢流.

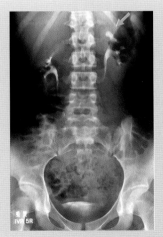

図36 高血圧を示したRN症例
12歳女子.両側VURに対し逆流防止術.
術後7年,頭痛を訴え血圧測定,
190/85 mmHg

③間質への細胞浸潤と器質化,④糸球体数の減少,などの所見が報告され,胎児期の高度の逆流により腎の低形成,異形成が生じ,また腎実質の菲薄化と硬化という尿路通過障害と同じ病態が生じることが示された.

腎瘢痕が検出される頻度はVUR症例のほぼ20〜50%であり,VURが高度なほど所属腎にscarを伴う頻度が高くなる.年齢別にみても,各年齢ではほぼ同じ割合で腎瘢痕がみられている.この腎瘢痕の発生時期は極めて早期で,胎児期・新生児期,あるいは遅くとも4〜5歳までに形成されると考えられており,初診時に検出されたscarはその後に進行したり,新しいscarが生じることはまれである.

進行性RN

①腎機能障害:腎瘢痕が両側性の場合や,一側性であっても反対側の腎がもともと低形成の場合には,たとえ逆流防止術後であっても,思春期近くなって身長・体重が急に増加する頃にまず蛋白尿が出現し,徐々に総腎機能が低下し始める症例がある.あるいは,VURを伴う両側低形成腎の症例ではもっと早く,幼児期,さらには乳児期・新生児期から腎機能障害が始まり,蛋白尿や高度のアシドーシス,身体成長障害を示すことがある.このようにして始まった腎機能障害は不可逆的で,末期腎不全に陥ることもある.逆流性腎症が進行し,糸球体障害が発生する機序として考えられているのが残存ネフロンへの過負荷,いわゆる糸球体へのhyperfiltration説である[5].これによると腎瘢痕あるいは腎の成長障害のために機能するネフロン数が減少しているところに,思春期近くとなり身体が発育し,摂取蛋白量が増加すると,相対的に残存ネフロンに過負荷がかかる.初期には残存糸球体の肥大が観察されるが,機能的ネフロンがさらに少なくなり,単位糸球体あたりのGFRが増加し,糸球体血漿流量の増加と糸球体毛細管圧の上昇によって糸球体での蛋白透過性が変化し,メサンギウムに蛋白が沈着・変性をきたす,との考えである.組織学的にはこのような腎病変はfocal and segmental glomerulo-sclerosis(FSGS)の像を示している.

②高血圧:小児における高血圧の頻度はもともと少ないが,腎に瘢痕を伴う場合にはその頻度はかなり高くなる.逆流性腎症は小児期における高血圧の原因としては最も多いものである.腎瘢痕が一側性でも高血圧は発症するが,両側性にみられる場合には発症頻度が高くなる.長期の経過がまとめられた報告では,腎瘢痕を有するVUR症例の10〜20%に高血圧が発症したとされるが,わが国では多数例による長期成績の報告はまだみられない.腎瘢痕に伴う高血圧はそのほとんどが10歳以降の思春期後に,しかも突然に発症することが多い.また,必ずしもscarが多いほど発症しやすいこともなく,一側性の部分的瘢痕のみでも高度の高血圧を示すことがある(図36).

文献

1) Hodson CJ：The radiological diagnosis of pyelonephritis. *Proc R Soc Med* **52**：669-672, 1959
2) Smellie JM, et al.：Vesico-ureteric reflux and renal scarring. *Kidney Int Suppl* **4**：S65-S72, 1975
3) Ransley PG, et al.：Renal papillary morphology and intrarenal reflux in the young pig. *Urol Res* **3**：105-109, 1975
4) Shimada K, et al.：Histological study of fetal kidney with urethral obstruction and vesicoureteral reflux：a consideration on the etiology of congenital reflux nephropathy. *Int J Urol* **10**：518-524, 2003
5) Brenner BM, et al.：Dietary protein intake and the progressive nature of kidney disease：The role of hemodynamically mediated glomerular injury in the pathogenesis of progressive glomerular sclerosis in aging, renal ablation, and intrinsic renal disease. *New Engl J Med* **307**：652-659, 1982

（島田憲次）

5．巨大尿管（原発性閉塞性巨大尿管）

病態

巨大尿管（megaureter）という名称は20世紀前半に初めて用いられ，その意味するところは単に「拡張した尿管」であった．その後，巨大尿管の定義に関しては，尿管の太さからの判定や，腎盂腎杯の拡張を伴うか否か，腎機能低下を認めるかなど，多くの議論が積み重ねられたが，最も理解されやすいのは国際分類[1]と，それをもとに変更を加えた King 分類[2]であろう（図37）．

これによると，尿管膀胱移行部，あるいは尿管下端部の通過障害による閉塞性(obstructed)巨大尿管と，膀胱尿管逆流による逆流性(reflux)巨大尿管，通過障害あるいは逆流のいずれも証明されない非閉塞性・非逆流性(non-obsrtucted, non-refluxing)巨大尿管，ならびに逆流と閉塞の両方を伴った巨大尿管(obstructed refluxing)の4群に分けられ，それぞれが原発性と続発性とに細分されている．このなかの原発性の閉塞性巨大尿管が，いわゆる狭義の巨大尿管（あるいは原発性巨大尿管）であり，ここではその解説を加える．

このように巨大尿管を示す原因はさまざまであり，画像診断上で尿管の拡張，あるいは腎盂腎杯の拡張を伴っても，それ自体が尿路通過障害を意味するものではないということを銘記すべきであろう．

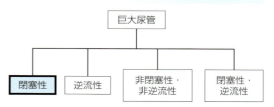

図37　巨大尿管の分類
それぞれに原発性と続発性が分類される．

頻度

出生前超音波診断や新生児・乳児期超音波スクリーニングで発見される，いわゆる「水腎症」の約1/4を占める．両側性は25%，男子が女子の約4倍多くみられ，左側にみられることが多い．

発生機序

尿管開口部は正常位置で，画像診断上の狭窄部である尿管下端部の内腔は実際には狭くはなく，同部の機能的な通過障害のために近位側尿管が拡張している．機能的通過障害の原因は尿管壁の筋構築の異常と理解されており，この機能的な狭窄部を narrow segment または adynamic segment とよんでいる．narrow segment の組織学的な検討では，筋束の減少・低形成や，筋束走行の異常（通常は縦走・斜走している平滑筋束が部分的に輪走筋のみとなり，一種の括約筋構造がつくられている），尿

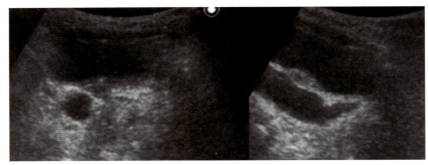

図 38　巨大尿管の超音波像

管壁の線維化など，さまざまな所見が述べられている．拡張部の尿管壁の異常を指摘した報告[3]) もみられる．

本疾患の多くは年齢とともに拡張が改善するため，胎児期の何らかの原因による通過障害機転が，成長とともに正常化し，近位側の拡張のみが出生後もしばらく残っていたと考えられる．通過障害の自然改善には，平滑筋の成熟に関わる TGF-β が関与するとの報告[4]) もみられる．

発見のきっかけ

出生前超音波診断が普及する以前では，尿路感染症や血尿，結石，腹痛などの臨床症状が出現し，精査が加えられ発見されていた．現在は出生前超音波で発見される胎児水腎症の約 1/4 が本症と報告されており，無症候性に発見される割合が半数以上と増加している．

診断

1）拡張尿管の描出

①腹部超音波検査：周産期の超音波スクリーニングは腎尿路異常の発見に威力を発揮しており，水腎症が発見されると，尿管が拡張していないか，膀胱の拡張や膀胱内病変がないかを同時に調べる．膀胱の左右背側に拡張した腔として描出され，拡張・収縮する動きがとらえられる（図38）．この時期に発見される無症候性の水腎水尿管症は，超音波所見での腎盂腎杯の拡張程度と腎実質の菲薄化の程度により grade I〜IV に分類されている〔「先天性水腎症」(p. 65) の項参照）[5]．尿管の動きや，拡張尿管の下端部と膀胱との位置関係にも注意が必要で，狭窄部が尿管膀胱移行部（ureterovesical junction：UVJ）より頭側にある中部尿管狭窄では超音波検査のみで診断することがむずかしい．

②静脈性腎盂造影（intravenous pyelography：IVP）：尿管の拡張程度を確かめるにはよい検査法であるが，拡張が高度であるほど尿管全体が描出されるまでには時間がかかり，また最も知りたい narrow segment が膀胱充満像と重なり読影がむずかしく，治療方針を決めるには必須の検査ではない．

③MRI：本疾患の解剖学的診断には適しており，画像の角度を自由に変えられるため，症例によっては尿管開口部の同定も可能であるが，小児では深い鎮静が必要である．

④排尿時膀胱尿道造影（voiding cystourethrography：VCUG）：尿管拡張の病因を知るためには必須の検査法で，膀胱尿管逆流（vesicoureteral reflux：VUR）の有無と下部尿路通過障害の有無を調べ，疑問のあるときには排尿機能検査を加える．

⑤尿道膀胱鏡検査：その他の巨大尿管と鑑別をつけるために早期に行われるか，あるいは外科的治療を加える直前に同一麻酔下で施行する．膀胱頸部や後部尿道に開口する異所性尿管では逆流も伴わず，原発性巨大尿管と類似の画像を示すことがあるため，特に尿管口の位置と形態の観察が重要である．

2）分腎機能の評価

尿管下端部のみが拡張し，腎杯の拡張を伴わない巨大尿管では，長期にわたる観察でも腎機能は低下しないことが確かめられている．そのため，腎杯の拡張を伴う巨大尿管のみが分腎機能評価の適応となる．先天性水腎症と同様に，RI を用いて

評価する．分腎機能は治療方針と直結しており，手術適応を分腎機能が40％以下とする考え方や，経過中に10％（あるいは5％）以上の低下とする考え方がある．

3) 閉塞性と非閉塞性との鑑別

①利尿レノグラフィー：dead space が大きく高度に拡張した巨大尿管や，患側腎機能が極端に低下している症例では，本検査の有用性について疑問との意見もみられる．検査にあたっての注意は「核医学検査」(p. 42)参照．

②腎盂内圧測定(Whitaker test, pressure-perfusion test)[6]：腎瘻からさまざまな速度で生食水を注入し，同時に腎盂内圧を測定する検査で，巨大尿管の治療方針を決定するためには最も理にかなった検査法である．腎盂内へ一定の速度で生理食塩水を注入し，腎盂内圧と膀胱内圧との差を測定する方法が基本となっている．一方，腎盂尿管壁のコンプライアンスの差に左右されない方法として，腎瘻から注入される生食水の圧を一定とした"constant pressure perfusion"法が試みられ，注入速度が低下するときの注入圧により閉塞性か非閉塞性に区別されている．しかし，生食水の注入速度（原法では10 mL/分）が速すぎる点と，小児に施行する場合は全身麻酔下に腎瘻を留置する必要があり，侵襲的な検査のため，実施されることはまれである．

● 治療

従来は尿路感染症や結石などの症状を呈した症例，あるいはIVPで腎杯拡張の所見をもって，原発性巨大尿管の手術適応とされていたが，胎児期・新生児期に無症状で発見される症例が増え，本疾患に対する手術の適応はこれまでに比べるとはるかに少なくなっており，定期的な超音波検査，ならびにRI検査を加え経過を追う保存的観察が主となっている．新生児期・乳児期には予防的抗菌薬投与が勧められることが多い．

外科的治療の適応となるのは，まずは腹痛，尿路感染症(urinary tract infection：UTI)などの症候性症例である．しかし，本疾患では腎盂尿管移行部狭窄(pelvi-ureteric junction obstruction：PUJO)に比べUTIの危険性が高いため，UTIを手術適応と考えるかは意見が分かれている．

超音波スクリーニングで見つかる無症候性巨大尿管に対しては，利尿レノグラムによる閉塞パターン，および/あるいは患側腎機能の低下，腎盂内圧測定所見を組み合わせて手術適応が決められている．重要なことは，腎盂腎杯の拡張を伴った巨大尿管であっても，発見されたときには必ずしも閉塞性ではないことと，早期のスクリーニングで発見された巨大尿管の多くは，長期の保存的観察でも腎機能は低下せず，拡張は漸次改善するということである．

● 手術法

1) 一時的尿路変更術

予防的抗菌薬服用にもかかわらずUTIを繰り返したり，巨大な拡張尿管のための他臓器圧迫症状や患側腎機能の低下などのため，早急に尿ドレナージが必要な症例に対しては，一時的尿路変更術を適用することがある．特に膀胱容量が不十分な生後半年〜1年未満では，本症に対する根治術は確実性に欠ける一面をもっており，再狭窄などの合併症が少なくないためである．最近用いられることが多いのは，拡張した下部尿管を直接皮膚面に出す方法(distal cutaneous ureterostomy)である．有効な尿ドレナージが得られない場合には，同時に腎生検もできる上部尿管のループ/リング尿管皮膚瘻が用いられる(図39)．

2) 根治術

尿管へのアプローチは膀胱内操作，膀胱外操作，あるいはその組み合わせのいずれかを用いる．術前の画像検査，あるいは同一麻酔下の逆行性腎盂造影(retrograde pyelography：RP)(図40)で，narrow segmentの距離が長い場合(図41)には，臍尿膜帯などの尿管外からの影響も考慮せねばならず，膀胱外操作が必要である．

根治術では，通過障害の原因となったnarrow segmentの切除と，拡張尿管の縫縮，そして粘膜下トンネル法を用いた尿管膀胱新吻合術を組み合わせて行う．拡張部尿管を縫縮する尿管形成術は尿管壁切除による縫縮術か，尿管壁を切除せず皺状に内腔に折り込ませる(plication)方法，尿管に巻き付け(folding)細くする方法が用いられる(図42)[7]．尿管形成術を加える距離についてもさまざまな意見があり，尿管全長に加える方法や，総腸

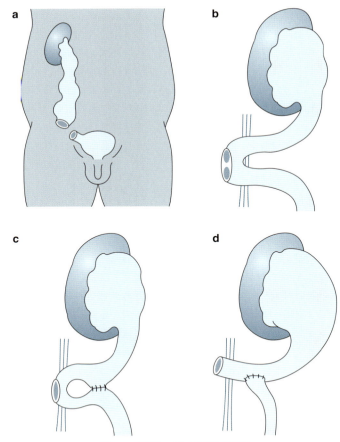

図 39 尿管レベルの尿路変更術
a：遠位尿管皮膚瘻術　**b**：ループ尿管皮膚瘻術　**c**：リング尿管皮膚瘻術
d：Sober 尿管皮膚瘻術

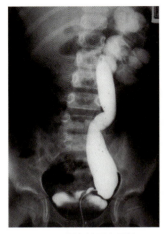

図 40 閉塞性巨大尿管
逆行性腎盂造影で narrow segment を描出したところ．

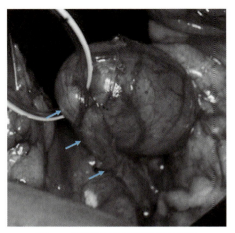

図 41 閉塞性巨大尿管の術中写真
矢印は長い narrow segment を示す．

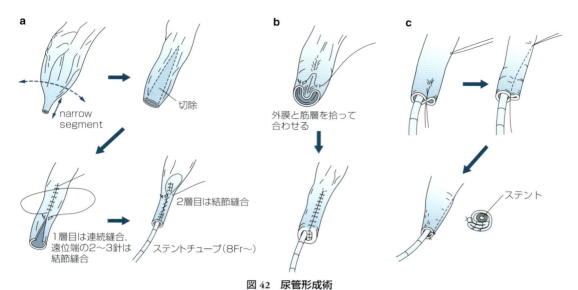

図 42　尿管形成術
a：尿管壁切除法　**b**：plication 法　**c**：folding 法
(島田憲次, 他：巨大尿管に対する手術. 臨床泌尿器科 **52**：241-250, 1998)

骨血管を越える部位まで加える方法，あるいは膀胱内尿管の長さで十分との考えもみられる．一般に，plication 法あるいは folding 法の方が尿管下端部の血流障害や縫縮部からの尿もれの危険性は少ないが，拡張が高度で壁が厚い尿管では，尿管壁を切除するほうが膀胱内尿管を有効に細くすることができる．鍵となる点は，尿管縫縮を狭くし過ぎないこと，尿管が膀胱壁を貫く裂孔(hiatus)を十分広くすること，十分な長さの粘膜下トンネルをつくること，その際に必要であれば psoas hitch 法などの補助手段を随時応用すること，などである．著者は，尿管剝離の際に切断した臍血管中枢側に膀胱壁を固定する方法(mini-hitch とよんでいる)を好んで用いている．

3）合併症

手術合併症には吻合部狭窄と VUR 出現がある．狭窄の原因は縫縮部の浮腫が続くこと，あるいは血流障害が考えられ，いずれも臨床症状を伴うときには腎瘻等のドレナージが必要になる．軽度〜中等度の VUR は自然に消失する可能性が高いため，再手術は急がない．

文献

1) Smith DE：Report of working party to establish an international nomenclature for the large ureter. In Bergsma D, et al. (eds.)：*Urinary System Malformations in Children. Birth Defects：Original Article Series* **13**（5）：1977
2) King LR：Megaloureter：definition, diagnosis and management. *J Urol* **123**：222-223, 1980
3) Tokunaka S, et al.：Morphologic study of primary nonreflux megaureters with particular emphasis on the role of ureteral sheath and ureteral dysplasia. *J Urol* **128**：399-402, 1982
4) Nicotina PA, et al.：Segmental up-regulation of transforming growth factor-β in the pathogenesis of primary megaureter. An immunocytochemical study. *Br J Urol* **80**：946-949, 1997
5) 小児泌尿器科学会学術委員会：周産期，乳児期に発見される腎盂，腎盂尿管拡張の診断基準：1, 超音波断層法を用いた腎盂，腎盂尿管拡張の記載方法, 2, 利尿レノグラフィー実施のための標準プロトコール. 日小児泌会誌 **8**：96-99, 1999
6) Whitaker RH：Methods of assessing obstruction in dilated ureters. *Br J Urol* **45**：15-22, 1973
7) 島田憲次, 他：巨大尿管に対する手術. 臨床泌尿器科 **52**：241-250, 1998

(島田憲次)

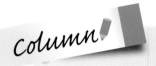

中部尿管狭窄

　先天性尿管狭窄の部位としては，腎盂尿管移行部が最も頻度が高く，次いで尿管下端部が多い．「中部尿管」がどの部位を示すのか臨床的な定義はないが，小児では超音波検査で膀胱背側に拡張した尿管が捉えられない拡張尿管を指すと考えられている．解剖学的には，臍動脈より近位側から頭側に拡張した尿管と考えればよいであろう．中部尿管狭窄の成因は外部からの圧迫と，尿管自体の原因が考えられる．外因性の原因としては臍動脈（索），総腸骨動静脈，下大静脈，精管などが報告されている．内因性の原因には尿管筋層の部分的な形成不全，筋束走行の異常，拡張部尿管壁の形成不全，あるいは尿管弁などが報告されている．

　手術では狭窄部を切除して拡張部の尿管形成の後，膀胱を psoas hitch など併用して腎側に引き上げ，新吻合することが一般的であるが，術中所見で遠位の narrow segment に蠕動が確かめられる場合には，先天性水腎症と同様に尿管部分切除と尿管端々吻合術を加える選択肢も考慮される．

（島田憲次）

逆流性巨大尿管（refluxing megaureter）

　尿管膀胱接合部形成不全によって，膀胱充満時および排尿時に高圧で多量の尿が逆流するため，尿管・腎盂腎杯は著明に拡張する．膀胱鏡の観察では尿管口は大きく開大し，外側に偏位している．拡張した尿管壁は閉塞性巨大尿管と同様に平滑筋束の過形成ならびに線維化が著明である[1]．本疾患では閉塞性巨大尿管と異なり type III コラーゲンの増生が著しく認められ，これが手術成績の悪い理由と報告[2]されている．

　治療方針として幼児期以降の高度膀胱尿管逆流（vesicoureteral reflux：VUR）（grade 4〜5）に対しては，従来から早期の逆流防止術が基本となっている．しかし，出生前診断で水腎症として発見される高度 VUR が増加するに従い，新生児・乳児期早期の高度 VUR，特に男子例では逆流の自然消失・改善頻度が低くはないことが示され，予防的抗菌薬を投与しながらの待機治療が多くなっている．しかし，わが国では依然，抗菌薬の長期投与についての疑問が医療者ならびに家族にも根強く，入院・手

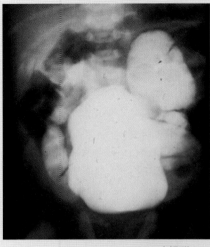

図43　megacystis-megaureter 症候群
VCUG 像，巨大な膀胱と高度 VUR がみられる．

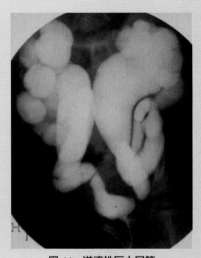

図44　逆流性巨大尿管
VCUG では逆流尿管の拡張は著明であるが，残尿は認められない．

術に必要な医療費の問題とともに，欧米の治療指針をそのまま当てはめることはむずかしい面がある．大量の膀胱尿が上部尿路に逆流するため，排尿後すぐに逆流尿が膀胱内に戻り，膀胱内は空になることがなく，そのため膀胱は高度に拡張し，両側尿管も拡張した病態を megacystis-megaureter 症候群[3]とよぶ（図43）．膀胱拡張が著しいため常に残尿があるとみなされるが，実際には排尿は完全で，膀胱尿はいったんは残尿なく排出されていることが透視で確かめられる（図44）．この場合も抗菌薬投与で尿路感染をしばらくの期間，予防することは可能であるが，VURの自然改善を期待することはむずかしく，ほとんどは尿路感染の再発，あるいは腎病変の進行により外科的な逆流防止術が必要となる．幼少児で外科的根治術が困難と考えられるときには，膀胱皮膚瘻が加えられることもある．尿管は拡張しているため，膀胱との吻合に際しては尿管壁の縫縮術が必要なことがあるが，VCUG画像上の尿管に比べ，手術時には拡張がそれほど強くないことが多い．学童期以降まで放置された場合は，腎機能障害や排尿機能障害が残ることもある．

文献

1) 島田憲次：小児拡張尿管の組織学的研究．日泌会誌 **74**：61-75, 1983
2) Lee BR, et al.：A quantitative histologic analysis of collagen subtypes：the primary obstructed and refluxing megaureter in childhood. *Urology* **51**：820-823, 1998
3) Willi UV, et al.：The so-called megaureter-megacystis syndrome. *Am J Roentgenol* **133**：409-416, 1979

（島田憲次）

6．重複尿管，尿管開口部異常

a．重複尿管

尿管奇形の内では最も多いもので，健常人でも2～3％の頻度でみられる．一側の腎が上下2つの腎盂に分かれ，それぞれ1本ずつの尿管が所属する．重複尿管には2本の尿管が途中で合流して1本になる不完全重複尿管と，2本の尿管が別々に開口部をもつ完全重複尿管とがある（図45）．

発生学的には，妊娠5～6週頃にWolff管から尿管芽が発生し，後腎間葉組織に侵入して腎盂・腎杯・尿細管に分岐を始める．尿管芽，およびそれより尾側のWolff管は尿生殖洞に吸収され，後部尿道，膀胱三角部を形成し，尿管は膀胱三角部側角に開口部をもつようになる．不完全重複尿管はWolff管から分岐した尿管芽がその直後に二分し，後腎組織に侵入することにより生じる．完全重複尿管はWolff管から2本の尿管芽が発生することで生じる．通常より低い位置（尿生殖洞近く）から尿管芽が発生すれば，尿管口は尿生殖洞に早く到達し，最終的には膀胱三角部の頭外側に開口部を

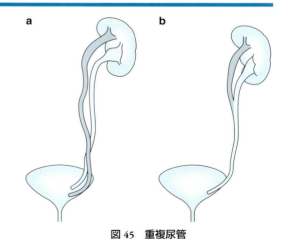

図45　重複尿管
a：完全重複尿管　**b**：不完全重複尿管

有することになる．この位置の尿管開口では，膀胱三角部は弱く，膀胱尿管逆流（vesicoureteral reflux：VUR）を生じやすい．これに対し，尿管芽

が通常より頭側から発生した場合，尿生殖洞に達するまで時間がかかり，開口部は膀胱頸部近傍から後部尿道，さらには男子ではWolff管組織である精嚢腺，精管，精巣上体に開口する．女子では尿道から前庭部，あるいは広靱帯から腟側壁にあるWolff管遺残物であるGartner管に開口することがある．いずれもWolff管からの尿管芽発生異常が関与している．完全重複尿管では2本の尿管は途中で交叉し，上半腎尿管は尾側に，下半腎尿管は頭側に開口する（Weigert-Meyerの法則，図46）．不完全重複尿管では通常，無症状であるが，分岐部でまれに尿の逆戻り現象（尿管・尿管逆流，あるいはYo-Yo現象）が起こり，小さな腎盂側（通常は上半腎盂）に大量の尿が逆流したときに疝痛を訴えることがある．

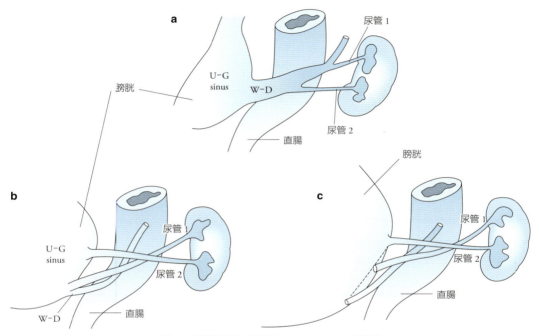

図46　重複尿管におけるWeigert-Meyerの法則
U-G sinus：尿生殖洞　W-D：Wolff管

b. 異所性尿管

尿管が本来の膀胱三角部側角以外に開口する場合が広義の異所性尿管であるが，一般には本来の尿管口より尾側への異所開口，なかでも膀胱頸部を含めそれより尾側の尿路あるいは性路に開口する尿管を指す．

病態

Wolff管からの尿管芽発生部位が頭側にずれると，その程度により尿管口は三角部の正中から膀胱頸部，尿道，さらには膀胱外のWolff管構造（男子），あるいはその遺残組織（女子）に開口する．

Wolff管は発生学的に男女でその役割が異なるように，尿管開口部とそれに関連した臨床症状にも男女差がみられる．男子ではWolff管は後部尿道の精阜に開口しているため，異所性尿管も外尿道括約筋よりも近位部に開口し，尿失禁を呈することはない．一方女子では，外尿道括約筋より遠位の尿道や腟前庭部への開口，Wolff管遺残組織（Gartner管），あるいは近接するMuller管構造（腟，子宮）に開口することがあり，その場合には尿失禁が臨床症状の特徴の1つとなる．

異所性尿管所属腎の発育もWolff管からの尿管芽発生部位と関連があり，一般に正常の発生部位から離れるに従い，所属腎の低・異形成の程度が強くなる（図47）[1]．

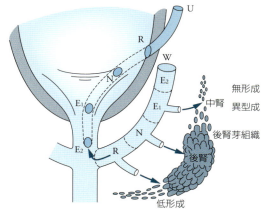

図47 "bud theory"：尿管口の位置と腎の異形度との関連
(Mackie GG, et al.：Duplex kidneys：a correlation of renal dysplasia with position of the ureteral orifice. *J Urol* **114**：274-280, 1975)

 頻度

剖検症例の検討では約1/2,000例と報告されているが，本疾患すべてに臨床症状は出ないため，臨床的な発生頻度は不明である．欧米の文献では約80％に重複尿管を合併しており，女子のほうが男子の約2〜12倍多いと報告されている．このような報告とは異なり，わが国では女子にみられる腟開口尿管の多くは単一尿管であり，人種による差が大きい．両側性異所性尿管は約10％にみられる．合併奇形には直腸肛門奇形，食道閉鎖などがある．

 分類

通常は尿管開口部位により分類される(図48)．男子では後部尿道への開口が最も多い．性路への異所開口では，精嚢腺開口が多く報告されている．女子では尿道，腟前庭部への開口症例が多いが，わが国では腟開口尿管が過半数を占めている．

 発見のきっかけ

臨床症状には男女差がみられる．女子の異所性尿管は，いわゆる尿道括約筋より遠位に開口することもあり，排尿習慣が確立した後にも，通常の排尿以外に昼夜の区別がない少量の持続的な尿失禁がみられ，本疾患を疑う重要な手がかりとなる(尿管性尿失禁)(図49)．尿失禁はときに思春期以降，あるいは出産後に出現することもある．後部尿道開口尿管，あるいは膀胱頸部開口尿管では

VURあるいは尿管下端部の通過障害を伴うことが多く，このため尿路感染症や水腎水尿管による腹部腫瘤が発見のきっかけとなることもある．最近では，出生前超音波検査で水腎水尿管として発見される症例も増加している．まれではあるが，巨大なGartner管嚢胞が陰唇間から突出したり，出生前に膀胱背側の嚢胞として発見されることがある[2](図50)．

男子では膀胱頸部，後部尿道(約1/2)，あるいは性路(なかでも精嚢腺が約1/3)に開口するが，すべて外尿道括約筋より近位側に開口するため，女子のように尿失禁を呈することはない．発見のきっかけは女子と同じく尿路感染症や腹部腫瘤が多いが，性路への異所開口では精巣上体炎を起こすこともある．年長児や思春期になって発見される場合には，便秘や下腹部痛，射精時の痛み，あるいは不妊症の精査がきっかけとなる．

 診断

①超音波検査：出生前に水腎症あるいは水腎水尿管症を指摘される症例が増えている．超音波検査で重複腎盂の上腎が水腎症を示し，かつ膀胱内に尿管瘤がみられない場合には本疾患が強く疑われる．膀胱背側に拡張した尿管が描出される(図51)．矢状方向のスキャンでは拡張した尿管は膀胱頸部を越え，尿道背側にまで及んでいる像が得られる．尿管拡張が強いときには膀胱底部を押し上げ，あたかも尿管瘤を疑わせる像が得られることもある(pseudoureterocele, 図52)．しかし異所性尿管では，膀胱と拡張した尿管との間には正常の膀胱壁があるため，膀胱内に押し上がった隔壁が厚いことと，拡張した尿管が明らかに膀胱外に見えることが鑑別点となる．

②排尿時膀胱尿道造影(voiding cystourethrography：VCUG)：必須の検査で，異所性尿管へのVURの有無を知るだけでなく，重複尿管の下腎や反対側尿管への逆流の有無も調べておく．

③腎シンチグラフィー：所属腎の位置と機能評価に用いられる．しかし，単一尿管異所開口では所属腎がほぼ無機能なことが多く，その位置が同定できないこともある．その場合には，enhanced CT，MRI，あるいは次に述べる腟造影が試みられる．どうしても描出できないときに

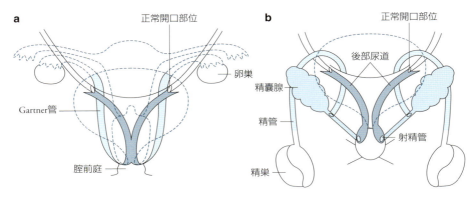

図48 "ectopic pathway"
a：女子　b：男子

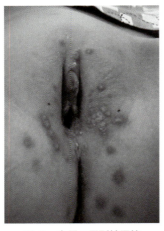

図49　女子の異所性尿管
尿管性尿失禁による外陰部湿疹．

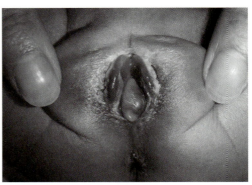

図50　新生児女子，腟開口尿管による陰唇間嚢胞
陰唇間から嚢胞（Gartner duct cyst）が突出．
（口絵⑭，p. iii 参照）

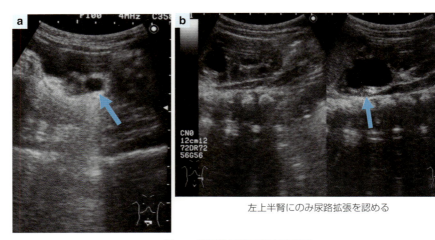

左上半腎にのみ尿路拡張を認める

図51　異所性尿管の超音波所見
a：膀胱背側に拡張した尿管を認める．
b：同側の上半腎に腎盂腎杯拡張がみられる．

B. 腎・尿路の異常

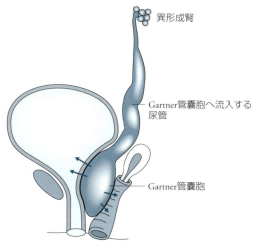

図 52　Gartner 管開口尿管の略図
嚢胞が膀胱背側から膀胱頸部〜括約筋部を圧排し，尿禁制機構が障害される．

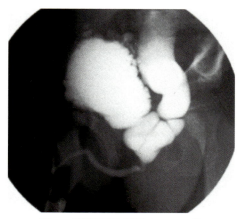

図 53　精嚢腺開口尿管の VCUG 像
拡張した精嚢腺，尿管への逆流が見える．後部尿道も拡張し，これのみでは確定診断はむずかしい．

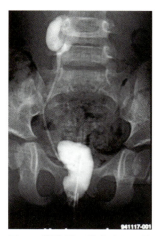

図 54　腟造影で描出された腟開口尿管と所属腎

は腹腔鏡を用い，下部尿管から頭側に追いかけ同定する．男子の性路開口尿管では，拡張した精嚢腺，精管，そして尿管への造影剤逆流に加え，後部尿道全体も拡張していることがあり，VCUG 像のみでは読影がむずかしく，確定診断には内視鏡所見を待たねばならないこともある（図 53）．

④尿管開口部の確定：女子では全身麻酔下に時間をかけて外陰部を観察する．腟前庭部開口では外尿道口と腟口の間の隔壁に開口することが多い．次いで尿道，膀胱，腟内の内視鏡検査を加える．腟開口尿管を疑うときには，バルーンカテーテルの cuff を膨らませ，それを腟口に押し当てた腟造影で描出できることがある（図 54）．尿道あるいは膀胱頸部に開口し，VUR を伴う尿管口は大きく開いているが，VUR が証明できず水尿管を示す場合には開口部が狭いため，その確認は容易でないこともある．単一尿管異所開口では患側の膀胱三角部が欠損していることも確かめる．男子の精路開口尿管を疑う場合には，精管造影も考慮される．

治療

異所性尿管所属腎の多くは腎機能が期待できないため，重複尿管では上半腎摘除術，単一尿管では腎摘除術が開腹，あるいは腹腔鏡操作で加えられる．腎保存を目的とする場合には，重複尿管における腎盂尿管吻合術，あるいは尿管膀胱新吻合術[3]が選択される．膀胱レベルでの尿管膀胱新吻合術は，下腹部横切開のため美容的には優れているが，新 hiatus の作成と拡張尿管に対する処置が加わるため，技術的にむずかしい面もある．VUR を伴う膀胱頸部開口尿管に対するデフラックス®注入も試みられているが，成功率は 20％ 以下と述べられている．しかし実際には，どの程度の腎機能があれば腎保存すべきかについて，意見が分かれている．

腎・半腎摘除術後の下部尿管の処理についても意見が分かれている．性路や腟前庭部開口例では尿管残存による影響はほとんどないとの意見，尿

管断端残存による膿尿管症や少量の尿漏れ等の合併症が10％程度みられたとの報告，尿管下端を摘出するには腹腔鏡を使用する方法，経膀胱三角部アプローチも考慮するとの意見，成人女性では経腟的アプローチを行う．などの意見が出されている．男子の性路開口例では通常，精管は結紮される．

両側性病変の場合には，膀胱低形成，膀胱頸部形成不全が重なり，尿路再建術はさらに困難となる．段階的な手術例の報告[4]もみられる．

C. 尿管瘤

 病態

尿管瘤とは膀胱内尿管が膀胱内，あるいは／および尿道内で囊胞状に拡張した状態を指す．本疾患による臨床像は実に多彩で，瘤自体の大きさやその位置，腎障害の程度などが各症例ごとに異なっているといっても過言ではなく，治療方法も症例ごとに工夫を加えることが求められる．

発生機序は不明であるが，いくつかの説が提唱されている．

以前は，胎児期初期に尿管末端に存在するChwalle膜の吸収不全が原因で通過障害を生じ，囊胞状拡張をきたすと考えられた．その後，胎児期の尿生殖洞が拡張し，膀胱が形成されるのと同じような機序が尿管下端部に作用して，尿管瘤を生じるとの意見もみられる．また，尿管末端の異常な筋組織が残存し，尿圧のためその内部が拡張したとも唱えられている．

 頻度

剖検例の検討では1/4,000例（小児）〜1/500例と述べられている．女子は男子の4〜7倍の頻度で見つかる．左側にやや多く，両側性は10％にみられる．異所性型が60〜80％を占める．約80％は重複尿管における上半腎由来尿管に合併する．単一尿管に伴うことは少なく，そのほとんどは男子例である．

 分類

これまでにもさまざまな分類法が提唱されているが，最も一般的な分類法は尿管瘤が正常の尿管口の位置である膀胱三角部側角にみられる単純性尿管瘤（simple，intravesicalまたはorthotopic）（図55-a）と，尿管瘤が膀胱頸部さらには尿道内にまで広がる異所性尿管瘤（ectopic）[5]（図55-b）の2群に分ける方法である．また膀胱頸部あるいは後部尿道に大きな尿管開口部を有し，瘤の遠位部がこの尿管口よりさらに尿道先端まで伸びた型はcaeco-ureteroceleとよばれる[6]（図55-c）．

1）単純性尿管瘤

①発見のきっかけ：成人の腹部超音波スクリーニング，あるいは静脈性腎盂造影（intravenous pyelography：IVP）で偶然発見されることが多い．瘤自体は小さく，上部尿路の拡張も軽い症例が多い．小児期では尿路感染の精査中に発見されることがある．尿管瘤内に結石を合併している場合は血尿が主訴になる．

②診断：膀胱内に尿が貯留していれば，超音波検査で容易に描出される（図56）．尿管蠕動に同期

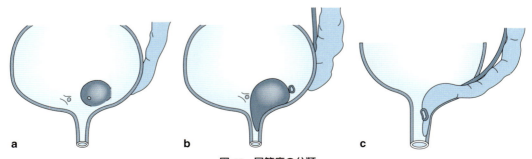

図55 尿管瘤の分類
a：単純性尿管瘤　b：異所性尿管瘤　c：いわゆるcaeco-ureterocele

B. 腎・尿路の異常

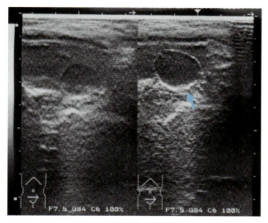

図56　尿管瘤の超音波像

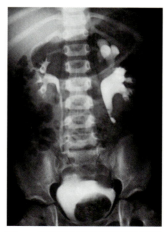

図57　尿管瘤の静脈性腎盂造影像

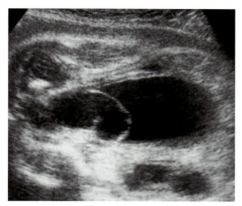

図58　出生前超音波診断で発見された胎児尿管瘤
瘤は膀胱頸部にみられる．

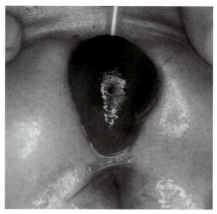

図59　尿管瘤の外尿道口からの脱出

した瘤の拡張が観察される．瘤の先進部と，尿管が膀胱壁を貫く尿管裂孔（hiatus）の位置とその大きさも確認しておくと，治療の助けとなる．IVPでは膀胱像に重なって尿管下端部の円形の拡張と，それを囲む造影剤の濃度が薄い層が描出され，cobra-headと表現されている（図57）．VURを伴うことはまれである．
③治療：上部尿路の拡張が少なく，無症状の場合には治療の必要はない．単純性尿管瘤では所属腎機能が良好な場合が多いため，腎保存を目的とする手術を心がける．手術法としては，まず内視鏡的な瘤壁切開・穿刺術と尿管膀胱新吻合術が単独あるいは時期を分けて加えられる．内視鏡的穿刺術では膀胱内の尿をできるだけ抜くと観察しやすい．腎盂拡張のある症例では，腎部を軽く押さえて瘤を膨隆させてから，瘤のや内側基部近くにレーザー，あるいは切開刃で小孔を開けるとVURが発生しにくい．内視鏡的穿刺のみで70〜80％はその後の治療は不要である．まれに穿刺部位が塞がり，瘤が再腫大することもあるため，超音波検査による観察を続ける．尿管膀胱新吻合術は，内視鏡的穿刺・切開術後にVURが発生し，それが長期間続く場合や尿路感染を繰り返す場合に適応される．

2）　異所性尿管瘤
a）　発見のきっかけ
　最近では出生前超音波検査で発見されることが最も多くなった（図58）．臨床症状には尿路感染による発熱，膿尿が最も多い．女子では瘤が尿道内に嵌頓し，尿閉・腹部膨隆を起こしたり，外尿道口から突出・外翻することも珍しくはない（図59）．

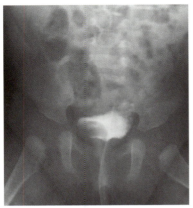

図60　右尿管瘤のVCUG像
尿管瘤を疑うときには，造影剤を注入しながら透視で観察すると，瘤を描出できる．カテーテルは左にシフトしている．

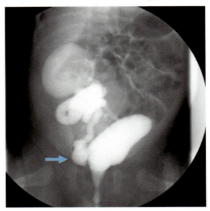

図61　尿管瘤のVCUG像
排尿時に，瘤が膀胱背側に突出する像（→）が見える．瘤が拡張した所属尿管内に翻転したと考えられる．

尿管瘤壁が自然に破裂することもあり，側副部腫瘤が突然消失し，多量の膿尿が排出され発熱等の症状が改善することもある．尿道内にカテーテルを挿入したときに瘤が破れることもある．

b）診断

①超音波検査：小児尿路感染症に対する最初のスクリーニング検査となる．一側上半腎の水腎水尿管と膀胱内の囊胞性病変が描出できれば，本疾患が強く疑われる．囊胞性病変の壁の厚さや位置関係には特に注意して観察が必要で，異所性尿管との区別が大切である．

②VCUG：本疾患が疑われる場合には必須の検査で（図60），これにより同側下半腎（50%）や反対側尿管（25%），あるいは瘤所属尿管（10%）へのVUR合併を発見できる（図61）．瘤の後壁にあたる排尿筋の状態（detrusor backing）は，治療方針を決定するために重要である．瘤所属の上半腎へのVURが認められた場合には，caecoureterocele あるいはカテーテルによる瘤壁損傷が疑われる．排尿時に拡張した尿管内に瘤壁が反転し，VCUGでは膀胱後方に突出する像としてみられる場合（everting ureterocele）[6]（図61）には，hiatusが大きく開いていることを示しており，経尿道的切開術のみではVURを発生することが多い．尿管瘤が膀胱頸部から後部尿道に伸びている症例では，後部尿道壁も脆弱となり拡張を示す（図62）．男子ではあたかも後部尿道弁類似の像を呈する．

③腎シンチグラフィー（^{99m}Tc-DMSA）：瘤所属腎の機能を評価するには最も適した検査法である．RIの集積がほとんど認められない小さな上半腎は，ほとんどが異形成腎であり，瘤壁切開術後にも機能の回復は望めない．CTあるいはMRIは画像処理の方法によっては病変の立体構築を描出できるが，治療に必須の検査ではない．

c）治療

治療の目的は腎機能の保持と尿路感染の予防，そして排尿障害の改善，尿禁制の確保にある．腎保存を目的とする場合には，尿路通過障害の改善とVURの治療が必要である．以前は"total reconstruction"（上半腎・尿管摘除と，切開を追加して膀胱内の操作）が行われていたが，侵襲が大きく合併症も多いことから，それに代わる治療方針が検討されている．本疾患に対しては，あくまで症例ごとに検討を加え，次に示す方法を単独，あるいは組み合わせて治療を進めることになる．

①内視鏡的瘤壁切開・穿刺術

疾患が発見される年齢が，出生前も含め徐々に低下していることに加え，切開術後に上部尿路拡張が軽減し，まれであるが瘤所属腎機能が改善することもあるため，まず内視鏡的操作のみを加えて，数か月後に治療法を再検討する場合が多い．この方法は新生児期でもUTI急性期でも施行可能で，術後にVURが発生/残存しても，通過障害が続くよりもはるかにUTIコントロールが容易となり，上部尿路拡張も改善することが多いため，例

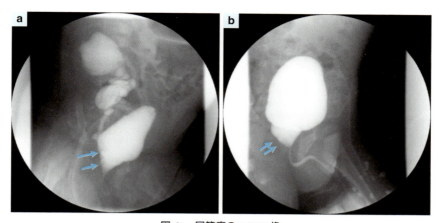

図62 尿管瘤のVCUG像
瘤が後部尿道に落ち込み，後部尿道拡張像を呈する．
a：女子症例　**b**：男子症例

外を除き初期治療として試みる方法である．しかし，単純性尿管瘤と異なり，内視鏡的治療のみで追加手術が不要となることは少なく，60〜80％では追加手術が必要となる[7]．

切開・穿刺は，膀胱頸部から少し膀胱内に入った瘤内側基部を目標とする．尿道内に落ち込んだ瘤先進部は切開後に自然縮小するが，これが残って排尿障害を示す場合には，鎌型切開刃で切開することもある．後壁は薄く，女子ではすぐに腟壁であることを念頭におく必要がある．

②上半腎(尿管)切除術，腎盂尿管吻合術(simplified upper approach)

瘤所属の上半腎が無機能の場合には，内視鏡的瘤切開を加えずに上半腎切除術のみが適応となることがある．無機能上半腎は通常，黄白色調で表面に小囊胞が点在し，一見して下半腎との境界は明瞭である．尿管はどこまで切除するのか意見が分かれているが，下半腎尿管は拡張した上半腎尿管に包まれるように走行するため，これを損傷しないように注意する．VURが合併しない場合には切断端は解放のままとする．腹腔鏡を用いた報告もみられる．膀胱内の瘤は数か月以内に縮小するため，尿管瘤そのものに対する処置はほとんど必要としない．対尿管/反対側尿管のgrade 3以下のVURも，60％以上は自然改善すると述べられている．

上半腎機能が認められ，下半腎へのVURも伴わない場合には，上半腎尿管と下半腎腎盂とを端側吻合する腎盂尿管吻合術も適応されることがあるが，下半腎腎盂が小さなときには技術的にむずかしい．しかし，この上部尿路に対する治療では，術後数年間は順調に経過するが[6]，その後の長期予後をみると半数以上で再手術が必要との意見もみられる．また，排尿習慣が確立する頃に腹圧性尿失禁が出現することがあり，このことは本疾患において膀胱頸部の脆弱性が内在していることを示している．

③瘤壁切除術，尿管膀胱新吻合術，膀胱三角部・膀胱頸部形成術(bladder level operation)(図63)

下半腎，あるいは反対側への中等度以上のVURを伴う場合，あるいは内視鏡的穿刺後に上半腎へのVURが出現した場合には，膀胱を開いて尿管瘤壁の切除と重複尿管の新吻合術を加える．この際には上半腎が無機能であっても，術後のUTI等の合併症は非常にまれである．本疾患のほとんどの症例では瘤の後壁が薄くなっており，この三角部から膀胱頸部，さらには後部尿道を補強・形成することが本手術の目的の1つである．特に膀胱頸部〜後部尿道の補強は術後の尿失禁と関連するため，是非とも加えねばならない処置である[7]．また，瘤先端を残すと弁状の通過障害となるため，内視鏡処置を加えるなどの工夫がいる．拡張の強い上半腎所属尿管に対しては尿管縫縮が必要となることが多い．このとき縫縮する距離は長くとる必要はなく，膀胱内尿管の長さで十分である．粘膜下トンネルはCohen法に準じて作成する．

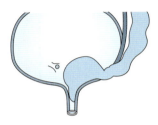
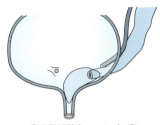

①膀胱切開，右尿管瘤の先進部は尿道内

②瘤壁切除(unroofing)，瘤後壁の粘膜を剥離

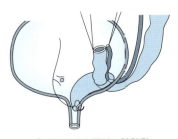
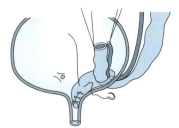
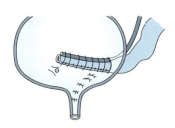

③重複尿管を同時に膀胱壁から剥離，十分な長さを得る

④瘤後壁は筋層が欠損，これを尿道内から三角部にかけ縫縮・補強

⑤瘤所属尿管には尿管形成を加え，Cohen法に準じて新吻合

図63 異所性尿管瘤に対する膀胱レベルの根治術

文献

1) Mackie GG, et al.：Duplex kidneys：a correlation of renal dysplasia with position of the ureteral orifice. *J Urol* **114**：274-280, 1975
2) Shimada K, et al.：Retrovesical cystic lesions in female patients with unilateral renal agenesis or dysplasia. *Int J Urol* **17**：570-578, 2010
3) Shimada K, et al.：Ureteral reimplantation in the management of ectopic ureter. *Dial Pediatr Urol* **12**：631-636, 2005
4) 島田憲次，他：両側単一尿管異所開口および単腎の単一尿管異所開口症例の検討：とくに膀胱頸部形成不全に対するstaged operationについて．日小外会誌 **28**：356-363, 1992
5) Ericsson NO：Ectopic ureterocele in infants and children：a clinical study. *Acta Chir Scand Suppl* **197**：1-93, 1954
6) Stephens FD：Caecoureterocele and concepts on the embryology and aetiology of ureteroceles. *Aust N Z J Surg* **40**：239-248, 1971
7) Shimada K, et al.：Surgical treatment for ureterocele with special reference to lower urinary tract reconstruction. *Int J Urol* **14**：1063-1067, 2007

（島田憲次）

7. 膀胱の先天異常

a. 先天性膀胱憩室

病態

　膀胱憩室とは，膀胱壁筋層が脆弱な部位の粘膜が壁外に突出したものである．最も多いのは尿管裂隙に生じる．Waldeyer鞘が脆弱なことに基づく膀胱憩室（傍尿管口憩室，Hutch憩室，図64）で，これには膀胱尿管逆流症（vesicoureteral reflux：VUR）を伴うことがある．その他，尿膜管に連続する膀胱頂部にみられることもある．ほとんどは先天性で単発であるが，コラーゲン生合成障害で

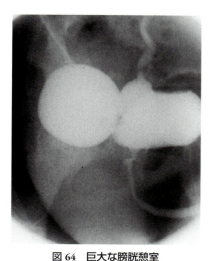

図64 巨大な膀胱憩室
両側ともいわゆる Hutch 憩室，左 VUR を伴う

① 発生頻度：小児の 1.7% との報告がみられる．
② 発見のきっかけ：臨床症状がないことも多いが，尿路感染症，排尿困難を呈することもある．幼少児期にはまだ骨盤腔が狭く，憩室が膀胱頸部から後部尿道を背側から圧排するため，尿閉から急性腎不全を呈することがある．巨大な憩室が鼠径管から突出することもある．憩室内に結石を伴ったり，自然破裂による急性腹症，成人では憩室内腫瘍の発生もみられる．

● 治療

臨床症状を示す場合には憩室摘除術の適応となる．VUR 症例の 8〜13% に傍尿管口憩室を伴うが，逆流の自然経過については意見が分かれている．自然消失がむずかしいと考えられるのは，高度 VUR と尿管口が憩室内に巻き込まれている症例である．憩室摘除だけでなく，尿管膀胱新吻合術も必要となる．尿管裂隙の縫縮には狭窄をきたさないよう注意する．また憩室により尿管下端部が圧排され，尿管の通過障害を伴うことがある．

ある Ehlers-Danlos 症候群や，弾性線維欠損症の cutis laxa，神経変性疾患で銅代謝異常による結合組織変性を示す Menkes 症候群などでは多発することもある（図65）．先天性下部尿路通過障害や神経因性膀胱により二次的に膀胱憩室を生じることもある．

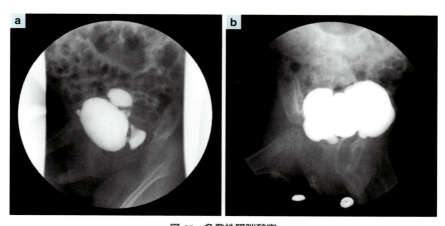

図65 多発性膀胱憩室
a：6歳男子，Menkes 病，憩室内に結石合併．
b：5歳男子，Menkes 病．

b. 尿膜管の異常

● 病態

尿膜管とは膀胱頂部と臍を結ぶ胎生期の遺残物で，児の発育に伴って膀胱が骨盤内に下降するに従い萎縮し，その内腔は閉塞，索状化する．通常は索状物として腹壁筋膜と腹膜の間に存在する．

尿膜管の異常には次のものがある（図66）．

1） 尿膜管開存（臍尿瘻）

尿膜管自体が萎縮せず，膀胱頂部と臍とに連続性が保たれているもの．おもに新生児期にみられ，湿潤した腫れぼったい大きな臍を呈する．排

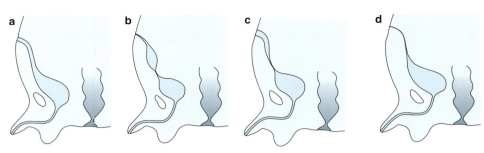

図 66　尿膜管異常（略図）
a：尿膜管開存, b：尿膜管囊胞, c：尿膜管洞, d：尿膜管憩室

尿と同時に臍からも尿が出ることがある．臍炎との鑑別には，分泌物の成分が尿か，それ以外かで判断できる．下部尿路通過障害などの合併症がなく，開存部が小さければ自然に閉鎖することもあるが，大きな場合や数か月間症状が続く場合には，膀胱頂部を含めて切除する．最近は，出生前診断で発見される症例も増えている（図 67, 68）．

2）尿膜管囊胞

尿膜管の遠位部，近位部の閉鎖が完了した状態で，途中の部分が囊胞上に残ったものをいう．剖検例での頻度は 1/5,000 例とされている．幼少児期に症状を示すことはまれで，年長～青年期に感染を伴って恥骨上の痛みや腫瘤，膀胱刺激症状などで発見される（感染性尿膜管囊胞）（図 69）．起炎菌はブドウ球菌が多く，腹腔内に破裂し腸瘻を形成することもある．まず抗菌薬で感染のコントロールを試み，それが困難であればドレナージを加える．根治的摘出術は急性感染が治まった後に

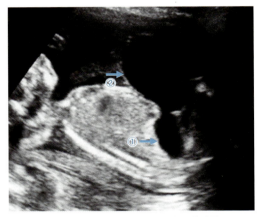

図 67　尿膜管開存症の出生前超音波像
在胎 18 週，腹壁前方に囊胞が見つかった．その後の経過から urachal cyst と判明した．
①膀胱，②尿膜管が囊胞状となり，腹壁前方に突出．

行う．腹腔内臓器との癒着も考慮する．

3）尿膜管洞臍瘻

感染が慢性化し，臍あるいは膀胱に開通したものである．間欠的な臍からの分泌物，臍痛，臍部の肉芽がみられる．

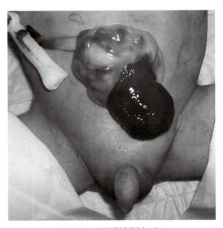

図 68　尿膜管開存症
図 67 症例の出生時の写真．
（口絵⑮, p. iv 参照）

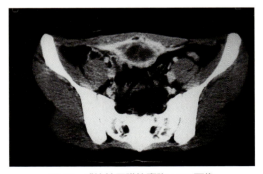

図 69　感染性尿膜管囊胞：CT 画像

4) 尿膜管性膀胱憩室

膀胱近傍の尿膜管内腔が残り，憩室状になったもの．ほとんどが治療を必要としない．膀胱腺癌の発生部位になるとの考えもみられる．

 診断

超音波検査，膀胱造影，瘻孔造影，CT，MRIなどを用いる．

c. 膀胱欠損，膀胱低形成

 膀胱欠損（無発生）

通常，生存不可能である．生存例は非常にまれで，文献上，20例に満たない．尿管は尿道，前庭部，あるいは男子小子宮内に開口する．多くは腎・生殖器系，脊椎等の異常を合併する．

 膀胱低形成

胎児期に膀胱内に尿がほとんど貯留しなかったことによる．典型例は両側腎無発生の Potter 症候群にみられるが，高度の尿道上裂，両側膀胱外開口尿管（図70）でもみられる．出生後早期から段階的に膀胱容量を増やすことで，十分な大きさが得られた報告もあるが，多くは消化管利用の膀胱拡大術が加えられている．

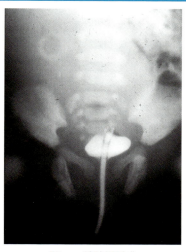

図70　膀胱低形成
単腎の単一尿管異所開口，3か月女子，膀胱容量は5 mL．

d. 重複膀胱

膀胱の重複奇形としては完全重複膀胱のほか，腔内に隔壁をもつ隔壁膀胱，砂時計状膀胱などが報告されており，いずれもきわめて珍しい先天異常である．完全重複膀胱では左右の膀胱内にそれぞれ尿管口を有し，左右の尿道からの排尿がみられる（図71）．男子に多く報告されており，男子では陰茎の重複，女子では子宮・腟の重複が90％以上に合併する．

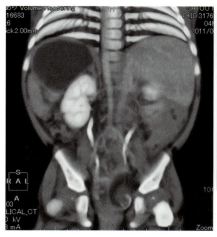
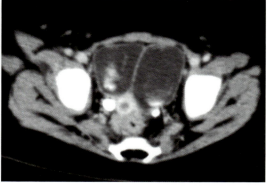

図71　重複膀胱
左右の尿管はそれぞれ左右の膀胱につながる．
〔写真：米倉竹夫先生ご提供〕

e. 先天性巨大膀胱

膀胱容量が異常に大きい巨大膀胱は，逆流性巨大尿管（refluxing megaureter，図72）による大量の逆流尿が，排尿直後に膀胱内に貯留・充満することが胎児期から続いたことにより生じると考えられている．巨大尿管の診断で必須の排尿時膀胱尿道造影（voiding cystourethrography：VCUG）では，膀胱は残尿なく排尿できているが，尿の多くは尿管・腎盂・腎杯に逆流し，排尿直後に膀胱内に再び充満する．膀胱内の三角部は平坦で，尿管口は極端な外側偏位を示す．

治療はまず逆流防止術を加えることであるが，排尿筋肥厚を伴っているため，粘膜下トンネルの作成と尿管裂隙の縫縮には注意が必要である．膀胱容量は通常，術後には徐々に小さくなる．発見が遅れた年長児症例では，長期にわたる排尿筋に対する過負荷（volume overload）のため，低活動性膀胱の状態が続くことがある．

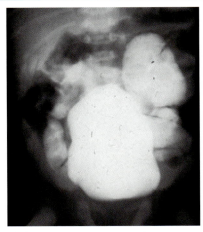

図72　refluxing megaureter（megacystis megaureter）syndrome

f. 膀胱外反症

● 病態，発生頻度

膀胱外反症とは膀胱粘膜が下腹壁に外反し，尿道上裂を伴う極めてまれな先天異常（図73）で，出生10,000〜50,000人に1人と報告されている．しかし，発生頻度には人種差が大きいようで，類似疾患で膀胱ならびに消化管回盲部が外反した総排泄腔外反症の頻度が200,000〜400,000人に1人とされているが，わが国の膀胱外反症の頻度はそれよりもさらに少ないようである．膀胱外反症，総排泄腔外反症，そしてepispadiasは同じスペクトラム上の疾患と考えられ，exstrophy-epispadias complexと総称されることがある．

膀胱外反症はそれ自体が致死的な異常ではないが，放置されることにより外反した膀胱粘膜は炎症反応のためびらん，潰瘍，そして扁平上皮化生を生じ，長期にわたると悪性変化をきたすとされている．また，尿による膀胱周囲皮膚炎を起こし，尿臭と衛生面で社会生活上の問題を生じる．

● 診断

出生時の外観で容易に確定される．形態異常を

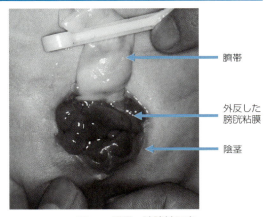

図73　男子・膀胱外反症
（口絵⑯，p. iv 参照）

示す先天性疾患への理解が進むにつれ，出生前超音波診断での報告が散見されるようになった[1]．特徴的な超音波所見は，腎が存在するにもかかわらず膀胱が確認できないことや，臍帯が通常より尾側に寄り，腹壁から前方に突出する固形の腫瘤がみられるなどである〔「総排泄腔外反症」図83（p. 118）参照〕．欧米では，他の重篤な形態異常と同様に本疾患の妊娠中絶率が増加しており，出生

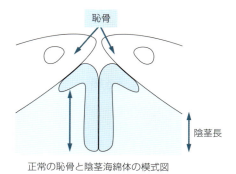

図74 左右の陰茎海綿体と恥骨との関係

前診断症例に対しては妊娠中絶を勧める報告すらみられる．

合併異常

　総排泄腔外反症に比較すると，重篤な合併異常の頻度は少ない．腎尿路の合併異常には多囊胞性異形成腎，腎盂尿管移行部狭窄，巨大尿管，馬蹄腎などがある．VURはほぼ全例にみられる．

　生殖器異常は男女差がみられ，男子で顕著なのは陰茎長が短いことである．陰茎海綿体の近位側は恥骨下縁に付着しているが，本疾患では恥骨離開のため海綿体が左右に開脚された状態となっている(図74)．これに加え最近の報告では，恥骨下縁付着部より遠位の前部陰茎長自体も短く，膀胱頸部近くに見える精阜から陰茎亀頭部までの長さが絶対的に短いと述べられている[2]．また，尿道上裂による陰茎の背側彎曲も短陰茎の原因の1つと考えられる．陰囊は陰茎とは離れた会陰部近くにみられる．停留精巣を伴うことが多い．

　女子では外反粘膜のため陰核は左右に分かれている(図75)．腟口も前方に位置し，時に狭窄している．内性器に異常を伴うことはまれである．

　消化管異常としては，肛門が通常より前方に開口することが多く，鎖肛の合併もみられる．骨盤底筋群形成不全のため便の禁制が保てない，あるいはこれによる直腸脱もみられる．

　恥骨結合の離開が全例にみられ，このため独特の歩行となる．膀胱閉鎖時にこの離開した恥骨を合わせても，整形外科的には歩行等に関して長期的なメリットはないとされるが，膀胱閉鎖術の成功の鍵となることや，骨盤底筋群補強の意義を述べる意見がみられる．

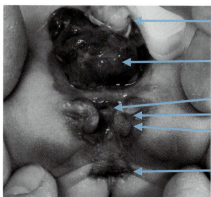

図75 膀胱外反症女子

発生機序

　胎児の正常な発育では膀胱外反を示す時期がないため，本疾患は膀胱の分化発育が単に停止した(developmental arrest)のではなく，発生上のエラーによると考えられる．現在の中心となる考え方は，cloacal membrane(CM)の分化発育異常である[3]．CMは胎生のごく初期に体腔と羊水腔とを隔てる膜として総排泄腔の腹側に認められる．CMの外側は外胚葉性，体腔側は内胚葉性であり，その間に左右から間葉組織が増殖し，臍より尾側の下腹壁を形成する．同じ頃，総排泄腔を前後に隔てる隔壁(urorectal septum)が形成され，前方が尿生殖洞，後方が直腸となる．膀胱外反症ではCM内への間葉組織の増殖が何らかの原因で停止したため，発育途上の膀胱，あるいは総排泄腔がヘルニア状に下腹壁から体外に突出したものと考えられている．

治療

1） 治療の目標

基本となる目標は尿の禁制を得ること，自排尿を確立すること，低圧で膀胱内に蓄尿できること，腎機能の保護，そして機能的・形態的に許容できる外性器外観を得ることなどである．これらに付随して尿路感染症の予防，尿路悪性腫瘍や結石形成のリスクを低くすることや，腹壁筋と骨盤底筋群の補強が望まれる．しかし，個々の症例はvariationが大きく，すべての目標に到達することは困難を伴う．

2） 治療方針

治療方針には段階的に外科的治療を加える方法（staged repair）[4]と，それらの処置を新生児期に1回の手術で達成しようとする方法（single stage repair）[5]に分けられる．わが国では発生頻度が極端にまれで，たとえ小児専門施設であっても新鮮例をコンスタントに年間複数例経験することはなく，加えて新生児緊急として扱われることがほとんどであるため，いくつかの治療法を比較検討できる現状にはない．また，この2つの方針についても尿禁制の獲得や腎機能の長期予後に関して意見が分かれていることを知ったうえで，実際の治療にあたることが望まれる．ここでは最も一般的なstaged repairについて述べる．

3） 段階的治療（staged repair）

a） 膀胱閉鎖（primary closure）

出生後早期に外反膀胱を閉鎖して尿道上裂の型とし，尿失禁状態ではあるが適度の尿道抵抗を作成して膀胱の発育を促すと同時に，腎機能を保護することが治療の目的となる（図76）．

出生後48時間あるいは72時間以内に閉鎖術を加えると，関節の可動性がまだよいため，恥骨離開を合わせるに際し仙腸関節の骨切り術を必要としないことが強調されている．時間が経てば膀胱粘膜が変性・硬化することからも，この新生児期手術は理にかなったものであるが，外反膀胱が大きな症例では恥骨離開も著しく，この時期の手術であっても骨切り術なく膀胱の閉鎖と骨盤内への収納という目的が達せられるとは限らない．

早期に膀胱を閉鎖することは，これから児を養育する両親の心理面にもよい影響を与えるとともに，外反した未熟な膀胱壁も蓄尿という刺激が加わることにより，壁内の神経線維や平滑筋，そして結合織が正常の発育を始めると考えられている．

b） 尿道・陰茎形成術

いわゆる"primary closure"と尿禁制を獲得するための膀胱頚部形成術との間に，男子では尿道上裂に対する尿道・陰茎形成術が予定されることがある．尿道・陰茎形成術（図77）は男子の外性器外観を改善するには有効であり，尿道抵抗をわずかでも増やすと述べられているが，現実にはそのために膀胱拡大術が不要になったり，あるいは膀胱頚部形成術が避けられることはまれである．例外的に，ここまでの操作で十分な膀胱容量が得られ，自排尿可能で思春期も過ぎて尿失禁もほとんどなくなった症例もみられる．

c） 膀胱頚部形成術

尿禁制を獲得することを目的とし，小学校入学を目安に施行されることが多いが，術後には清潔間欠導尿（clean intermittent catheterization：CIC）が必要となるため，両親ならびに本人，そして周囲の人々とも十分に話しあって時期を決めるのがよい．手術に際しては，患児の尿路がそれまでおかれていた"尿流抵抗のない"状態から，腎機能にとっては危険な要素を伴う尿流抵抗のある尿路に変化することを十分に理解する必要がある．重ねて述べるが，わが国では本疾患の頻度が非常にまれであり，技術面・機能面からprimary closureのみで十分な膀胱容量が得られることは例外的であり，欧米からの報告のように膀胱頚部形成術を単独で加え，その後の尿道からのCICでうまく管理できる症例はほとんどないといっても過言ではない．このため尿禁制を得るには，膀胱拡大術ならびに腹壁導尿路も同時に作成するほうが賢明であると考えている[6]．

用いられる膀胱頚部形成術は，尿道を延長させ尿道抵抗を強化する術式（Young-Dees-Leadbetter法（図78）など）と，膀胱内に貯留した尿が"flap valve"機構で新尿道を圧迫する術式（Kropp法（図79），Pippi-Sallee法など）に大きく分けられる．前者では自排尿も可能とされているが，実際には主目的である尿禁制を保ち，かつ排尿筋機能を保ったままで自排尿が可能な手術は困難と考えている．いずれの方法においても，膀胱〜膀胱頚部〜

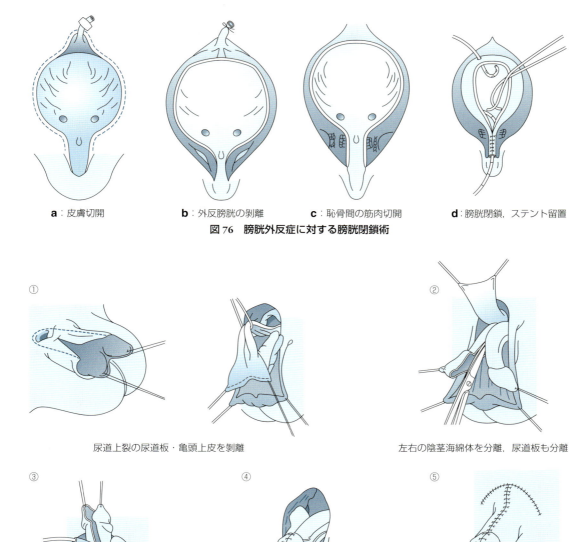

a：皮膚切開　　b：外反膀胱の剝離　　c：恥骨間の筋肉切開　　d：膀胱閉鎖，ステント留置

図76　膀胱外反症に対する膀胱閉鎖術

① 尿道上裂の尿道板・亀頭上皮を剝離
② 左右の陰茎海綿体を分離，尿道板も分離
③ 尿道板を管状化し，陰茎海綿体腹側に移動
④ 陰茎海綿体，亀頭海綿体を合わせる
⑤ 腹側包皮を背側に回す

図77　膀胱外反症に対する staged operation：陰茎形成術あるいは尿道上裂修復術

尿道は手つかずの状態ではなく，膀胱前壁が瘢痕状となっていたり，膀胱頸部側壁が恥骨縫合の際に強く癒着したり，膀胱粘膜が慢性炎症のために脆くなっていたりと，手術操作はむずかしく，かつ忍耐を要する．

4）長期フォロー

膀胱形成術後の尿禁制に関しては，70％に膀胱拡大なく自排尿ができ，尿失禁が認められないとの報告もあるが，その内容は手術時の平均膀胱容量が100 mL近くあったと述べられており，われわれが経験している症例とは異なるのではとの印

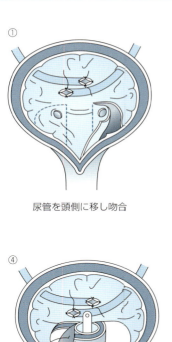
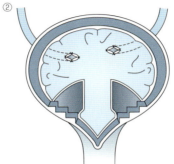
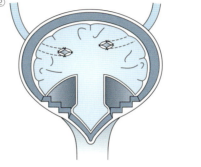
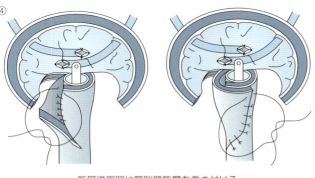
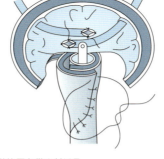

図78 膀胱頚部形成術（YDL変法）

象がある．多数例の検討ができないわが国では，いまだに長期成績は出されていないのが現状である．出生後72時間以内の早期膀胱閉鎖術では，尿禁制獲得率が高いとも述べられている．

性機能に関して，男子では80～90％で勃起がみられるが，射精に関してはほとんどで不可能，あるいは数滴の滴下と述べられている．精液検査所見もほとんどが無精子症～乏精子症である．父性獲得は1～2％とごく例外的である．女子では恥丘，陰核，腟前庭部の形成術が青年期に行われているが，パートナーとの関係は良好と述べられている．しかし，青年期以降になると骨盤底筋肉群が生来的に弱いため，骨盤内臓器脱出が高率に起こり，とくに妊娠中の子宮脱は取扱いがむずかしい．膀胱頚部形成術後には帝王切開の適応となる．

心理面では不安障害に相当する者が多いが，年齢とともに解消する傾向がある．病的な発達を示すことはないが，適応と積極的な行動には問題がみられる．尿失禁に加え，自分のbody imageや自尊心，性機能，生殖能力が心配事となっているため，幼児期からの心理的な支えが必要と強調されている．

何度も強調するが，膀胱外反症はわが国では非常にまれであり，治療法とその時期については教科書的な記載を参考にされることが多いが，人種差や疾患の程度差を知らずに欧米からの報告をそのまま用いるには疑問がある．家族が最も知りたいのは，どの時期にどのような目的で治療が予定されるのか，そして将来の児の生活がどのようなものになるのかという問題であるため，これらの点について繰り返し幾度も説明が必要である．

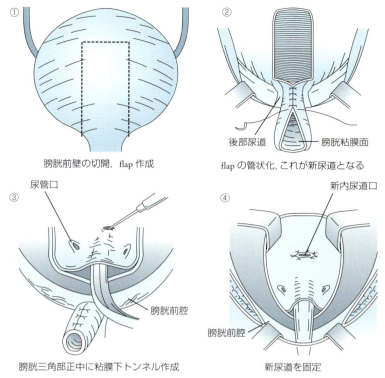

図 79　膀胱頸部形成術：Kropp 法

g. 尿道上裂

　尿道板の管腔形成不全により，外尿道口が陰茎背側から膀胱頸部背側に開口する異常で，exstrophy-epispadias complex とよばれるように膀胱外反症の軽症型と考えられる．

　頻度は男子の 1/120,000，女子の 1/500,000 と報告されているが，わが国ではさらに頻度はまれと考えられる．

　発生学的には胎生 5 週頃に起こる生殖隆起がcloaca 膜の背側に移動する際の異常と考えられ，このため尿道背側が欠損した状態となる．管腔化されなかった尿道板は陰茎海綿体の背側にみられる．異常が膀胱頸部まで及ぶと尿禁制は保たれない．恥骨離解を伴うが，その程度は軽く，骨切り術まで必要な場合はない．

　男子では外尿道口は亀頭部から陰茎恥骨部のさまざまな位置に開き，背側への陰茎索を伴う．尿禁制が保たれていない場合，膀胱排尿筋の発育は悪く，膀胱容量も少ない．VUR の合併は 30～85%にみられ，鼠径ヘルニアも約 1/3 にみられるが，いずれも膀胱外反症に比べると少ない．

　女子は疾患自体が非常にまれなため，出生時には指摘されず幼少時以降に尿失禁が続くことで精査を受けることが多い．男子と同様に尿道上裂の程度には差があり，膀胱頸部まで開いている場合には尿禁制が保たれていない．陰核は左右に分かれており，陰核包皮は痕跡的である．

　治療の目的は外陰部外観の形成と，腎機能を保護しながらの尿失禁に対する治療である（「膀胱外反症」(p. 110) を参照）．

h. 総排泄腔外反症

病態，発生頻度，合併異常

　総排泄腔外反症(cloacal exstrophy)の典型例では臍帯ヘルニアがあり，尾側に接して外反した回盲部腸管と，その左右に外反した左右の膀胱(hemibladder)を認める(図80)．多くの非典型例があり，膀胱前壁が癒合し，全体が皮膚で覆われた症例もある(covered cloaca)．外陰部は恥骨離解のため，左右の陰茎あるいは陰核海綿体は広く離れていることが多く，痕跡的にしか認められないこともある．子宮・腟もほとんどの症例では重複している．虫垂はしばしば重複している．後腸(結腸)は大多数の症例で短く(短結腸症)，外反した回盲部から小骨盤底に至る途中で盲端に終わる．小腸も短い症例がある．

　発生頻度は1/200,000～400,000と報告されている．

　その他の合併症として，二分脊椎(脊髄髄膜瘤・脊髄脂肪腫)が50%以上と頻度が高い．また，先天性股関節脱臼，外反尖足などの四肢の異常も多い．泌尿器系では一側腎形成不全，水腎・水尿管症，停留精巣・鼠径ヘルニアの頻度が高い．

　本疾患は1980年近くまで，栄養不良と敗血症のために新生児・乳児期死亡率は50%を超えていた．その後の経静脈栄養の開発と新生児医療の進歩により，先進国ではこの時期の死亡率は10%以下となっているが，現在でもなお本疾患の治療は困難であり，また未解決の問題も多い．

術前処置，検査

　出生時，あるいは出生前診断により本疾患が疑われたときには，本疾患に経験の深い，かつ関連する複数科がチームとして動くことができる施設に搬送されることが望ましい．チームの構成は小児外科医，小児泌尿器科医，整形外科医，脳神経外科医，そして内分泌科医と小児専門看護師が必要である．出生直後の処置は膀胱外反症と同じであるが，異なっているのは時期をおかずに外反臓器の閉鎖と人工肛門造設が必要なため，至急に超音波検査で腎の位置と数，上部尿路拡張の有無，内性器，そして脊椎を評価する．

　本疾患では外性器の外観で性別を決めることがむずかしいことが多く(図81)，養育性を決めるために染色体検査(FISH法によるY染色体の有無)を提出しておくことが望ましい．できれば内分泌科医や泌尿器科医を含めた性別判定委員会を緊急に招集し，複数の医師が診察と検査結果を評価して養育成を両親と相談する．その間は疾患の重篤性と緊急性を説明し，外性器が未発達なため性別判定まで数日を要すると告げておく[7]．

新生児期の腹壁閉鎖

　腹壁閉鎖手術の時期は，二分脊椎に対する治療の緊急性と患児の心肺機能を含め新生児期の状態が安定したか，という条件を考慮しながら決められる．

　手術では，まず臍帯ヘルニア囊の切除から始める．臍帯ヘルニアの中に肝が脱出している巨大臍

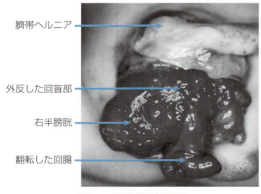

図80　総排泄腔外反症
(口絵⑰, p.iv参照)

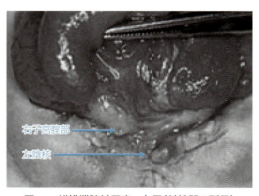

図81　総排泄腔外反症・女子(外性器の所見)

帯ヘルニア(図82)では，一期的な腹壁閉鎖は腹腔内圧が上昇し呼吸障害を招くため，多期的腹壁閉鎖(Arren-Wrenn法)も考慮する．

外反した回盲部と後腸の処置については，この部分をいわゆる膀胱拡大を加えた尿路(膀胱)として用いるとの意見と，本来の消化管として用いるべきとの2つの意見がみられる．本疾患は1例1例の解剖に違いが大きく，この2つのいずれの予後がよいかの結論は現在まで下されていないが，腸管が短いためのmal-absorptionと，下痢便が続くことによる体液の喪失を防ぐため，可能な限り本来の消化管として残すことが望ましい，との意見が多い[8]．児の成長に重要なことは，いわゆる短結腸症(short gut syndrome)の合併が少なからぬ頻度でみられることである[9]．これは小腸の長さが十分な症例にもみられることから，小腸自体の機能的な吸収不全が合併していると考えられており，そのためにも外反した回盲部と後腸はできるだけ消化管として用いることが勧められている．いずれにせよ，従来のように単一的に虫垂を含めた外反消化管を切除し，回腸瘻を選択するのではなく，この部分を将来の膀胱拡大，導尿路，あるいは腟形成に利用できる可能性も残しておくことが大切である．将来，後腸をpull-throughして肛門を形成した報告もみられるが，その後の患者のQOLからみると，永久ストーマのほうが好ましかったとの意見が多い．

腹壁閉鎖術に際しては，正中の回盲部と左右の膀胱との境界線に沿って切開・切離する．遊離した回盲部とそれに続く後腸は連続して管腔化しておく．次いで膀胱も一期的閉鎖ができるか，あるいは膀胱外反の状態とし二期的修復を試みるかを判断するが，術中の消化管や膀胱の浮腫のため，初めに想定したとおりにはうまくいかないこともある．腹壁の緊張が強く，消化管・膀胱が収まるまで数日間人工呼吸を要する症例や，下腹から下肢の浮腫をきたすこともある．男子では例外的に陰茎が形成されている症例もあるが，ほとんどの症例で陰茎は左右に遠く離れており，この段階で強いて左右の陰茎を合わせようとすると，陰茎海綿体の損傷と萎縮につながる危険が強い．

1) 骨盤骨骨切り

一期的閉鎖の際に骨盤骨を切り，恥骨を合わせ

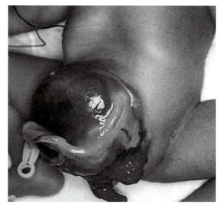

図82 総排泄腔外反症
肝も突出した巨大臍帯ヘルニア

ると，膀胱を骨盤内に収め腹壁を容易に閉じることができるとの意見が多い．しかし，骨切りの部位に関しては意見が分かれており，また腹壁の筋膜と皮膚のみを合わせた後に，股関節を軽く屈曲・内転させた状態でギプス固定する方法も述べられている[10]．

2) 尿路再建術

排尿に関しては，乳幼児期にはおむつ管理でよいが，入学前あるいは小学校中学年を迎える頃には，おむつを外す方向への治療について話し合われる．この際には治療の時期と，尿路再建を導管型にするか非導尿型にするかを，家族の希望，本人の理解力，指先の動き，本人の意欲等を総合的に判断して決められる．尿路再建術の詳細は他項を参考にしていただきたいが，本疾患では手術操作自体が困難で，かつ膀胱拡大術あるいは代用膀胱に用いる消化管が限られており，場合によっては胃利用のリザーバー，一方の尿管を用いた導尿路など，術中にその場で工夫を加えねばならない場面にも遭遇するため，泌尿器科医と小児外科医との協力態勢は欠かせない．

● 養育性

従来の考えでは，男子としての外陰部発育が不十分なため，女子として養育することが勧められていた．しかし，このように養育された「女子」の長期予後が徐々に集められ，自らの女性性に違和感を訴え，少なくない数の「女子」が男性への性別再変更を希望していることが判明した[11]．本

疾患の男子では，胎児期に精巣からのアンドロゲンの影響で，将来の行動と性自認も男性性に強く傾くとの考え方が提起されている．このため最近の20年間は，新生児期の染色体検査を含めた性別判定で46,XY男子と判明した子どもでは，家族に対し将来の性機能，妊孕性に加え，本人の性自認も含めた説明が必要であり，この意味でも本疾患に理解の深い多職種によるチームでの取り組みが必要となる．

出生前診断

超音波検査とMRIの普及により，従来から発見されていた頻度の高い形態異常に加え，さらに複雑で頻度がまれな本疾患のような異常が検出されている(図83)．出生前検査で本疾患が疑われた場合，家族に対する疾患の説明，治療法，将来の排便・排尿，そして性機能などについての治療と予後が説明され，妊娠週数によっては妊娠中絶の可能性も加えられる．医療者側からみれば，本疾患を扱うことができる施設への搬送・紹介も視野に

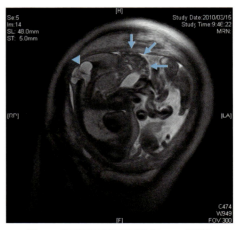

図83　総排泄腔外反症（胎児MRI画像）
矢印：外反臓器，矢頭：嚢胞性二分脊椎

入れ，出産の時期，出産方法，出生時にチームとしてどのように動くか，などを前もって話し合うことができる．しかしその際には，出生前画像診断は100％の確率ではなく，本疾患は複雑で非定型症例も多いことを常に考慮しておく必要がある．

i. プルンベリー症候群（PBS）

病態，発生機序

プルンベリー症候群(prune belly syndrome：PBS)とは，患児の腹壁が緊張を欠いて皺が多く，乾燥したすもも(prune)様に見えることから名づけられた(図84)．症例ごとに程度を異にしたさまざまな異常が合併してみられる症候群で，三徴候として腹壁筋の形成不全，腎尿路奇形，停留睾丸が有名である．その他にも呼吸器系異常，消化管異常，心血管障害，骨・筋肉の異常を伴うことが多い．重症度は症例ごとに大きく異なり，胎児死亡をきたす最重症例から，生活上の制限をほとんど認めないものまである．その他，triad syndrome，Eagle-Barrett syndrome ともよばれている．

病因としては，①胎児期早期の後部尿道通過障害のため尿路拡張，羊水減少を示した，②尿管，膀胱，前立腺，精巣導体などを形成する間葉系組織の異常，③尿路平滑筋形成不全による尿管・膀胱拡張，胎児腹水，④羊膜欠損，などがあげられているが，いずれも単独の原因だけでは説明がつかない．

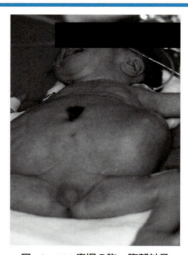

図84　PBS患児の胸・腹部外見

発生頻度

頻度は出生30,000〜40,000人に1人と考えられており，男子が95％を占める．発生頻度が男子に圧倒的に多いことと，兄弟例あるいは双胎での発生がみられることから，遺伝的な病因を述べる報

告もみられるが，現在のところほとんどは原因不明の単発発症例である．

病型

臨床症状にはさまざまな程度があり，新生児期の所見により分類されることが多い[12]．

病型Ⅰ：両側腎形成不全，あるいは高度の下部尿路通過障害による羊水過少と，それによる肺低形成を示す．多くは胎児死亡，あるいは新生児期に死亡する．

病型Ⅱ：尿路拡張は高度であるが腎機能障害は中等度の症例で，呼吸機能障害は強くない．

病型Ⅲ：三徴候は軽度から中等度で，腎機能はよく保たれている．呼吸機能に問題はみられない．

腹壁筋の欠損程度は尿路拡張程度，あるいは腎形成不全の程度とは相関しない．

臨床症状・徴候

1）腎，尿路

腎は正常の実質を有するものから異形成までさまざまである．PBSの約50％では異形成腎を有する．多くの症例では尿管，腎盂は高度に拡張しているが，腎杯の形態は保たれていることが多い．尿管は拡張，蛇行しており，上部尿管に比べて下部尿管の拡張が著しい．組織学的には正常な尿管にみられる平滑筋筋束の形成はなく，厚い結合組織中に平滑筋細胞がばらばらに散在するという特有の所見を示しており，蠕動が弱いことと関連があると推測される（図85）．膀胱尿管逆流（vesico-ureteral reflux：VUR）は約3/4の症例にみられ，尿管蠕動が弱いこともあわせて尿路感染症発症の危険因子となっている．膀胱壁も著明に肥厚し，膀胱容量も大きい．壁のコンプライアンスは正常か高い．完全な排尿が認められる症例もあるが，多量の残尿がみられることが多い．後部尿道は拡張しており，これは尿路間葉系の発育異常からくる前立腺低形成が原因と考えられている[13]（図86）．後部尿道の拡張はまた，射精障害の原因にもなると考えられている．精管，精囊腺の閉塞を伴うことが多い．

2）精巣

多くの症例では両側腹腔内精巣で，その原因には従来より，拡張した膀胱による機械的な精巣下降障害，あるいは腹腔内圧が上昇しなかったことが推測されている．精巣の生殖細胞数，Leydig細胞数はPBS以外の腹腔内精巣と変わりがないとの報告と，胎児期から精祖細胞数が減少しているとの報告までさまざまである．しかし，成人のPBS症例では通常，無精子症となるため，生殖補助医療を用いないで父性を獲得することはむずかしい．

3）その他の異常：腹壁形成異常等

典型的な腹壁の外観は多数の皺と皮膚の余剰が多く，臥位では腹部が両側に飛び出した，いわゆる乾燥すももの形をしている．腹壁形成不全は中央部かつ下腹部で著しく[14]，薄い腹膜を通して消化管の動きが観察できる．肋骨下縁は腹筋が弱いため反り返っている．このような腹壁所見は年齢とともに目立ちにくくなる．心血管，肺，整形外科的な異常（側彎症など）を伴うこともある．

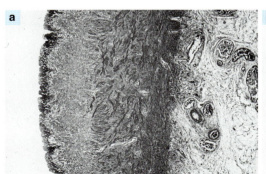 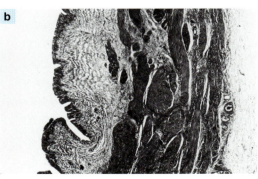

図85　尿管壁組織所見
a：PBSの尿管壁組織所見．尿管壁には平滑筋束が認められず，小さな筋細胞の集団がばらばらに散在する．
b：比較のために巨大尿管壁組織を示す．大きな平滑筋束が認められる（AM染色）．

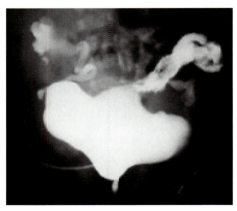

図86 鎖肛合併した PBS
膀胱造影による巨大な膀胱像，右 VUR（注腸造影も加えてある）.

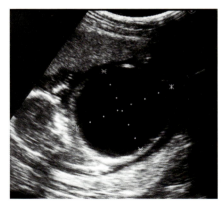

図87 出生前超音波診断で発見された巨大膀胱症例
在胎13週で胎児死亡をきたし，剖検でPBSと診断された.

出生前診断

出生前診断の普及により PBS の胎児期発見もまれではなくなった．典型的な症例ではすでに在胎 10 数週から巨大膀胱を指摘され泌尿器科にコンサルトされており（図87），20 週近くで羊水過少，高度の水腎水尿管を示す．自然経過では臍帯圧迫による胎児死亡，あるいは肺低形成のため死産となることが多く，このような症例に対する胎児治療の適応については議論が分かれている．羊水量が保たれている場合には自然経過がみられる．

治療

胎児超音波の情報，出生時の腹部所見により PBS の診断は容易に下され，集学的治療が開始される．まずは呼吸・循環器系の評価と治療が加えられる．全身状態が落ち着けば腎尿路系の評価に移り，血清クレアチニンの動き，アシドーシスの有無と電解質をチェックする．予想される尿量が得られず，上部尿路拡張の増悪と血液データの悪化が示されたときには，下部尿路通過障害と推測し，下部尿路ドレナージを加える．下部尿路の評価と VUR の有無を知るための排尿時膀胱尿道造影（voiding cystourethrography：VCUG）が必須である．

腎・尿路に対する治療は前述の重症度により，病型Ⅰでは侵襲性の強い処置は控えるべきである．病型Ⅲでは尿路系に対する治療を必要としないことが多く，腹腔内精巣に対する治療が加えられる．問題となるのは病型Ⅱに入る症例で，腎機能悪化の原因となる尿路閉塞の解除と尿路感染症の予防に主眼がおかれる．積極的治療として尿管縫縮，尿管短縮，逆流防止，膀胱縫縮を勧める意見がみられる一方，尿路感染症に対する予防的抗菌薬投与による保存的治療が良好な予後をたどるとの報告もみられ，結論はついていない．症例ごとに臨床経過を慎重に観察しながら対応を工夫することが重要である．

腹腔内精巣については，新生児期，乳児期には生殖細胞がまだみられるとの報告が多く，男性ホルモン分泌も正常に認められることとあわせて，通常の停留精巣と同様に早期の精巣固定術が勧められる．乳児期早期にはまだ腹腔内精巣の可動性が大きいことから，経腹的操作で精巣固定術を加えた報告もみられるが，精巣血管を結紮・切断し，精管血管からの血流に依存する Fowler-Stephens 法（1期的，2期的）が考慮されることが多い．

腹壁筋形成不全に対しては，形成不全が軽度から中等度の場合には年齢とともに徐々に改善されるが，形成不全が著しい症例では美容面からも外科的治療が試みられることがある．腹壁形成術後に腹圧をかけやすくなったり，便秘症の改善がみられるが，排尿機能の効率化については不明である．腹壁の余剰皮膚を切除し，薄い腹筋を重ね合わせる術式も考案されている．

予後

腎機能面からは早期の有効な尿ドレナージ後の

血清クレアチニン値の変動と，有熱性尿路感染症（腎盂腎炎）が最も予後を左右する因子となる．腎機能が良好な症例では，身体成長に問題がないことが多い．思春期の性的発育にも問題はない．

文献

1) Austin PF, et al.：The prenatal diagnosis of cloacal exstrophy. *J Urol* **160**：1179-1181, 1998
2) Silver RI, et al.：Penile length in adulthood after exstrophy reconstruction. *J Urol* **157**：999-1003, 1997
3) Muecke EC：The role of the cloacal membrane in exstrophy：the first successful experimental study. *J Urol* **92**：659-667, 1964
4) Jeffs RD：Functional closure of bladder exstrophy. *Birth Defects Orig Artic Ser* **13**：171-173, 1977
5) Mitchell ME：Bladder exstrophy repair：complete primary repair of exstrophy. *Urology* **65**：5-8, 2005
6) Shimada K, et al.：Surgical management of urinary incontinence in children with anatomical bladder-outlet anomalies. *Int J Urol* **9**：561-566, 2002
7) 位田 忍，島田憲次，他：性分化疾患ケースカンファレンス．診断と治療社，2014
8) Husmann DA, et al.：Management of the hindgut in cloacal exstrophy：terminal ileostomy versus colostomy. *J Pediatr Surg* **23**：1107-1113, 1988
9) Figueroa-Colon R, et al.：Impact of intestinal lengthening on the nutritional outcome for children with short bowel syndrome. *J Pediatr Surg* **31**：912-916, 1996
10) 島田憲次，他：総排泄腔外反症に対する新生児期手術．小児外科 **46**：453-457, 2014
11) Reiner WG, et al.：Discordant sexual identity in some genetic males with cloacal exstrophy assigned to female sex at birth. *N Engl J Med* **350**：331-341, 2004
12) Woodard JR：Prune-Belly syndrome. In Kelalis PP, et al.（eds）：Clinical Pediatric Urology. Philadelphia, WB Saunders, 805-824, 1985
13) Stephens FD, et al.：Pathogenesis of the prune belly syndrome. *J Urol* **152**：2328-2331, 1994
14) Randolph J, et al.：Abdominal wall reconstruction in the prune belly syndrome. *J Pediatr Surg* **16**：960-964, 1981

（島田憲次）

8. 尿道の先天異常

a. 後部尿道弁

 病態

後部尿道弁（posterior urethral valves：PUV）は，男子の下部尿路通過障害を引き起こす先天異常の代表疾患である．3種類の尿道弁が提唱されている（Youngの分類，図88）[1]が，実際にはそのうちのType 1と分類される，精阜から遠位に向け左右に伸びる薄い膜様構造の尿道弁がそのほとんどを占める．左右の膜様構造は尿道膜様部の12時で合わさり，尿流通過障害を引き起こす．Dewanら[2]は，尿道内に操作を加える前のPUVはYoung I型とIII型は同じであり，精阜の遠位端から膜状に伸びる構造であるとして，新しい名称（congenital obstructing posterior urethral membrane：COPUM）を提唱している．PUVは，Wolff管が尿生殖洞に合流する際の異常と考えられている．

PUVに随伴する腎機能障害の原因には，先天性の腎形成不全と，それに続く出生後の尿路閉塞，ならびに尿路感染症と考えられる．先天性の腎形成不全は胎児期，それも妊娠中期の高度の逆圧によるとの考えと，bud theoryに基づく尿管芽発生異常によるとの考えが示されている．

 頻度

男子の生産児5,000人に1例と考えられているが，人種差もあり，欧米に比べてわが国では頻度が低いようである．尿道弁の程度，臨床症状にも幅が大きく，どのような所見・症状をもって本症と診断するかも不明瞭である．

 臨床症状

PUVによる通過障害の程度はさまざまで，一般に通過障害が高度のものほど早期に症状が出現する．最重症例は胎児期にすでに水腎水尿管症と羊水過少を示し，子宮内胎児死亡や肺低形成による死産となるため，従来は臨床家まで届くことはな

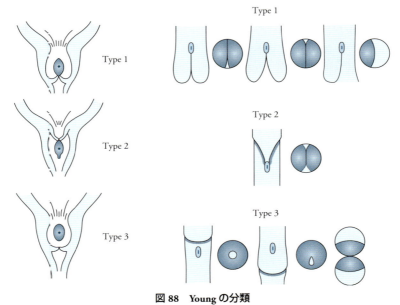

図 88 Young の分類
(Young HH, et al.：Congenital obstruction of the posterior urethra. *J Urol* **3**：289-365, 1919)

かった．しかし，最近の出生前超音波診断の普及により，胎児の両側水腎水尿管症と拡張した膀胱という特徴的な所見から，在胎20週前後で発見される症例も増えてきた．このような胎児に対しては，子宮内で胎児尿路と羊水腔間にシャントを留置する胎児治療を選択するか，早期に分娩を誘発し治療を加えるか，あるいは満期まで妊娠を継続するか，議論が分かれている[3]．一側に高度の膀胱尿管逆流(vesicoureteral reflux：VUR)を伴っていたため，反対側腎機能が保たれた症例もみられる．このように，高度の下部尿路通過障害が存在したにもかかわらず，尿路内圧を下げ総腎機能が保たれる機序は"pop-off"とよばれ，一側の高度VURの他に尿腹水，腎周囲ウリノーマ(urinoma)があげられる．新生児期，乳児期に発見される症例では体重増加不良，嘔吐，脱水などの腎不全症状や，尿路感染による高熱で発見されることが多い．しかし，この時期の排尿障害は保護者がその異常に気づくのが遅れる傾向にあり，発見時にはすでに不可逆的な腎機能障害や成長障害をきたしていることも少なくない．通過障害が軽度の場合には，年長児まで続く遺尿症や尿路感染症で発見されることがある．

診断

超音波断層法では両側の水腎水尿管と拡張した膀胱，肥厚した膀胱壁，そして注意すれば拡張した後部尿道をとらえることができる(key-hole sign)(図89)．排尿時膀胱尿道造影(voiding cysto-urethrography：VCUG)では後部尿道の拡張と，そのすぐ遠位部の狭窄，膀胱壁の不整な形態(肉柱形成)，そして膀胱尿管逆流の有無などを知ることができる(図90)．確定診断には内視鏡で尿道弁を確認する．

治療

PUV に対する治療法には，これまで幾多の変遷が伺える．尿道留置カテーテルや膀胱瘻による尿路感染症と膀胱機能の荒廃，上部尿路変更術による萎縮膀胱と腎機能改善の明暗，上部尿路に対する再建術の是非などが検討されてきた．現在の考え方は，診断がつけばまずは栄養チューブ等で尿ドレナージをはかり，脱水に対する補液と電解質異常とアシドーシスの補正，抗菌薬投与が行われる[3]．カテーテル先端が膀胱頸部を越えられず，後部尿道でとぐろを巻くことがあるため，超音波等で確認する．

血清クレアチニン(Scr)を頻回に測定し，右胎

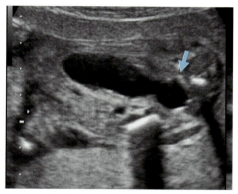

図89　胎児先天性後部尿道弁症例の出生前超音波像
矢印：いわゆる"key-hole sign"

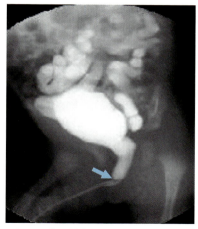

図90　先天性後部尿道弁のVCUG像
後部尿道の拡張，尿道の狭窄（矢印），両側VUR，膀胱壁の凹凸不整．

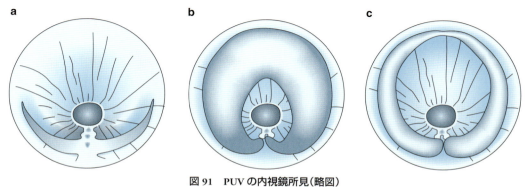

図91　PUVの内視鏡所見（略図）
a：plicae colliculi，**b**：PUV，**c**：mini-valve.
plicae colliculi，mini-valveでは尿道12時に弁構造がないため，通過障害とはならない．

週数別の新生児期Scrカーブ（「新生児・乳児期の腎機能評価法」図5（p.7）参照）と比較しながら腎機能改善の有無を判定する[4]．

新生児，乳児に対する経尿道的PUV切開術は，細径の内視鏡器具が開発されたため格段に容易となった．手術ではおもにcold knifeが用いられ，弁の12時を切開する．視野に入りやすい4時，8時を切開したとの報告が多いが，この部分は実質的な通過障害をきたしていない（図91）．その他，KTP laserやBugbee電極も使用されている．弁構造の確認と，それに対する内視鏡手術は決して容易ではないため，これまで実際の尿道弁を見たことがない者が安易に行うものではない．

上部尿路拡張は弁切開後も短期間で改善するものではなく，繰り返し超音波検査を加え，Scrの動きをモニターする．予防的抗菌薬と，膀胱内圧を下げる目的で抗コリン薬も投与される．3〜6か月後にVCUGを再検し，後部尿道の拡張が残っていれば，再度，内視鏡検査・弁切開を加える．尿細管機能障害によるアシドーシス，低Na血症に注意する．このような処置にもかかわらず尿路感染を繰り返し，腎機能障害が進行する症例では，いずれかの部位で尿路変更術を加えても，末期腎不全までの期間を延ばすことはできないとされており，萎縮膀胱などによる膀胱機能障害を極力避ける方針に変更すべきと考えられている[5]．

VURの合併は，PUVの診断が下された時点では約75％の症例にみられる．しかし，所属腎に機能を有する場合には，弁切開後2年以内にほとんどの症例で逆流の改善・消失がみられる．無機能腎への逆流自然改善は難しく，排尿効率を改善するための腎尿管摘除術が選択される．将来予測さ

れる膀胱拡大術のために尿管を残すとの考えもあるが，尿管利用膀胱拡大術の効果そのものにも賛否両論がみられる．

 予後

予後を決めるのは腎機能と膀胱機能である．腎機能に影響を与える因子は胎児期早期から高度の尿流通過障害による腎形成不全，確定診断後にも続く尿道病変と高圧膀胱，VURと再発性尿路感染症，そしてアシドーシス，多尿と高血圧などである．確定診断が遅れた症例や，従来の方針で種々の尿路変更術が加えられた症例では，腎機能障害と膀胱コンプライアンスの低下，排尿筋収縮不全，尿意の低下と多飲，多尿による膀胱拡張，そして上部尿路拡張，腎機能低下という悪循環をきたす（valve bladder syndrome）．しかし，最近のように早期発見，新生児期・乳児期早期の弁切開のみで経過が観察されている症例では，その多くで膀胱機能は保たれ，早期に排尿習慣が確立しており，上部尿路拡張も改善すると述べられている．

（島田憲次）

b. 前部尿道弁（尿道憩室）

 病態

前部尿道弁（anterior urethral valves：AUV）とは前部尿道，多くは陰茎陰嚢部尿道に弁状構造が形成され，それより近位部の尿道拡張を示すまれな疾患である．外傷，尿道の手術後にも弁構造が形成されることがあるが，小児泌尿器科臨床ではほとんどが先天性の病態が問題となる．PUVと同様に通過障害の程度は様々で，尿道拡張のみの症例から，両側高度水腎症，さらには腎不全を示す症例まで臨床像は幅が広い．

AUVと前部尿道憩室の発生機序と鑑別に関しては，両者を同一疾患とみる考え方と，異なった疾患とみる考え方で意見が分かれている．代表的な発生機序（説）は，尿道海綿体の部分的な欠損，あるいはCowper腺囊胞の腫大により前部尿道憩室が形成され，その遠位端が弁状となり尿流通過障害をきたしたとする考え方である．拡張部尿道腹側に海綿体組織が残存するか否かで両者を区別するとも述べられているが，現実には困難なことが多い．

 頻度，発見のきっかけ

先天性前部尿道弁は男子のまれな下部尿路閉塞性疾患であり，発症頻度は先天性後部尿道弁の約10分の1といわれている．

発見のきっかけは，超音波診断で膀胱拡張あるいは水腎症として発見される症例が約半数ある．所見はPUVと同じく拡張した膀胱と壁の肥厚，"key-hole sign"，そして陰嚢部の囊胞状病変がみられる．通過障害が高度のときは，羊水過少，尿腹

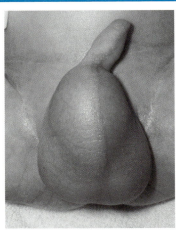

図92　陰茎根部から陰嚢部正中にかけて腫脹，膨隆を認める

水，ウリノーマを伴う．出生時に図92のような陰嚢部正中の膨隆を指摘されたり，その後に尿線が細い，血尿，尿路感染症を呈する症例もある．

 検査

①排尿時膀胱尿道造影もしくは尿道造影：カテーテル操作で憩室内にカテーテルが迷入し膀胱に到達できない場合もある（図93，94）．憩室状に拡張した尿道の腹側を抑えながら，尿道の12°に沿わせてカテーテルを入れると入りやすい．
②膀胱尿道鏡：前部尿道での弁構造を確認することで確定診断できる．

 治療法

①弁構造のみのもの：経尿道的弁切開術を施行す

B. 腎・尿路の異常

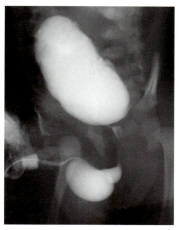

図93　図92症例の逆行性尿道膀胱造影

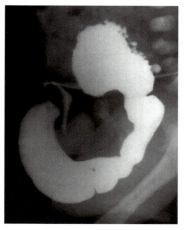

図94　先天性前部尿道弁：膀胱瘻からの造影
著明な肉柱膀胱と高度の尿道拡張を認める．

る．正中6°のみを切開する．
② 憩室を伴うもの：経尿道的操作のみを加えて様子をみる場合と，憩室が大きく，上部尿路拡張を伴うときには一時的な尿道皮膚瘻を造設する場合がある．後者の場合，同時に弁切除を行う（図95）．1〜2歳で拡張した憩室部尿道壁を切除し，尿道形成術を加える．

 合併症

PUVと同じく，尿流障害が高度の症例では尿管逆流（VUR），膀胱機能障害を，さらには腎機能障害をきたす．

 予後

腎機能障害と排尿障害が問題となる．詳細は「後部尿道弁」（p.121）を参照されたい．排尿障害については，後部尿道弁と比して，一般によいといわれている．当施設の5例の長期予後をみると，全例3〜4歳で自立排尿ができており，5例中1例（20％）が軽度の腹圧性尿失禁がみられた（パッド

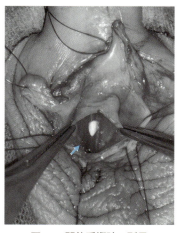

図95　開放手術時の所見
拡張部尿道を切開し，尿道弁（鑷子で把持している部分）を確認している．尿道内にはカテーテルが入っている（矢印）．

で対応可能な程度）．

（黒川哲之）

c. その他の尿道の異常

尿道の発生は性分化と関連があり，胎生8週以降は男子精巣から分泌が始まるテストステロンにより男子尿道と女子尿道に差が現れる．女子尿道は内胚葉性の尿生殖洞からなる．尿道の横紋筋構造には，尿道を全長にわたり取り巻く尿道括約筋と，骨盤底で腟・尿道を支える尿生殖隔膜がある．新生児の女子尿道は長さがわずか1cmしかない．男子では尿道板と生殖結節とが8週頃から互いに関連をもちながら発育する．尿道板の左右には尿生殖襞が発育し，陰茎腹側の近位部から左右が癒

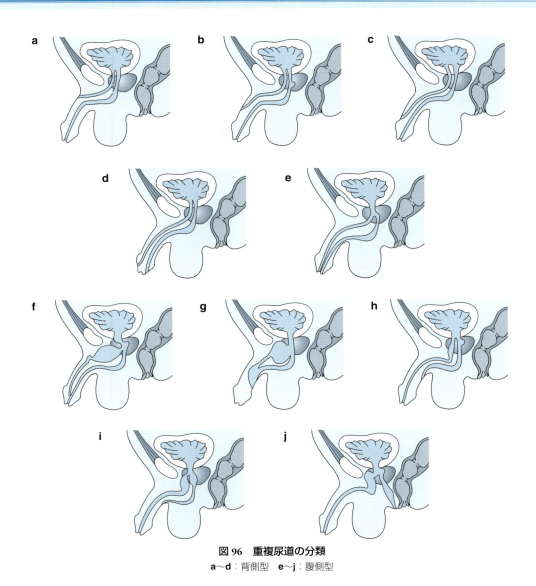

図 96　重複尿道の分類
a〜d：背側型　　e〜j：腹側型

合し，尿道とその周囲の尿道海綿体が形成される．これとは別に，陰茎亀頭部先端からの窪みが内側に伸び陰茎亀頭板を形成する．これも管状化され，尿道と連続性をもつようになり，外尿道口は亀頭先端に開口する．

重複尿道

発生学的な解釈の不統一から，これまでにもさまざまな分類が試みられているが，その内でも用いられることの多い分類は，背側型と腹側型に大別する分類である（図96）．重複尿道の多くは同じ正中矢状面上にみられ，一方が背側，他方が腹側に位置する（図97）．例外として横並びの重複尿道もみられるが，これは重複膀胱，重複陰茎症例に限られる．

1）背側型（dorsal type）（図96-a〜d）

一方の尿道は亀頭部の正常位置に開口し，もう一方の異常尿道はそれより背側の亀頭部から陰茎背側の根部までの尿道上裂部に開口する．この場合は，陰茎背側の索変形や包皮背側の癒合不全を伴うことがある．異常尿道は恥骨結合下縁まで延び，内腔が途絶していることが多いが，まれに膀胱まで連続性が保たれていることがある．その場

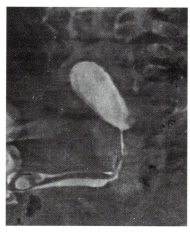

図97　不完全重複尿道：逆行性尿道造影

合には背側尿道からの尿禁制は保たれておらず，尿滴下の訴えがある．恥骨は離解しており，このことからepispadias-exstrophyの軽症型と考えられている．背側尿道が膀胱ではなく，尿膜管と交通を有したとの報告もある．背側尿道からは分泌物あるいは尿の滴下が続くため，治療は背側尿道を摘出し，陰茎背側の索変形を矯正する．

2）腹側型（ventral type）（図96-e〜j）

こちらもさまざまな形態があり，膀胱頸部より遠位部で正常尿道と分かれる型と，膀胱から2本の尿道が完全に分かれる型（完全重複尿道），外尿道口が尿道下裂の位置に開口するものまで，さまざまである．しかし最も治療がむずかしいのは，腹側尿道が会陰部から肛門周囲に開口する型である（Y-duplication）（図96-j）．この場合には，背側の亀頭部近傍に開口する尿道は，途中に強い屈曲・狭窄を伴っていることが多い．一方の会陰部開口尿道は，尿道括約筋を通過しているため尿禁制が保たれており，尿道径からも正常尿道と考えたほうがよい場合が多い．このため，腹側尿道を尿道下裂手術に準じて，段階的に陰茎部まで持ち上げる手術を工夫する．例外的ではあるが，背側尿道にカテーテルが挿入できるときには，徐々にこれを拡張することも考慮される．しかし，鎖肛合併例や手術操作で括約筋が損傷された症例では，この腹側尿道からの尿禁制も失われている．

症状なく，偶然見つかった腹側重複尿道では，治療の必要はない．

尿道無形成，尿道閉鎖

極めてまれな異常で，他臓器の重篤な異常を合併していることが多い．通常は胎児死亡・死産，あるいは新生児死亡となり，臨床家まで届かない．直腸との間に瘻孔が存在したり，尿膜管開存する場合には生存例もみられる．

巨大尿道（megalourethra）

陰茎部尿道が高度に拡張しているにもかかわらず，遠位部尿道に狭窄が認められない非常にまれな先天性尿道異常である．尿道海綿体が欠損するだけでなく，陰茎海綿体も欠損しており，陰茎は皮膚と粘膜だけで延長・膨大している（図98）．

従来から尿道海綿体と陰茎海綿体の両方が欠損した紡錘型（fusiform type）と，尿道海綿体のみが欠損した舟状型（scaphoid type）に分類（図99）されることが多かったが，この両者を明確に区別することはできないとの意見が多い．発生機序は不明であるが，とくにプルンベリー症候群との合併が多いことから，中胚葉組織の異常が原因と推測されている．多くは羊水過少による肺低形成と他臓器の合併異常のため，出生後すぐに死亡する．消化管との瘻孔が存在する場合には生存例の報告もみられる．以前には陰茎海綿体欠損のため，男子としての性機能に問題があるとして，性別変更が考慮されたこともあった．まずは膀胱皮膚瘻による尿路変更を加える．下部尿路通過障害も軽く，前部尿道弁の亜型と考えられる症例もあり，その場合には尿道憩室に準じた手術が加えられる．

Cowper腺嚢胞（図100）

Cowper腺は球部尿道の膜様部近傍に存在する一対の尿道腺である．女子ではBartholin腺に相当する．Cowper腺は尿道海綿体内にあり，細い外分泌管が球部尿道に開口し，その分泌液は成人では射精時に精液の潤滑剤として働く．多くは無症状で，尿道造影時に球部尿道内の嚢胞として描出されることがある（2〜3％）．通常は嚢胞壁が薄いため自然破裂を生じ，壁の一部のみが残されているが，まれに排尿後の尿滴下，血尿などの症状を示す．臨床症状との関連が疑われる場合には，内視鏡的な壁切除を加える．

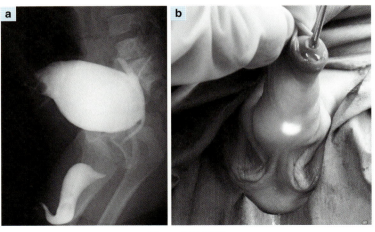

図 98 巨大尿道
a：膀胱皮膚瘻からの造影．
b：内視鏡検査で亀頭部を除き，陰茎部から会陰部にかけて海面体組織が欠損しているのがわかる．

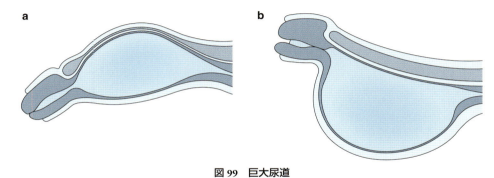

図 99 巨大尿道
a：fusiform type，b：scaphoid type

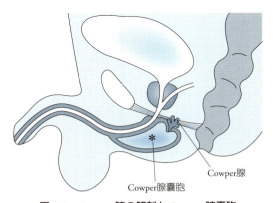

図 100 Cowper 腺の解剖と Cowper 腺囊胞

尿道脱

女子の尿道粘膜が外尿道口から脱出した状態で，発赤（図 101），さらには赤褐色に変色し，壊死に陥る．無症状で下着への血液付着で気づかれることが多いが，局所の痛み，ときには排尿時痛を伴うことがある．尿道粘膜と粘膜下組織の結合が緩いところに，腹圧がかかったことが原因と推測されている．

尿道ポリープ，尿道腫瘍，尿管瘤脱出，腟病変との鑑別が必要である．粘膜脱のほぼ真ん中にカテーテルを挿入できること，超音波検査で膀胱内，膀胱背側に異常がないことで診断できる．

無症状の場合にはステロイド軟膏等で経過をみることもあるが，多くは外科的治療が必要であ

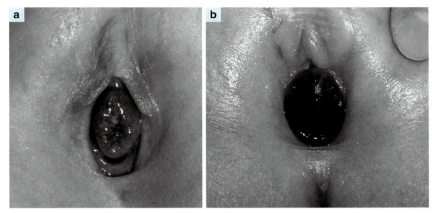

図 101　尿道脱
a：色調からはまだ新鮮例
b：長期間放置すると脱出粘膜が変色，壊死に陥る

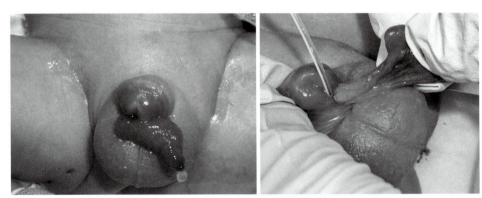

図 102　新生児男子の尿道ポリープ（上仁数義先生ご提供）
（口絵⑱，p. iv 参照）

る．脱出粘膜を切除し，断端を結節縫合する．切除面の尿道粘膜が容易に引き込まれるため，粘膜を少しずつ切除しながら順次縫合する．

尿道ポリープ

男子の尿道ポリープはまれで，血尿や排尿障害で発見される．ポリープ茎が長い場合には，先端が外尿道口から突出して発見される．ポリープ茎は後部尿道にあり，前立腺発生途上の異常と考えられている（図 102）．内視鏡的にポリープの根元を切断する．女子の尿道ポリープも比較的まれで，小さな光沢のある柔らかい腫瘤が外尿道口に見える（図 103）．多くは無症状である．

先天性尿道狭窄

尿道狭窄は男女ともに先天性の他に，外傷性，感染性（性感染症），そして手術治療後，とくに尿道下裂術後など，多くの原因が考えられる．発生部位も様々で，後部尿道から外尿道口までみられる．

男子では後部尿道弁を除くと，先天性尿道狭窄のほとんどが球部尿道にみられ（図 104），先天性球部尿道狭窄（尿道リング狭窄）とよばれることがある．その説明として内胚葉性尿道（尿生殖洞）が尿生殖膜と接する部位に当たるとされ，尿生殖膜が尿圧で破れる際の再管腔化が不十分であったと考えられている（図 105）[6]．狭窄の程度には差があり，多くは軽度でカテーテル挿入は容易であるが，まれに pin-hole 状の内腔しか見られない症例にも遭遇する．出生前診断で後部尿道弁類似の尿路拡張像を示し，出生後に尿道低形成と診断された症例が，高度の先天性尿道狭窄に相当する可能性も考えられる（図 105-c, g）．また，このような

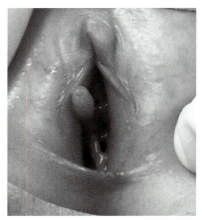

図 103　女子の尿道ポリープ

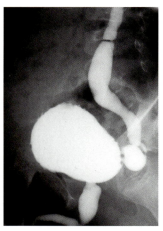

図 104　球部尿道狭窄
後部尿道拡張し，膀胱憩室，左 VUR を認める．内視鏡で確認．

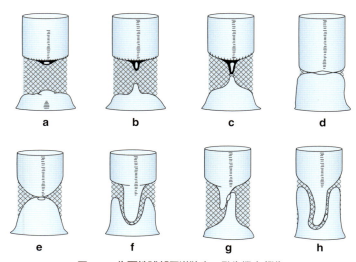

図 105　先天性球部尿道狭窄の発生機序（説）

球部尿道狭窄が古典的な Young III 型尿道弁にあたるとの意見もみられる．女子の遠位部尿道狭窄も発生学的に同様の説明がなされている．臨床症状も無症状から高度の下部尿路通過障害・尿閉まで様々である．再発性尿路感染症や遺尿症，VUR の原因・助長因子との考えもあるが，問題は狭窄のためどの程度の尿流障害があり，排尿筋にどの程度の負荷が加わっているかの客観的評価ができていない点にある．

検査はまず VCUG 画像によるが，男子の尿道膜様部（括約筋部）と間違えやすい場所のため，複数の画面で常に同じ部位が狭いかを観察する．女子でも排尿筋・括約筋協調不全でみられる尿道の spinning-top 像と混同しやすい．後部尿道が拡張し，膀胱頸部が突出した像は排尿筋に負荷がかっている傍証と考えられる．内視鏡所見では球部尿道に白色のリング状，あるいは 6 時/12 時中心の狭窄が見え，9〜10F 小児用レゼクトスコープが容易に通過するものから，まれではあるが pin-hole 状の管腔しかない症例までみられる．明らかな狭窄を認めれば，同時に手術を加える．手術は主として 12 時に cold knife で切開する．粘膜の下に，管腔を取り巻くように白い線維（コラーゲン）が見え，これを切開しておく．同時に 6 時も切開すると，カテーテル留置が難しくなることがある．

文献

1) Young HH, et al.：Congenital obstruction of the posterior urethra. *J Urol* **3**：289-354, 1919
2) Dewan PA, et al.：Congenital urethral obstruction：Cobb's collar or prolapsed congenital obstructive posterior urethral membrane（COPUM）. *Br J Urol* **73**：91-95, 1994
3) 島田憲次，他：出生前診断された先天性後部尿道弁症例の周産期管理．日泌尿会誌 **89**：589-595, 1998
4) 島田憲次，他：出生前診断された腎尿路異常に対する新生児期の尿ドレナージの適応．日泌尿会誌 **84**：479-484, 1993
5) Clare EC, et al.：Posterior urethral valves. In：Gearhart JP, et al.：Pediatric Urology. 2nd ed. Saunders, p437-445, 2010
6) Gibbons MD, et al：Urethral strictures in boys. *J Urol* **121**：220, 1979

（島田憲次）

9. 神経因性膀胱

小児の下部尿路機能障害を引き起こす疾患は，神経因性のもの，非神経因性のもの，およびそれ以外のものに大別される．神経学的異常に起因する下部尿路機能障害の原因には，二分脊椎等の脊髄疾患，脳性麻痺などの脳疾患，神経障害部位が不明な機能的排尿障害を含むその他の下部尿路機能障害に分けられる．原因疾患を問わず，神経因性膀胱の尿路管理や治療の目的は，上部尿路（腎機能）の保持，および尿路感染症の防止，そして本人の生活の質（QOL）の向上である．二分脊椎症等で顕性の神経障害が存在する場合は，整形外科，脳神経外科や神経内科等での病態や治療方針の把握も必要となるため，診療科間の十分な情報の共有が必要となる．

二分脊椎症と神経因性膀胱

二分脊椎症による神経因性膀胱は，脊髄髄膜瘤などの顕性二分脊椎症と脊髄脂肪腫などの潜在性二分脊椎症に分類される．二分脊椎症は顕性・潜在性を問わず，神経障害を起こす病態，そしてその病態に起因するさまざまな障害など，臨床経過は多彩であり，症例ごとに十分な病態把握が必要である．二分脊椎の病変部は腰仙部が最も多く，顕性二分脊椎では神経管の閉鎖不全を合併することが多く，膀胱・直腸障害を高率に生じる．膀胱の高圧排尿により，二次的に上部尿路障害を起こす可能性があり，VURは約30％にみられる．脊髄髄膜瘤では約3/4の症例で生後2～3か月以内に進行性の水頭症が発生し，脳室-腹腔シャント（V-Pシャント）が置かれる．臨床的には，自排尿が可能な場合でも腹圧排尿で残尿が多いこともある．

排出障害だけでなく蓄尿障害も有し，尿失禁の形をとる．しばしば正常な尿意は失われ，膀胱充満時には下腹部充満感，違和感を感じる．小児の神経因性膀胱は成長に伴い病態が変化すること，患児自身が自覚症状を把握することがむずかしいこと，両親等の保護者からの情報だけでは不十分なこと等より，客観的評価が必要となる．また，治療介入によっても神経因性膀胱の病態は変化するため，定期的経過観察と診療科間の連携と情報の共有が必要となる．

このように，二分脊椎症による神経因性膀胱の診断・治療に関しては，「二分脊椎症は変化する」疾患であることを念頭において診療にあたる必要がある．

治療の目的

二分脊椎症に限らず，神経因性膀胱（下部尿路機能障害）の一般的な治療の目的は，以下に示すとおりである．

a）上部尿路機能の保持

神経因性膀胱に伴う上部尿路機能障害のおもな原因は膀胱尿管逆流（vesicoureteral reflux：VUR）/逆流性腎症，水腎症等があげられ，慢性的残尿や蓄尿時の高圧環境による上部尿路の尿停留や尿路感染によるものであり，これらを防止することで上部尿路機能の保持を目指す．

b）尿禁制の獲得・保持

尿失禁のおもな原因は，蓄尿時の高圧環境および尿道機能障害（尿道閉鎖不全）等による．これらの治療を通じて，尿失禁がない状態（dry），QOLの向上を目指す．

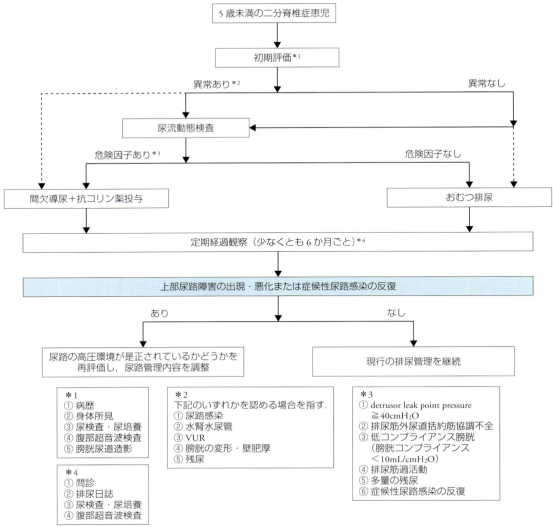

図 106 幼児・学童期前半(5～10歳)における二分脊椎症患児の下部尿路機能障害の治療指針
(日本排尿機能学会(編):過活動膀胱診療ガイドライン.ブラックウェルパブリッシング,71,2005)

c) 尿路(排尿)管理(自排尿または間欠導尿)

患児の病態,背景や環境によるが,自立した尿路管理を目指す.

d) 尿路感染の予防

上部尿路機能を保持するためにも,また間欠導尿の場合においても,尿路感染の予防は重要である.

 初期評価および検査[1,2](図106,107)

a) 病歴聴取

一般の病歴に加えて,排尿(排便)の状況,尿失禁(便失禁)の状態を中心に聴取する.特に,dry timeの有無/dry timeの長さ,オムツの使用状況,排尿そのものの確認(排尿中の怒責の有無,尿線や尿勢,等),排尿(排便)習慣は重要である.

b) 身体所見

一般の身体所見に加えて,特に腹部,背部,外陰部の十分な観察,神経学的所見の確認が重要である.

c) 尿検査・尿培養

尿潜血や尿蛋白の有無,尿路感染,血尿の有無等,必須検査である.

d) 腹部超音波検査

腎の大きさや形態,水腎水尿管の有無等,腎・上部尿路の観察と,膀胱変形,膀胱壁の肥厚,膀胱容量等の膀胱の観察も重要である.膀胱容量に

B. 腎・尿路の異常

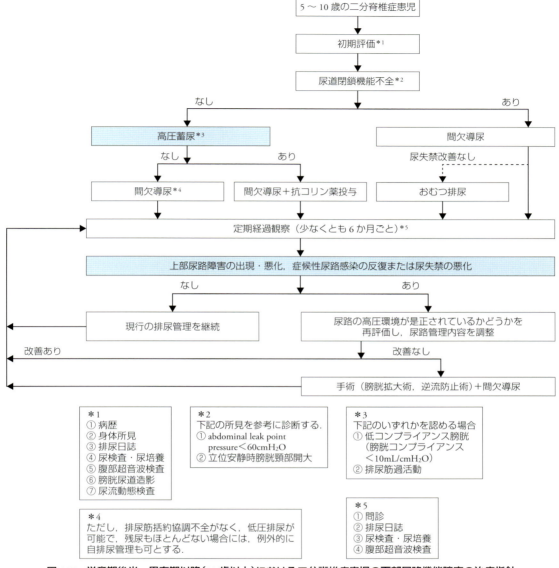

図107 学童期後半・思春期以降（10歳以上）における二分脊椎症患児の下部尿路機能障害の治療指針
（日本排尿機能学会（編）：過活動膀胱診療ガイドライン．ブラックウェルパブリッシング，73，2005）

より水腎水尿管の程度が変化することがあるため，また排尿後の残尿の程度の確認のためにも，さまざまな状況での繰り返しの検査が有用である．

e）排尿時膀胱尿道造影（VCUG）

膀胱変形，膀胱容量，残尿，VURの有無，そして器質的な下部尿路障害等の尿道機能も含めた排尿状態も評価する．

f）尿流動態検査（排尿機能検査）

尿流動態検査は，上記初期評価での異常の有無，程度にかかわらず，可能な限り行うほうがより病態把握につながり，治療方針決定の材料とな

る．尿流動態検査で，以下に示す上部尿路機能障害の危険因子が把握できる．

①detrusor leak point pressure（DLPP）≥ 40 cmH$_2$O
②最大尿道閉鎖圧≥ 50 cmH$_2$O
③排尿筋外尿道括約筋協調不全
④低コンプライアンス膀胱（<10 mL/cmH$_2$O）
⑤排尿筋過活動の存在

二分脊椎症による神経因性膀胱は，その病態も経時的に変化するため，定期的な経過観察が必要である．上記初期評価および検査の1〜4を少なくとも6か月ごとに施行する．上部尿路障害の出現，

悪化や，有熱性尿路感染の反復，尿失禁の悪化等が認められる場合は，VCUG や尿流動態検査も繰り返し施行，再評価し，尿路管理を確認する．

治療

1) 保存的治療

初期評価および定期経過観察中に危険因子を認めた場合，上部尿路障害が発生，進行する可能性があるため，保存的治療を開始する．

a) 清潔間欠導尿（CIC）

清潔間欠導尿（clean intermittent cathethelization：CIC）は膀胱過伸展を防止し，蓄尿時の高圧環境を是正するため，積極的に導入することが望ましい．患児の年齢で，乳児期・学童期前では介護者が行い，学童期以降は自己導尿となることが多い．年齢に応じて適切なカテーテルのサイズを選び，昼間は 2〜4 時間の間隔で施行する．

b) 抗コリン薬投与

低コンプライアンス膀胱や排尿筋過活動の存在による蓄尿時の高圧環境を認めた場合に，低圧環境の維持や尿失禁の改善を目的に抗コリン薬の投与を行う．しかし，排尿管理の基本は CIC であり，薬物療法は補助的であることを忘れてはならない．

抗コリン薬は，オキシブチニン（ポラキス®）がおもに使用されており，乳児期・学童期前では 0.2〜0.4 mg/kg×2〜4 回/日，または 0.1 mg/年齢×2 回/日，学童期では 2.0〜9.0 mg/日を投与する．学童期以降ではプロピベリン（バップフォー®）10〜40 mg/日も使用されることがある．

2) 手術[3〜5]

保存的治療にても危険因子が悪化し，尿路管理が十分に行えない場合に適応となるが，日常生活動作（activities of daily living：ADL）や社会的環境等も含めた総合的な判断のもとで施行する．

a) 膀胱拡大術

膀胱拡大術は，保存的治療によっても失禁が改善しない低容量膀胱や低コンプライアンス膀胱，上部尿路障害が進行する症例に適応される．膀胱拡大術にはさまざまな方法があるが，一般的には，遊離した回腸，結腸胃などの腸管を脱管腔化して，膀胱に被せる（パッチ）する方法が施行されている．手術手技に関しては成書を参照された

い．術後は，腸管からの粘膜の分泌による結石形成を生じることがあり，術後の尿路管理間欠的自己導尿や定期的膀胱洗浄などの尿路管理が必要となる．また，使用した腸管から内腔に貯まった尿が再吸収され，特に腎機能障害を伴うときは高 Cl 性アシドーシス，成長障害を呈することがある．その他，胃を利用した膀胱拡大術や，症例によっては拡張尿管を利用した膀胱拡大術も施行されている．胃を利用する場合は，腸管と異なり粘膜の分泌が少なく，結石を生じにくく術後の尿路管理が比較的容易である一方，胃酸分泌による血尿や疼痛といった症状（hematuria, dysuria syndrome）に対する治療が必要になる場合がある．拡張尿管を利用する場合はその所属腎尿管の処理が必要となり，また十分な膀胱容量の増加には限度があり，症例選択には注意を要する．

このように，膀胱拡大術は用いるマテリアルによりその術式や術後管理方法も異なるため，症例ごとに十分な説明を要する．

b) その他

内因性尿道括約筋不全による難治性尿失禁に対して，膀胱頚部再建術や尿道スリング手術が代表的である．これらは前述の膀胱拡大術と同時に施行されることも多く，また必要に応じて，VUR に対する逆流防止術も施行される．これらの手術手技に関しても成書を参照されたい．

文献

1) 井川靖彦，他：二分脊椎症に伴う下部尿路機能障害の診療ガイドライン．日本排尿機能学会（編），過活動膀胱診療ガイドライン．ブラックウェルパブリッシング，67-79，2005
2) 市野みどり：二分脊椎による神経因性膀胱．泌尿器外科 26：265-269，2013
3) 野口 満，他：二分脊椎症例に対する尿路再建―膀胱拡大術，膀胱頚部形成術，導尿路造設を中心に―．泌尿器外科 26：271-277，2013．
4) 和田直樹，他：膀胱拡大術．柿崎秀宏（編），小児泌尿器科手術．新 Urologic Surgery シリーズ 7　メジカルビュー社，76-81，2010
5) 井川靖彦：膀胱頚部形成術（尿失禁防止術）．柿崎秀宏（編），小児泌尿器科手術．新 Urologic Surgery シリーズ 7，メジカルビュー社，82-88，2010

〈松本成史〉

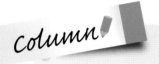

二分脊椎の排便管理

便失禁とは「社会的・衛生的に問題となる状況で、肛門から液状または固形の便が自分の意思に反して漏れる症状」と定義されている．

神経因性膀胱と排便機能障害

神経因性膀胱による排尿機能障害がある場合，神経症状として排便にも問題があることが多い．小児の神経因性膀胱の原因として多い二分脊椎症の患者の排便機能障害は，便意に対する知覚障害と外肛門括約筋の収縮機能障害がおもな原因と考えられる．すなわち，二分脊椎では直腸内に便塊が到達し，恥骨直腸筋を伸展しても便意として感じることができず，また外肛門括約筋を随意的に収縮できないために常に肛門管内に便が存在し，肛門管が開放状態となっている．腹直筋の筋力低下があることもあり，排便時に有効な腹圧がかけられない．また，腸蠕動が弱いことも排便障害（便秘）に関与していると考えられている．直腸に便が到達しても便意が感じられず，どんどん貯まっていく．貯まりきれなくなった便が押し出されて便失禁となる．笑ったり走ったりと腹圧がかかったときに，コロコロした硬い便が漏れ出てしまうということがある．また，出せない状態が長くつづくと，便の表面だけが溶け，泥状便が流れ出てくる場合がある．下痢と思われる症状も，実は強度の便秘が原因のことがあるため，排便状況を詳しく聞き取り，診断・治療，ケアを行っていく．

排便障害の影響と対処方法

排尿障害に比べ，排便障害は生命への危険が少ないため，治療が遅くなる場合が多いが，便失禁は精神面の発達や社会生活に影響を与える．肛門周囲の皮膚知覚が障害されていることもあり，便失禁に気づかない児もいる．いつ漏れるかわからない不安からオムツをはずすことができない児も多い．社会生活上の問題をできるだけ少なくし，QOL向上のために排便コントロールは重要である．幼少時から適切な治療・ケアが行われることが望まれる．

強制排便として摘便・浣腸・洗腸などがある．浣腸の際は肛門括約筋が緩いため，液漏れしやすい．肛門ストッパー®を使用すると効果的である（図108）．洗腸には逆行性洗腸（肛門から注入した湯水を回盲部まで到達させ，結腸全体の便を一気に排泄させる方法）と順行性洗腸（虫垂などを利用し，盲腸へのカテーテル挿入用のストーマを形成して，洗腸液を盲腸から順行性に入れ，排便させる方法）がある．どの方法を取り入れ，どのような間隔で実施するかは，排便状況や生活環境などから児と家族とともに考えることが大切である．

便秘・便失禁の原因として排尿障害の治療薬（抗コリン薬）が腸の動きに影響を与えている場合がある．また，便の排泄がうまくいかない場合（便秘）では，直腸に溜まった便が膀胱を圧迫するなど排尿にも影響を与えていることもある．排尿と排便は密接な関係があり，排尿機能障害の治療の際は，排便の状態も一緒に確認していくことが大切である．

（松尾規佐）

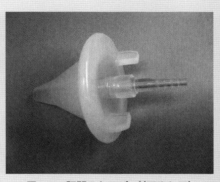

図108　肛門ストッパー®（アルケア）

10. 機能的排尿異常（昼間尿失禁，尿路感染症，便秘）

機能的排尿異常は，尿路に器質的異常を認めず，また明らかな神経疾患を認めないにもかかわらず，蓄尿症状や排尿症状を呈する状態である．一般的には，トイレトレーニングが終了し，随意排尿が可能な5歳以上の小児に適応される．

小児の下部尿路機能は，昼間は2〜3歳に成熟し，夜間は3〜7歳に成熟すると考えられている．蓄尿時における膀胱低圧状態での膀胱容量の増大と尿道括約筋の緊張，排尿時における持続的な排尿筋収縮と骨盤底筋や尿道括約筋の弛緩の協調運動によって，下部尿路機能が獲得される．この蓄尿と排尿における下部尿路の協調運動は，脊髄，脳幹部の橋排尿中枢，上位の大脳皮質の相互作用によって制御され，交感神経，副交感神経，体性神経の3つの神経支配を受けている．小児では，下部尿路機能の成熟の遅延や不完全性によって様々な下部尿路機能異常を呈し，これを放置すると再発性尿路感染や膀胱尿管逆流の発生，腎機能障害が進行する可能性があり，適切な病態の把握と尿路管理を行う必要がある．

蓄尿障害

1) 過活動膀胱（overactive bladder），排尿筋過反射

頻尿や尿意切迫を認め，女子に多い．尿失禁を伴う場合と伴わない場合がある．UDSにて排尿筋過活動を認め，尿意が突然に生じる（図109）．尿意切迫を我慢するために陰部を手で押さえたり（holding maneuver），うずくまったりする（squatting）特徴的な姿勢をとる．膀胱容量は小さいことが多く，尿失禁を防ぐために患者本人が水分摂取を控え，習慣的に骨盤底筋を収縮させており，排尿の遅延を引き起こす．

2) giggle incontinence

giggle incontinenceは笑った際や，笑った直後に尿失禁を起こすまれな病態である．女子に多く，腹圧性尿失禁と異なり大量の尿失禁が生じ，しばしば膀胱内の尿をすべて排出する．上部尿路には問題がみられないが，排尿筋の不安定が合併するとの報告もみられる．時間排尿，抗コリン剤，排便調節で改善がみられる[1]こともあるが，治療は困難である．発症年齢は5〜7歳で，家族性発生が多い．成人になっても尿失禁が継続する．ナルコレプシーとの類縁性も指摘されている．

排尿障害

1) dysfunctional voiding

排尿時に骨盤底筋や尿道括約筋が弛緩せず，逆に緊張する病態と特徴づけられる．尿流量測定では，Staccato-shaped curveの排尿を呈する．排尿筋の収縮力と機能的な下部尿路閉塞の程度によって，様々な重症度が生じる．

2) underactive bladder

lazy bladderともよばれていたが，underactive bladderという言葉に置き換えられている．長期間持続したdysfunctional voidingの結果として，慢性

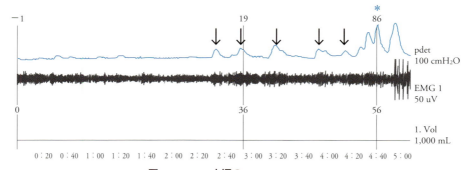

図109　OAB小児の urodynamic study
↓は排尿筋過活動，＊は尿のリークを示す．

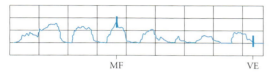

図110　underactive bladder 小児の尿流量測定
interrupted-shaped curve の腹圧排尿を示す．

的な機能的下部尿路閉塞による排尿筋の収縮力低下をきたし，効率的な排尿ができなくなり，多量の残尿が生じる．膀胱容量は増大し，infrequent voiding とよばれる極端に排尿回数が少なく尿意が乏しい状態となる．時には8〜10時間も尿意を訴えない状態となり，多量の残尿によって再発性尿路感染を引き起こす．溢流性尿失禁を呈する場合や，便秘，便失禁を伴う場合もある．UDSでは，蓄尿時に高コンプライアンスである巨大膀胱，排尿時に排尿筋収縮力低下，腹圧排尿，interrupted-shaped curve の排尿を呈する（図110）．筋電図では，腹圧排尿に伴って骨盤底筋の収縮が増大する．

Bladder and bowel dysfunction と Hinman 症候群

bladder and bowel dysfunction（BBD）は，機能的排尿障害と排便障害を合併する病態である．臨床症状には尿失禁，排尿困難，頻尿，infrequent voiding，便秘，便失禁，尿路感染がみられる．トイレトレーニング開始早期から発症することが多いが，トイレトレーニング開始前や，排尿習慣が確立後かなり遅れて症状を現す場合もある．明らかな原因は不明であるが，神経疾患がないにもかかわらず二分脊椎による神経因性膀胱類似の排尿・排便症状を呈する．

Hinman症候群はBBDの最重症型と考えられている．膀胱の強い肉柱形成と，多量の残尿や昼夜の尿失禁といった臨床症状を呈する病態であり，Hinmanらによって初めて報告された．別名non-neurogenic neurogenic bladder とよばれている．排便機能障害も合併することが多く，便秘，便失禁を呈する．誤った排泄習慣により，排尿時における排尿筋と骨盤底筋や尿道括約筋の協調運動が獲得できないために起こると考えられている．高圧膀胱のため上部尿路障害を引き起こし，水腎水尿管症や膀胱尿管逆流などの合併症をきたし，尿路感染を繰り返す（図111）．放置すると腎不全に陥

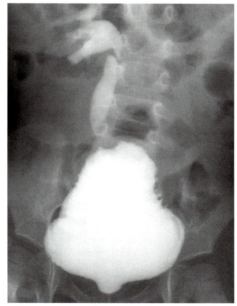

図111　Hinman 症候群の膀胱造影
膀胱は縦長に変形し，後部尿道の拡張を認める．右膀胱尿管逆流も合併する．

る危険性を有する．家庭環境や小児の性格といった心理面の要素も関係するとの報告がある．

BBDでは直腸内便塊の貯留により膀胱や膀胱頸部を機械的に圧迫し，それによる尿路閉塞も起こしうる．また，便塊の貯留による detrusor instability も引き起こし，尿意切迫や膀胱尿管逆流を起こしうる．BBDに伴ったVURは，上部尿路感染の危険性を増大させ，かつ逆流の自然消失率を低下させると報告されている．下部尿路機能が改善するまで，抗菌薬の予防投薬が推奨されている．また，術後の尿路感染の危険性も高いため外科治療前に適切な尿路管理と排便管理を行う必要がある．外科治療の方法は，内視鏡的注入療法では満足する結果が得られず，尿管膀胱新吻合術が望ましいと報告されている[2]．

以上，機能的排尿障害につき蓄尿時と排尿時の障害を分けて記したが，実際の臨床像はこれらが互いに重なり合うことが多いことを知っておいていただきたい．

検査・診断

1）問診，排尿記録，質問票

尿失禁を主訴に受診する場合，家族が小児の尿失禁の持続が心配になり受診することが多く，本

表2 日本語翻訳 DVSS 公式認証版

成人語版

お子様の排尿,排便の状況についての質問です.あてはまるところに○をつけてください.

この一か月の間に	ほとんどない	半分より少ない	ほぼ半分	ほとんど常に	わからない
1 日中に服や下着がオシッコでぬれていることがあった.	0	1	2	3	X
2 (日中に)おもらしをする時は,下着がぐっしょりとなる.	0	1	2	3	X
3 大便が出ない日がある.	0	1	2	3	X
4 強くいきんで,大便を出す.	0	1	2	3	X
5 1,2回しかトイレに行かない日があった.	0	1	2	3	X
6 足を交差させたり,しゃがんだり,股間をおさえたりして,オシッコをがまんすることがある.	0	1	2	3	X
7 オシッコしたくなると,もうがまんできない.	0	1	2	3	X
8 お腹に力を入れないとオシッコができない	0	1	2	3	X
9 オシッコをするときに痛みを感じる.	0	1	2	3	X

10 お父さん,お母さんへの質問です:
　下記のようなストレスを受けることがお子様にありましたか?　　いいえ(0)　　　　はい(3)
　　　弟や妹が生まれた
　　　引っ越し
　　　転校,進学など
　　　学校での問題
　　　虐待(性的なもの・身体的なものなど)
　　　家庭内の問題(離婚・死別など)
　　　特別なイベント(特別な日など)
　　　事故や大きなけが,その他

(今村正明,他:日本語版 DVSS(dysfunctional voiding symptom score)の公式認証—小児質問票における言語学的問題を中心に.日本泌尿器科学会雑誌 105:112-121,2014)

人は全く気にしていない場合も多い.排尿回数や1回排尿量,夜尿の合併,尿意の有無,尿意切迫感,dry time の有無,尿線,どのようなときに尿が漏れるのか,腹圧排尿,排便回数,便の性状などを問診する.学童期以降に受診する場合が多く,保護者も子どもの排泄状況を把握していない場合が多い.尿路感染の既往,全身の先天性疾患の有無,および治療歴,発達障害,精神発達遅滞の有無も聴取する.

自宅での排尿記録の記載は,小児の下部尿路機能を把握するうえで不可欠な検査である.水分摂取量/時刻,1回排尿量/時刻,尿意切迫感や尿失禁の有無と時刻を記録させる.下部尿路機能を評価するうえで2日間(連続でなくてもよい)記録することが推奨されている.排便機能障害を合併する場合には,自宅での7日間の排便記録を記載することが望まれる.便の硬さの評価には Bristol stool form scale[3]が簡便かつ客観的である.最近,小児の dysfunctional voiding symptom score(DVSS)の日本語版が発表された(表2)[4].DVSSは,昼間尿失禁回数,昼間尿失禁量,排尿回数の少なさ,尿失禁抑制行動,切迫感,排尿困難,排尿時痛の7つの下部尿路症状および2つの排便症状(排便回数の少なさ,排便困難)の質問項目からなっている.小児の下部尿路症状を客観的にとらえる問診票として有用である.

2) 理学所見

膀胱が常に緊満して溢流性尿失禁を起こしている場合は,下腹部に緊満した膀胱を触知し,高圧膀胱であることが示唆される.左側腹部から下腹部にかけて腹壁から固い便塊を触れる場合は排便障害を疑う.腰仙部の腫瘤,陥凹,異常発毛,色素沈着,血管腫などは,潜在性二分脊椎を疑う.異所性尿管による尿管性尿失禁を疑う場合,外陰部の診察は重要である.

3）超音波検査

膀胱壁の肥厚は，下部尿路機能異常を示唆する重要な所見であるが，膀胱内尿量にも依存しており，正確な評価基準は存在しない．直腸の横断面直径の3cm以上の拡張は，直腸内便貯留と相関すると報告されている．

4）尿流量測定/残尿測定

staccato-shaped curveは，dysfunctional voidingに特徴的な排尿時の骨盤底筋や尿道括約筋の間欠的な収縮を示唆する．interrupted-shaped curve（図110）は，尿を出すために腹圧をかけている状態であり，underactive bladderに特徴的である．

5）urodynamic Study（UDS）

小児では侵襲的な検査であり必須の検査でないが，神経因性膀胱と同様に膀胱壁の著しい肥厚，上部尿路拡張や腎萎縮を認めた場合には積極的に検査する．排尿機能検査と膀胱尿道造影検査を1回の検査で同時に行えるvideo-urodynamicsが望ましい．

6）その他の画像検査

潜在性二分脊椎を疑う場合は，腹部単純撮影および腰仙部MRIを施行する．

● 治療

1）生活習慣の改善，CISCなど

国際小児禁制学会では，①小児と保護者に正常な下部尿路機能と患者での下部尿路機能の違いを説明，②適切な排尿回数，正しい排尿姿勢を教え，holding maneuverを避ける指導，③飲水や便秘予防などの生活様式の助言，④症状や排尿習慣を排尿記録につける，⑤定期的診察によるサポートと元気づけが，標準的治療と定義されている[5]．underactive bladderを有する小児には定時排尿は有効である．具体的には，日中3時間ごとの排尿を促し，起床時と就寝時には必ずトイレに行くように指導する．膀胱容量が小さくoveractive bladderを有する小児には排尿を少しだけ我慢するなどの膀胱訓練が有効と報告されている．

特殊な治療として，骨盤底筋訓練目的のバイオフィードバック，電気刺激，間欠的導尿などが勧められている．バイオフィードバック療法は，排尿時における排尿筋収縮と骨盤底筋や尿道括約筋の弛緩の協調運動がうまくできない小児に対して適応される．患者本人が排尿筋収縮と骨盤底筋の弛緩を理解できるよう，膀胱内圧や括約筋筋電図を同時に見せながら指導することで効果が得られる．しかし，この療法には排尿機能と子どもの心理をよく理解したコーディネーターが必要であり，わが国の臨床では限られた施設のみでしか実施されていない．電気刺激療法は，経皮的に末梢神経を刺激することによって排尿筋過活動を抑制し，overactive bladderを改善することが報告されている．

清潔間欠的自己導尿（clean intermittent self catheterization：CISC）は，underactive bladderやHinman症候群という尿排出障害に適応となる．CISCは，膀胱内を低圧状態にすることで尿路感染を予防し，膀胱壁の二次的変性を防ぐ目的で行われる．CISCを行うことにより排尿筋の収縮を改善させ，膀胱のretrainingになると考えられている．しかしこれらの小児では，二分脊椎に代表される神経因性膀胱と異なり尿道知覚が存在し，また学童期以降に初めてCISC導入が必要となる場合が多く，導入には困難を伴う．

2）薬物療法

抗コリン薬は，過活動膀胱治療の第一選択薬で，これにより排尿筋過活動を抑制し機能的膀胱容量が増大することが期待される．三環系抗うつ薬は，抗コリン薬と比較して抗コリン作用は弱いが，平滑筋を弛緩させ，下部尿路の抵抗を高めることで機能的膀胱容量が増大する．心毒性があることやてんかん発作を誘発することが報告されているため，十分な指導，服薬管理の下で服用するのが望ましい．

3）手術

機能的排尿異常のなかには，行動療法や薬物療法では効果が乏しく，高圧・低容量膀胱が進行し，腎・上部尿路障害や社会生活上の許容を越えた尿失禁状態に陥ることがある．これに対しては消化管利用の膀胱拡大術が適応される〔「神経因性膀胱」（p. 131）参照〕．

文献

1) Chandra M, et al.：Giggle incontinence in children：a manifestation of detrusor instability. J Urol **168**：2184-2187, 2002
2) Vesicoureteral Reflux：Topic 3 Management of children with vesicoureteral reflux and bladder/bowel dysfunction：AUA Guideline 2010
3) O'Donnell LJ, et al.：Detection of pseudodiarrhoea by simple clinical assessment of intestinal transit rate. BMJ **300**：439-440, 1990
4) 今村正明, 他：日本語版 DVSS(dysfunctional voiding symptom score)の公式認証—小児質問票における言語学的問題を中心に. 日泌会誌 **105**：112-121, 2014
5) Austin PF, et al.：The Standardization of Terminology of Lower Urinary Tract Function in Children and Adolescents：Update Report from the Standardization Committee of the International Children's Continence Society. J Urol 2014 Feb 4

（松井　太）

11. 夜尿症

病態

夜尿（おねしょ）とは夜間眠ったままで排尿することであり、排尿と睡眠の機構が大人型になる5歳以降になっても持続する夜尿を病的と考え「夜尿症」という。夜尿の自然消失は5歳以降毎年15%程度と報告され[1]、月1回以上の夜尿がみられる頻度は5〜9歳では約11%、10〜14歳では約4%程度と報告されている[2]。性差は一般に女子より男子に多く、男女比は3〜6：1といわれている。

外来を受診する患者のなかには、夜尿のみではなく昼間に尿失禁、頻尿などの症状を伴う場合があり、夜尿症全体の約15〜40%に昼間の下部尿路症状を伴うことがある。このため、基礎疾患の鑑別が重要で（表3）[3]、これらを治療すると夜尿症が改善することがある。また、基礎疾患のない夜尿症は、睡眠覚醒障害、夜間多尿、膀胱容量の低下などの要因が複雑に関与した症候群とされている。

診断

基礎疾患を除外するうえで、問診は大変重要である。昼間尿失禁、頻尿、尿意切迫感などの症状を伴っているか、膀胱炎や腎盂腎炎などの尿路感染の既往があるか、などが重要なポイントとなる。これらがある場合、泌尿器科的疾患を含めて精査する必要がある。また多飲、多尿がある場合は、尿崩症や糖尿病の可能性がある。その他、てんかんの有無（てんかん自体、あるいは抗てんかん薬が原因となることがある）、睡眠状態、特にいびきの有無（睡眠時無呼吸症候群の可能性がある）など、問診から得られる情報は多い。

検査については、尿検査、残尿測定、腎・尿路超音波検査、早朝尿浸透圧測定、夜間尿量測定を含む排尿日誌、夜尿日誌などにより、泌尿器科学的疾患の鑑別、夜尿の状態、夜間尿量、昼間の排尿状態等をチェックする。

昼間の症状が主である場合や、夜尿症の治療を1年以上行っても効果がみられない場合には、追加の検査として尿流動態検査や排尿時膀胱尿道造影（VCUG）を行い、膀胱機能障害や尿道狭窄等の有無を精査する。

治療法

夜尿症についての診療ガイドラインは日本夜尿症学会の「夜尿症診療ガイドライン」とInternational Children's Continence Society(ICCS)による「Evaluation of and treatment for monosymptomatic enuresis：a standardization document from the International Children's Continence Society」がある。

「夜尿症診療ガイドライン」[3]に取り上げられているものは、夜尿アラーム療法と抗利尿ホルモン、三環系抗うつ薬、抗コリン薬の3つの薬物治療である（表4）。

1） 夜尿アラーム療法

夜尿アラームは夜尿の水分を感知して警報が鳴る装置であり、この方法を第一選択として推奨している海外の文献[4]は多く、Evansらの EBM に基づいた報告[5]でも有効な治療法とされている。

アラーム療法は、夜尿直後に覚醒させるが、多くの症例で睡眠中の尿保持力が増大し、尿意覚醒

表3 夜尿の基礎疾患

夜尿の病因		基礎疾患	
夜間尿量増加（低張）	腎尿路疾患	先天性腎奇形	低形成腎 異形成腎 水腎症
	心因疾患	神経性多飲症	心身症
（高張）	内分泌疾患	尿崩症 糖尿病	
膀胱容量低下 （残尿増加）	腎尿路疾患	尿道疾患	尿道狭窄，後部尿道弁
		膀胱疾患	過活動膀胱 慢性尿路感染症 （排尿筋括約筋協調不全） （Hinmann syndrome）
	脊髄疾患による神経因性膀胱	脊髄破裂，tethered cord syndrome 脊髄腫瘍（filum terminale syndrome）	
その他	内分泌疾患	高カルシウム尿症	
	腎尿路疾患	先天性腎奇形	尿管性開口
	神経疾患	てんかん	
	耳鼻科疾患	睡眠時無呼吸症候群	

（河内明宏，他：日本夜尿症学会─夜尿症診療のガイドライン．夜尿症研究 10：5-14，2005 より改変）

表4 夜尿症の治療選択（ICCS）

1．夜尿アラームまたはデスモプレシンのどちらかを第一選択として使用する．
2．夜尿アラームが無効ならデスモプレシン，デスモプレシンが無効なら夜尿アラームを使用する．
3．両者とも単独で無効なら，夜尿アラームとデスモプレシンを併用する．
4．両者の併用が無効なら，併用療法に抗コリン薬を追加する．

1年以上治療して効果がないなら，小児泌尿器科専門医で膀胱機能や下部尿路を精査する．

をせずに朝までもつようになる．このことから，夜尿アラームの作用機序は夜間の膀胱容量が増大し，夜間尿量を上まわることで夜尿が治癒するのではないかと考えられている．

治療効果は，メタアナリシスによると治癒率は62〜78%であり，治療中止後の再発率は15%と報告[6,7]されている．しかしこの治療法は，本人の理解と家族の協力がないと継続がむずかしい．

2）抗利尿ホルモン薬

抗利尿ホルモン薬として，わが国ではデスモプレシン酢酸塩水和物点鼻スプレー（デスモプレシン・スプレー10協和）と，デスモプレシン酢酸塩水和物口腔内崩壊錠（ミニリンメルト® OD錠）が用いられる．

バソプレシンの誘導体であり，薬理作用は水の再吸収を促進し，尿量を減少させる．睡眠前に使用するが，水分を取りすぎた場合の水中毒に注意すべきである．この副作用を予防するため，使用2〜3時間前より翌朝までの水分摂取量は200mL程度以下に制限する必要がある．有効率はわが国では39.4%と報告されている．尿量が多い症例に対しては80〜90%に効果がみられるが，投薬中止後の再発率が40〜100%と高い．使用方法が簡便で効果の発現も速いため，第一選択の治療法の1つと考えられている．

3）三環系抗うつ薬

夜尿症の治療薬として古くより知られている三環系抗うつ薬にはクロミプラミン（アナフラニール®），イミプラミン（トフラニール®），アミトリプチリン（トリプタノール）などがあり，この順で効果が強い．夜尿症に対する薬理作用としては尿意覚醒を促進する作用，抗コリン作用，尿量減少作

用が知られているが，どの作用が夜尿に効果があるかははっきりしていない．重篤な血液・肝障害を起こすことがあり，海外で心毒性による死亡例の報告もあるため，十分な指導，監視のもと，注意をして服用させる必要がある．

有効率に関しては無作為対象試験においてわが国では43.1%，海外では50%前後と報告されている[8]．

4） 抗コリン薬

抗コリン薬は昼間の症状を有する患者や膀胱内圧測定において過活動膀胱と診断された患者においては，第一選択の1つである．前述のごとく，夜尿アラームや抗利尿ホルモン薬が無効であった症例に対し併用で追加使用する．

オキシブチニンの有効率はわが国では夜尿に対し8.3%，尿失禁に対しては53.8%と報告[9]されている．便秘，口渇などの副作用に注意する．

＊

夜尿症患者は全国で推定50万人といわれているが，実際に外来を受診しているのはその約20%に過ぎないとされている．それは，夜尿症が保護者のみならず医師をはじめ医療関係者にも，治療に値するような重要な疾患（状態）であると認識されていないからである．

夜尿もぜんそくなどの慢性疾患と同様に，患者本人のみならずその親の健康関連QOL（health-related QOL：HRQOL）をも低下させ，適切に治療をすることで損なわれたHRQOLが改善するという報告[10]がある．つまり，夜尿で悩む子どもとその親にしてみれば，「たかが夜尿．されど夜尿」の気持ちで，何とかしてほしいという気持ちで外来を受診しており，夜尿症は自然に任せておくべきものではなく，治療に取り組むことが重要であると考える．

文献

1) Forsythe WI, et al.：Enuresis and spontaneous cure rate：study of 1129 enuretics. *Arch Dis Child* **49**：259-263, 1974
2) 河内明宏，他：正常児および夜尿児の膀胱容量・夜間尿量および夜間の排尿行動に関する調査研究．日泌会誌 **84**：1811-1820, 1993
3) 河内明宏，他：日本夜尿症学会―夜尿症診療のガイドライン．夜尿症研 **10**：5-14, 2005
4) Läckgren G, et al.：Nocturnal enuresis：a suggestion for a European treatment strategy. *Acta Paediatr* **88**：679-690, 1999
5) Evans JH：Evidence based management of nocturnal enuresis. *BMJ* **323**：1167-1169, 2001
6) Hout AC, et al.：Effectiveness of psychological and pharmacological treatments for nocturnal enuresis. *J Consult Clin Psychol* **62**：737-745, 1994
7) Mellon MW, et al.：Empirically supported treatments in pediatric psychology：nocturnal enuresis. *J Pediatr Psychol* **25**：193-214, 2000
8) Monda JM, et al.：Primary nocturnal enuresis：a comparison among observation, imipramine, desmopressin acetate and bed-wetting alarm systems. *J Urol* **154**（2 Pt 2）：745-748, 1995
9) 横井茂夫：塩酸オキシブチニン―第Ⅳ相試験―．*Therapeutic Research* **16**：635-637, 1995
10) Naitoh Y, et al.：Health related quality of life for monosymptomatic enuretic children and their mothers. *J Urol* **188**：1910-1914, 2012

（内藤泰行）

C. 陰嚢，陰嚢内容の異常

1. 停留精巣，非触知精巣，移動性精巣（遊走精巣）

a. 停留精巣

　停留精巣は日常の小児科診療でしばしば遭遇する疾患であり，今日ではほとんどが出生時の診察や乳児検診（健診）で指摘を受け，泌尿器科，小児外科に紹介される．しかし本疾患の診断と治療については，残念ながら確固たる方針が決められてはおらず，専門の教科書や医学雑誌でも意見が分かれているのが現状である．ここでは標準的治療方針として，日本小児泌尿器科学会学術委員会が作成したガイドライン[1]を中心に話を進める．

 生理的精巣下降

　妊娠8～15週の期間にLeydig細胞から分泌されたINSL3により精巣導帯（gubernaculum）の膨大・短縮が起こり，精巣は内鼠径輪近傍に固定される．この同じころにテストステロンの影響で尿生殖堤の間膜の名残である頭側の堤靱帯（suspensory ligament）が退縮する．25～35週にかけ鼠径部に分布する陰部大腿神経（genitofemoral nerve）末端から神経伝達因子（calcitonin gene-related peptide：CGRP）が分泌され，この働きにより鼠径部から陰嚢内への複雑な精巣下降第2相が起こる．

 頻度

　停留精巣の発生頻度は新生児期で4.1%～6.9%，3か月で1.0%～1.6%，1歳時で1.0%～1.7%である．出生体重でみると2,500 g以上の成熟新生児では2.2%～2.7%，2,500 g未満の低出生体重児では19.8%～22.5%である．在胎週数でみると37週以降の満期産児では3.3%～3.4%なのに比べ，37週未満の早産児では17.3%～30.1%である[2]．出生時の停留精巣のうち60%～70%は出生後3か月以内に自然下降するが，低出生体重児や早産児ではその時期が遅くなる傾向がある．最終的に自然下降が得られた症例では，満期産児の場合は4か月までに，早産児では6か月までに全例が下降したと述べられている．

　近年，エストロゲン作用や抗アンドロゲン作用のある内分泌撹乱物質が停留精巣や尿道下裂の発生率を増加させているとの報告がみられる．イギリスでは停留精巣の発生頻度が20年間で1.6倍に増加し，米国，南米でも1985年以降増加傾向が指摘されている[3]．

 分類

　触知停留精巣（約80%）と非触知精巣（約20%）に分けられる．非触知精巣は鼠径管内精巣，腹腔内精巣，vanishing testisが含まれる（図1）．

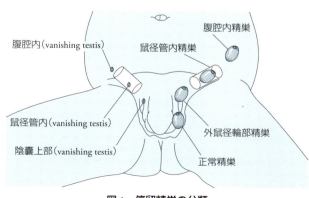

図1　停留精巣の分類

病態と手術の目的

停留精巣に対する治療の目的は，妊孕性のある精巣を陰嚢内に固定することである．精巣が陰嚢内に下降せず，その途中で留まることによる不利益には，不妊症，精巣の悪性化，鼠径ヘルニア，精索捻転症，外傷，および精神的なハンデキャップなどが考えられている．

1） 不妊症

停留精巣と男性不妊症の関連については古くから報告されている．妊孕性についての最終目標を正常妊娠と挙児を得ることにおけば，父性獲得率が最も有用な指標となるが，これまでの報告では精巣固定術と同時に施行された精巣生検の組織学的所見が主に用いられ，長期的な経過をみるためには精液所見が用いられるなど評価方法が異なっていたため，これらを単純に比較することはできない〔「手術治療とその効果」（p. 145）参照〕．

2） 精巣の悪性化

停留精巣と精巣腫瘍発生には関連があることが知られている．治療の有無，手術時の年齢に関わらず，停留精巣に発生する精巣腫瘍は精巣腫瘍全体の 2.9％ と述べられており，その頻度は一般に比べると約 4 倍となる[4]．ただし，手術年齢が 10 歳を過ぎると悪性化のリスクは増加する．

腫瘍発生の詳細な原因は不明である．片側停留精巣患者に発生した精巣腫瘍の 20％ が対側の陰嚢内精巣に発生しており，出生後の環境因子よりも遺伝的素因や胎児期の環境因子の影響が強いことを示唆している．未治療の停留精巣では悪性化のリスクは 16 倍と非常に高くなる．現時点では精巣固定術，そして早期の手術により，精巣悪性化のリスクを軽減できるという明らかな証拠はない．

3） 鼠径ヘルニア

精巣は在胎 7 か月以降に陰嚢内に下降する．それに引き続き，腹腔内と精巣鞘膜腔をつなぐ腹膜鞘状突起はほとんどが在胎 8 か月から生後 1 か月の間に閉鎖するが，停留精巣では開放のままとなっていることが多い．このため腹腔内容が腹膜鞘状突起を通り鼠径部や陰嚢内に下降する鼠径ヘルニアや陰嚢水腫を合併することがある．

4） 精索捻転症

精巣が陰嚢内に固定されていないため精索捻転が起こりやすいとされているが，実際には鼠径部に触知される精巣が捻転を起こすことは稀である．精管が短い場合や鼠径ヘルニアの合併と関係があると推測されている．診断は容易ではなく，精巣上体炎やヘルニア嵌頓との鑑別が難しい．腹腔内精巣が捻転を起こしたときには精巣腫瘍を疑わなければならない．

5） 外傷

陰嚢内精巣は可動性があり，外力に対しても直接外傷を受けにくいが，鼠径部精巣は恥骨との間に挟まれることにより外傷を受けることがある．

6） 心理的問題

陰嚢内に精巣がないことによる心理的影響は明らかにはされていないが，片方の精巣しかないという引け目，妊孕性についての不安感，友人や性交渉の相手に指摘されるのではという心配，思春期の負の body image など，停留精巣による心理的負担は少なくない．

診断（図 2）[9]

1） 病歴の聴取

家族歴として停留精巣や染色体異常，遺伝性疾患，その他の泌尿生殖器疾患の有無などを聞き，妊娠中の異常，出生時の在胎週数と出生体重を聴取する．出生時あるいは健診で精巣の異常を指摘されなかったか，日常生活で精巣を触れたことがないのかは，移動性精巣を除外するときの重要なポイントとなる．鼠径ヘルニア手術の既往があれば，術前の精巣位置に問題はなかったかを聞く．

2） 理学的所見

外陰部の診察では挙睾筋反射が起こらないよう患児の緊張をできるだけ除き，指を暖め優しく鼠径管から陰嚢にかけて触診する．片側例では陰嚢内に下降している精巣の大きさも調べる．尿道下裂や奇形症候群を合併していないかにも留意する．

3） 画像診断

精巣がいずれかに触知されるときには画像診断の必要はないが，その硬さと大きさに疑問を感じ

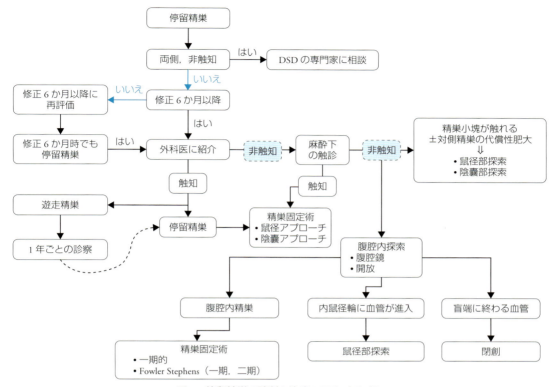

図2　停留精巣の診断と治療のアルゴリズム
(Kolon TF, et al.：Evaluation and Treatment of Cryptorchidism：AUA Guideline. *J Urol* 192：337-345, 2014 より改変)

る場合には超音波検査が勧められる．停留精巣の約20％を占める非触知精巣[5]のうち鼠径管内精巣に対しては画像検査が有用なときがあり，超音波検査やMRIなどが用いられる．MRIは精巣の存在診断としての特異度はほぼ満足できる段階にあるが，感度はまだ低いため，MRIで手術が不要となることはほとんどない．

4) 内分泌学的検査

内分泌検査が必要となるのは両側の非触知精巣で，無精巣症，46,XX-DSDなどの性分化疾患との鑑別に用いられる．ゴナドトロピン値とテストステロン値の測定が一般的で，生後6か月以前では生理的なLH-surgeの状態にあるため，hCG負荷を加えなくても評価が可能である．この時期を越えるとゴナドトロピン値は低値となるため，hCG 3日間の負荷テストが必要となる．血清AMHが測定できれば精巣組織が存在するか否かの補助的根拠となる．思春期前になれば血清inhibin B値はFSH値と負の相関を示し，負荷テストによるテストステロン値とは正の相関を示す．しかし，内分泌学的結果がどのようであれ，多くの場合は性腺の外科的検索は必要である．

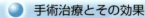

1) 手術時期と妊孕性

妊孕性は精巣の組織所見，精液所見，父性獲得の3項目で評価されている．幼少時には精巣固定術の際の精巣生検所見で予後が推測され，思春期以降は精液所見で評価されるが，究極の妊孕性は正常の妊娠と挙児を得ることで評価される．

精巣固定術時の生検組織標本では年齢とともに精巣の組織障害が進行することが示されている．1歳を越えるとfertility indexの異常を示し，1歳半までに精細管の萎縮，精祖細胞の減少，間質の増生がみられ，また2歳前にはspermatic indexが低下するなどの報告がある[6]．これらはいずれも時間とともに精細管が進行性に障害されることを示しており，停留精巣に対する早期手術の背景となった．

精液所見と妊孕性を長期に検討した報告はまだ少ない．早期手術により精液所見や妊孕性が改善するかに関しても意見が分かれている．父性獲得率については手術が2歳までに加えられたときには90％，3〜4歳までは50％，その後は30％と報告されている．また，片側停留精巣ではすでに陰嚢内に下降している精巣も，精子形成あるいは性路における何らかの障害を受けているとの意見もみられる．

2) 推奨されるべき手術時期

これまで述べた停留精巣の病態と手術治療の効果から，精巣自然下降の可能性と悪性化のリスク，そして妊孕性の3つを検討すると，精巣固定術の時期は1歳前後から2歳頃までが望ましいことになる．ただし，満期出生の場合には，3か月以降の自然下降の可能性が稀であるとの報告に基づけば，さらに早期の治療が加えられる可能性もある．

● 標準的な手術法

停留精巣に対する精巣固定術の目的は，血流障害を予防しながら精巣を陰嚢内に固定することである．術式は定型的な鼠径部切開による方法，精巣血管を切断するFowler-Stephens法，顕微鏡下の自家精巣移植術，腹腔鏡を用いる方法などがある．手術成功の基準を，陰嚢内に位置し，かつ萎縮のない精巣とすると，手術成功率は術前の精巣の位置に左右され，腹腔内精巣では74％，鼠径管内と腹腔内を行き来するpeeping testis 82％，鼠径管内精巣87％，外鼠径輪より下方にある精巣では92％となっている．また術式別では鼠径部切開による固定術では89％，一期的Fowler-Stephens法67％，二期的Fowler-Stephens法77％，経腹的固定術81％，自家精巣移植84％と述べられている[7]が，定型的術式以外の手術成績はよすぎるように思われる．

1) 触知停留精巣に対する手術

鼠径部切開による精巣固定術が推奨される．精索から腹膜鞘状突起を切離し，血管の損傷なくその長さを伸ばすことが最も重要な操作である．陰嚢皮膚とダルトス筋膜との間に空間（ポケット）を作り，精巣を内側からダルトス筋膜を貫通させこのポケット内におさめる．実際にはダルトス筋膜と精巣との間に固定糸をかける操作が用いられることが多いが，精巣白膜に固定糸をかけると精巣の炎症反応のため不妊の危険性が高くなるとも述べられている．

b. 非触知精巣

非触知精巣の場合には腹腔内精巣，鼠径管内精巣，vanishing testis，精巣無発生のいずれかが考えられる．片側の非触知精巣では腹腔内精巣が約29％，鼠径管内（peeping testisも含む）約12％，無発生20％，鼠径管以下のvanishing testis 38％とされている[1]．このような片側症例のうち半数以上を占める鼠径管内以下の精巣や遺残組織の部位診断は腹腔鏡のみでは困難であり，従来から行われている鼠径部切開で診断と確実な治療が可能となる．また，鼠径部から鞘状突起を開くことで腹腔内精巣の多くは診断できることから，片側非触知精巣の全例に腹腔鏡を先行することは必ずしも推奨されない．

一方，両側症例（片側非触知精巣，反対側触知精巣を含む）では腹腔内精巣が57％，鼠径管内（peeping testisを含む）26％，無発生9％，鼠径管以下の vanishing testis 9％とされている[1]．両側症例で精巣組織の存在を確かめるにはhCG負荷テストなどの内分泌検査が有用である．精巣組織の存在が示唆される症例では腹腔内精巣の可能性が高く，内性器の検索も含めた腹腔鏡検査が勧められる．

vanishing testisは，胎児期の精巣捻転か血流障害により起こったものと考えられている．精巣は小さく萎縮し，その形状から精巣小塊（nubbin）とよばれており，この遺残組織の扱いについては意見が分かれている．遺残組織の約10％には精巣組織が含まれている[8]ことから，将来の悪性化を考慮して摘除するとの意見が一般的であるが，その遺残組織から腫瘍が発生した報告がなく，存在部位も触診で分かる場所のため，摘除することについての根拠に乏しいとの意見もみられる．

腹腔鏡を用いた精巣固定術については，開放手

術と同様に精巣血管に余裕があるときには一期的精巣固定術，精巣血管に余裕がない場合には主として一期的あるいは二期に分けたFowler-Stephens法が用いられる．なかでもFowler-Stephens法については開放手術による成功率が67％（一期的）から77％（二期的）なのに比べ，腹腔鏡手術では78％から92％と良好な成績が期待されると述べられているが，Fowler-Stephens法を施行する適応の違いが根底にあるため，成績の単純な比較は難しい．

c. ホルモン療法

停留精巣に対するホルモン治療の目的は視床下部—下垂体—性腺系のいずれかを刺激することにより精巣Leydig細胞からのテストステロン分泌を亢進させ，精巣下降を促進させることである．外因性hCG，外因性GnRH，またはLHRHの単独あるいは組み合わせによる投与が報告されている．hCGは構造的にLHに類似しており，Leydig細胞の強力な刺激作用を有する．hCG投与による治療有効率は停留精巣全体で19％から49％と差がみられ，よい結果を示すのは特定の症例で，年長児，移動精巣，外鼠径輪より下方の精巣など治療前の精巣の位置が低いほど有効性が高いことが報告されている．腹腔内精巣では投与後に精巣を触知できるようになったのが67〜80％あり，非触知精巣を触知精巣にする効果が報告されている．

ホルモン療法の副作用には外陰部の色素沈着，陰茎増大，陰毛発育，成長の加速などがみられる．精巣の組織学的変化については，1〜3歳までに精巣固定術が加えられた群とhCG投与後に精巣固定を受けた群とを比較すると，ホルモン治療を先行した群では精祖細胞の減少，アポトーシスの増加がみられると報告されている．治療終了後には最大25％に精巣の再挙上が報告されている．

d. 移動性精巣

定義

移動性精巣（移動精巣，遊走精巣）は陰嚢内から鼠径部，さらに稀には腹腔内まで容易に移動する精巣の状態であり，多くは精巣挙筋の反射的な収縮により挙上すると考えられている．

診断

停留精巣の治療にあたっては移動性精巣を鑑別することが重要であるが，これは必ずしも容易でないこともある．まず大切なことは，いつ頃から精巣の挙上に気づいたかで，出生時あるいは早期検診で既に精巣の位置異常を指摘されていなかったかを問い合わせる．生後6か月頃から精巣挙筋反射が始まり，寒さや緊張により精巣は陰嚢内から上方に移動する．学童期前後（5〜7歳頃）になると挙睾筋反射が最も顕著になる．診察に際しては暖かい部屋で指先も暖め，できるだけ子どもに緊張を与えないような配慮をする．仰臥位や立位では精巣が挙上している場合でも，座位をとり下肢を軽く開いた姿勢では精巣挙筋反射が弱くなり，陰嚢内に下降することも多い．両親には入浴中や睡眠中の精巣の位置をチェックしてもらう．

治療方針

移動精巣は正常に発育し，将来正常な妊孕性を得るため，精巣固定術の必要はないとの考え方が一般的である．通常は思春期前には再び陰嚢内に下降するため，移動性精巣との診断がつけば原則として経過観察とすることが望ましい．停留精巣との鑑別が難しいときや，学童期後期になっても挙上していることが多いときには，経過観察を続けるか手術を加えるかはインフォームドコンセントを尊重して方針をたてる．稀であるが経過観察中に精巣が挙上したまま固定する挙上精巣（上昇精巣）となることがあり，定期的な診察が望ましい．

e. 最新の停留精巣ガイドライン(AUA guideline 2014)から[9]

停留精巣ガイドラインが2014年に米国泌尿器科学会から発表された．非専門医向けに，診断と治療に関し16のガイドライン声明をあげている．基本的で常識的なことが多く含まれており，この疾患に関わる医師は，再認識しながら，一読する価値がある．現時点で，停留精巣のガイドラインとしては最新のものであるが，米国と日本で診療体系が異なることに留意しなければならない．

● 病歴聴取

出生時の情報(週数と体重)を必ず聴取する必要がある．

● 触診

乳幼児健診時には，精巣の触診を行い，硬さと位置を確認する必要がある．
①両側非触知停留精巣(表現型が男子)
非外科医：性分化疾患の可能性があるので，すぐに性分化疾患(DSD)の専門家へ紹介する．
DSD専門家：先天性副腎皮質過形成が除外できたら，無精巣症(両側vanishing testis)の評価のため，hCG負荷試験や各種ホルモン検査(LH，FSH，テストステロン，抗Müller管ホルモン，インヒビンB)を行う．
②停留精巣に高度尿道下裂を合併している場合：性分化疾患の可能性を考慮する(染色体検査)．

● 画像診断

外科医に紹介する前に，画像診断(超音波検査，MRI)を行うことは，治療方針決定に役に立たないので行うべきではない．しかし外科医が術前に，行うことの可否については論じられていない．

● 治療

手術療法を前提に記載されている．
①ホルモン療法(hCG)：反応が乏しいこと，長期にわたる有用性の欠如から推奨されていない．
②手術時期：推奨される手術時期は，自然下降が期待できない生後6か月(修正6か月)から1年以内，つまり生後18か月時まで．生後6か月(早期産児は修正6か月まで)に診断された停留精巣は，1年以内に手術を計画する．
③手術療法：精巣固定術．
触知精巣：陰嚢部(創1つ)もしくは鼠径部(創2つ)からの精巣固定術
非触知精巣：全麻下の触診で触れなければ，開腹もしくは腹腔鏡下精巣固定術を行う．精巣は精巣血管の先端に位置しているので，まず精巣血管を探し，末梢を観察する．
④手術療法：精巣摘除．
適応：❶対側精巣が正常である．❷精巣がsalvageできない場合(精巣，精巣血管，精管が形成不全：高位停留精巣，vanishing testisなど)．❸精巣をsalvageしても利点が少ない場合(思春期以降)．

● フォローアップ

長期の関わりを推奨している．
遊走精巣は，少なくとも年1回は，上昇しないかどうか経過観察するべきである．
停留精巣や単精巣(Vanishing testis)で治療を受けた患児と家族に対し，長期にわたる問題点と危険性(男性不妊症と精巣悪性化)について相談し，患児には自己触診などを教育するべきである．

● 文献

1) 日本小児泌尿器科学会学術委員会：停留精巣診療ガイドライン．日小泌尿会誌 **14**：117-152, 2005
2) Ghirri P, et al.：Incidence at birth and natural history of cryptorchidism：a study of 10,730 consecutive male infants. *J Endocrinol Invest* **25**：709-715, 2002
3) Paulozzi LJ：International trends in rates of hypospasias and cryptorchidism. *Environ Health Perspect* **107**：297-302, 1999
4) Moller H, et al.：Testicular cancer and cryptorchidism in relation to prenatal factors：case-control studies in Denmark. *Cancer Causes Control* **8**：904-912, 1997
5) Kogan SJ：Cryptorchidism. In：Clinical Pediatric Urology, 3rd ed. Saunders, 1050-1083, 1992
6) McAleer IM, et al.：Fertility index analysis in cryptorchidism. *J Urol* **153**：1255-1258, 1995
7) Docimo SG：The results of surgical therapy for cryptorchidism：a literature review and analysis. *J Urol* **154**：1148-1152, 1995
8) Rozanski TA, et al.：The remnant orchiectomy. *J Urol* **155**：712-714, 1996
9) Kolon TF, et al.：Evaluation and Treatment of Crypto-

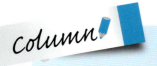

妊孕性改善を目的とするホルモン治療

精巣での精細胞の分化は大きく3つの過程を経ており，まず未分化な精細胞（原始生殖細胞）が生後2〜3か月でadult dark（Ad）精原細胞に変化を始め，6か月頃までには精細管から原始生殖細胞は消失する．その後4〜5歳頃には第1次精母細胞が出現し，思春期には減数分裂により精子が形成される．最初の原始生殖細胞からAd精原細胞への変化はLH／テストステロンサージの時期と重なっており，このような内分泌学的変化が精細胞の成熟の引き金になると考えられている．停留精巣では，6か月を過ぎても原始生殖細胞が残存し，Ad精原細胞への分化が進んでいない組織所見を示しており，精細胞成熟障害の理由の1つは停留精巣患者でLH，サージあるいはテストステロンサージが正常に比べて低いことと関連があると考えられている．このため，精巣固定術時の生検でAd精原細胞数が少ない症例に対しホルモン療法が試みられ，精巣固定術後にLH-RHアナログであるbuserelinを投与した結果，精液所見の改善がみられたとの報告[1]がある．

文献

1) Halziselimovic E, et al.：Treatment with luteonizing hormone-releasing hormone analogue after successful orchiopexy markedly improves the chance of fertility later in life. *J Urol* **158**：1193-1195, 1997

（島田憲次）

2. 陰嚢水腫（精巣水瘤），精索水腫（精索水瘤）

● 病態

精巣下降に伴って進展する鞘状突起の閉鎖不全もしくは閉鎖遅延により，鞘膜内に液体が貯留することによって発症する．精巣固有漿膜腔に液体が貯留したものを陰嚢水腫（精巣水瘤），鞘状突起内で液体が貯留したものを精索水腫（精索水瘤）という（図3）[1,2]．

1 小児期の鼠径ヘルニアも同じく鞘状突起の閉鎖不全によっておこり，腹腔内容が鼠径管内〜陰嚢内に脱出した状態をいう．

2 abdominoscrotal hydroceleは，水腫が巨大で緊満しているため，陰嚢から下腹部に至る腫瘤として触知する非典型的な小児の陰嚢水腫で，頻度は小児の陰嚢水腫の1.25%でみられる．両側例が30%で，通常のTypeに比べると自然消失しにくい．

● 頻度

陰嚢水腫・鼠径ヘルニアの疾患頻度は1〜3%程度とされている．剖検所見では，乳児期に鞘状突起が完全に閉鎖しているのは18%程度，1〜2歳の陰嚢水腫手術症例のデータでは反対側の鞘状突起が閉鎖しているのは60%程度と報告されている．

しかし，鞘状突起開存が直接陰嚢水腫の発生に結びつくのではなく，肉眼的に鞘状突起が閉鎖している症例でも水腫を伴うことが多い．

● 症状・検査

一般的には無症候性の陰嚢腫大を訴え受診するが，大きい水瘤では疼痛や不快感を訴えることがある．

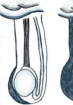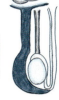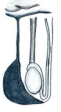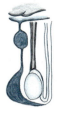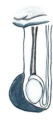

図3　精巣水瘤と精索水瘤の分類
（日本小児泌尿器科学会ウェブサイトより）

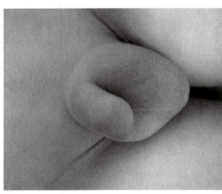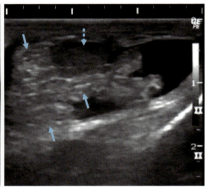

図4　大網が鼠径管内に脱出した陰嚢水腫
矢印：大網　破線矢印：精巣

　陰嚢の発赤や圧痛はない．弾力軟の腫瘤として触れることが多いが，緊満して固く触知することもある．腹圧によりサイズが増大することがある．
　古典的な診断法として透光性試験があるが，ヘルニアでも透光性を示すことがあるため，確定診断は下せない．
　診断には超音波検査が極めて有用で，ヘルニアとの鑑別は容易である．大網の脱出を伴えば高輝度の突出物が呼吸とともに動くのが観察される（図4）．
　水瘤が，精巣を包むように存在すれば，陰嚢水腫，精巣とは別に陰嚢上部から鼠径部にあれば精索水瘤と診断できるが，実際には両者の鑑別は臨床的意味は少ない．

治療方針

1）　経過観察

　新生児〜乳児期では95％以上が1年以内に，幼児期では65〜70％が3年以内に自然治癒するといわれている．また，水腫が存在しても重篤な合併症をきたすことがないため，消化管脱出が否定できれば経過観察が選択される．

2）　手術適応

①1〜2年間経過観察しても縮小傾向がない．
②水腫の緊満が強い．
③痛みなど症状がある．
④鼠径ヘルニアを合併している．
　①，②については手術適応とするか否か意見が分かれる．

手術

　小児における陰嚢水腫に対する標準術式は鼠径部切開による根治術であり，皮膚切開は2〜2.5 cmの小さい皮膚切開で可能で，美容面でも満足度は高い．腹腔と交通している腹膜鞘状突起を内鼠径輪部で離断・結紮すれば，末梢側の処置は原則必要ないとされているが，水腫が大きい症例では，末梢側の鞘膜を開窓し，内容液を除く方がよい．

　合併症としては，再発（0.1〜1.0%），二次性の停留精巣，精巣萎縮（0.3%），精管損傷（0.13〜0.3%）などがあるが，表に現れないこのような合併症はさらに頻度が高いと考えられる．

　小児において，経皮穿刺・吸引は，再貯留のリスクが高いこと，ヘルニア合併時は消化管損傷や腹腔内感染のリスクを伴うことから，原則禁忌である．

 保護者への説明

　経過観察が選択された場合，経過中にヘルニア嵌頓をきたす可能性があるため十分説明をしておく．

　一側の手術後に，反対側に陰嚢水腫が出現することもある．

■ 文献

1) Wein AJ, et al. : Campbell-Walsh Urology. 10th ed., Elsevier, 3582-3586, 2012
2) Godbole PP, et al. : Patent processus vaginalis. In : Gearhart JP, et al. (eds), Pediatric Urology. 2nd ed., Saunders, Philadelphia, 577-584, 2009
3) Clinical Pediatric Urology. 5th ed., 1271-1277, 2007

（小林憲市）

3. 陰茎前位陰嚢・二分陰嚢

 病態

　陰茎前位陰嚢・二分陰嚢は，胎生期に発生する外陰部形成異常である．陰茎前位陰嚢は陰嚢の一部が陰茎よりも頭腹側に位置する不完全型と，陰嚢全体が陰茎よりも頭腹側に位置する完全型に分類される．二分陰嚢は完全に左右の陰嚢が分離した状態である．胎生初期に陰唇陰嚢隆起が尾側へ移動し，癒合することで陰嚢が形成されるが，その移動異常があると癒合が不完全となるため，陰茎前位陰嚢・二分陰嚢を発症する．多くの場合，陰茎前位陰嚢や二分陰嚢は高度の尿道下裂を合併する．また，腎尿路，中枢神経系，消化器，呼吸器，四肢，心血管系，顔面，眼，仙骨形成不全，Aarskog症候群などの多様な先天異常，8トリソミーや13トリソミーなどの染色体異常，性染色体異常などでも合併すると報告されている[1,2]．

 頻度

　尿道下裂を含む外陰部先天異常を合併しない単独発症の完全型陰茎前位陰嚢・二分陰嚢は非常にまれであるが，高度尿道下裂症例や性分化疾患は不完全型陰茎前位陰嚢を合併することが多いため，比較的多く散見される．

 発見のきっかけ

　多くの場合，出生時に外陰部異常を指摘される．

 検査

　陰茎と陰嚢の転置が完全型陰茎前位陰嚢で，陰嚢外観が正常である症例では，75%以上の症例で異形成腎などの重大な尿路先天異常が認められることから，超音波検査と排尿時膀胱尿道造影が必要である[1]．高度の尿道下裂と陰嚢内容の異常を合併する症例では性分化疾患も念頭に置き，染色体検査や内分泌検査を行う．また，その他の合併疾患の有無によっては，小児科や小児外科と連携した検査が必要となる．

 治療

　種々の手術法が報告されているが，1973年にGlennとAndersonが報告した陰嚢形成術[3]が主流となっている（図5）．尿道下裂を合併する症例では尿道下裂修復術と一期的に行う報告もあるが，陰茎皮膚，包皮への血流が両側の陰嚢上部から来ることと，尿道下裂の術後にはそれだけで外陰部

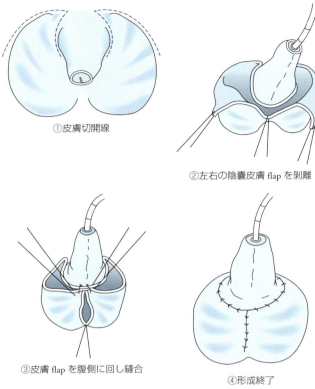

①皮膚切開線
②左右の陰嚢皮膚flapを剥離
③皮膚flapを腹側に回し縫合
④形成終了

図5　陰茎前位陰嚢に対する陰嚢形成術

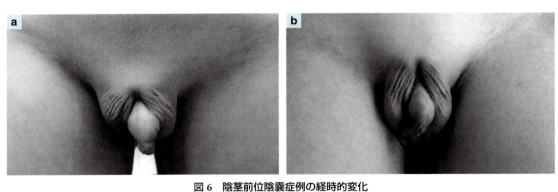

図6　陰茎前位陰嚢症例の経時的変化
a：2歳時　**b**：4歳時
陰嚢が成長することで，陰茎前位陰嚢が目立つようになっている．

外観が改善されることから，尿道下裂術後6か月以上の期間をあけて，二期的に陰嚢形成術を施行するのが望ましい．尿道下裂を合併しない場合，患児の成長を待っても陰茎前位陰嚢・二分陰嚢は改善することはなく，むしろ悪化する症例が存在することもあるため（図6），外陰部外観の変化をみながら手術の適応，時期を考える．

保護者への説明

陰茎前位陰嚢・二分陰嚢は外陰部の形成異常である．外陰部の外見が気になるのであれば，乳児期に形成手術を行うことが多いが，その時期については思春期以前ではいつでも施行できる．尿道下裂を合併している場合は，尿道下裂修復術を施行した後，半年以上の期間をおいてから陰嚢形成

術を行う．また，その他の疾患を合併している場合は，小児科や小児外科と連携して検査および治療を進める．

 文献
1) Palmer JS：Abnormalities of the External Genitalia in Boys. Wein AJ, et al.：Campbell-Walsh Urology. 10th ed, Saunders, 3554-3555, 2011
2) Michael F. MacDonald, et al.：Abnormalities of the penis and scrotum. Steven G. Docimo, et al.：The Kelalis-King-Belman Textbook of Clinical Pediatric Urology. 5th ed, informa healthcare UK Ltd, 1246, 2007
3) Glenn JF, et al.：Surgical correction of incomplete penoscrotal transposition. *J Urol* **110**：603-605, 1973

（小原　崇）

4. 異所性陰嚢，副陰嚢

a. 異所性陰嚢

 病態

異所性陰嚢は，片側陰嚢が完全に対側陰嚢と分離し，明らかに異常な場所に陰嚢が認められる位置異常であり，通常，患側の精巣は異所性陰嚢内に存在する．異所性陰嚢の多くは鼠径管に沿って存在し，まれではあるが，会陰部に位置する報告もある[1]．また，異所性陰嚢と同側の上部尿路先天異常や異所性尿管を合併することが知られており，停留精巣，鼠径ヘルニア，膀胱外反，骨格異常，陰茎捻転，尿道索，尿道下裂，口蓋裂，多くの先天奇形を合併する膝窩翼状片症候群（popliteal pterygium syndrome）との関連も報告されている[1,2]．膀胱/総排泄腔外反症の男子の多くは異所性陰嚢を伴う．

 頻度

異所性陰嚢はまれであり，正確な発症率は不明である．

 検査

異所性陰嚢を有する患児に関しては，先天的な腎尿路異常の合併の可能性があるため，超音波検査などでの上部尿路の評価が必要である．

 治療

通常，陰嚢形成術が行われる．また，正常位置へ形成移動した陰嚢内への精巣固定術も同時に施行する．陰嚢形成術ならびに精巣固定術は，生後6〜12か月頃に行うが，もしほかに外科的治療が必要な合併症がある場合は，より早期に行う場合もある[1]．

 保護者への説明

異所性陰嚢は外陰部の形成異常である．多くの場合，同側の腎尿路異常も合併するため，超音波検査などの検査が必要である．治療は陰嚢形成術であり，陰嚢形成術の際，精巣をその陰嚢内に固定する手術も同時に施行する．

b. 副陰嚢

 病態

副陰嚢（図7）は正常発達した陰嚢に加えて，他の場所に陰嚢組織が存在する異常であり，通常，副陰嚢内に精巣は存在しない．副陰嚢は多くのケースで会陰部にあると報告されており，会陰部脂肪腫と密接な関連があるとされる．会陰部脂肪腫を合併しない場合は，尿道下裂，陰茎重複症，肛門奇形，VACTERL（vertebral〈椎体〉，anal〈肛門〉，cardiac〈心〉，tracheoesophageal〈気管〉，renal〈腎〉，limb〈四肢〉）連合疾患との関連があるとされる．副陰嚢の発症原因はわかっていないが，胎

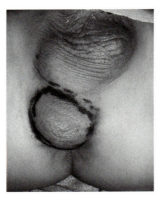

図7　副陰囊

生早期に陰唇陰囊隆起が二分割され，その一方が副陰囊になるとする説と，先天的な脂肪腫の存在が陰唇陰囊隆起の発達を阻害し，そのために副陰囊が生じるとの説がある．

● 頻度

副陰囊は非常にまれであり，世界で数十例が報告されているのみである[3]．

● 検査・治療

副陰囊の治療は合併する脂肪腫切除術である．その際の病理組織診断で，肉様膜構造が確認されれば，副陰囊と組織学的に確定診断される．

文献

1) Palmer JS：Abnormalities of the External Genitalia in Boys. Wein AJ, et al.：Campbell-Walsh Urology. 10th ed, Saunders, 3554-3555, 2011
2) Michael F. MacDonald, et al.：Abnormalities of the penis and scrotum. Steven G. Docimo, et al.：The Kelalis-King-Belman Textbook of Clinical Pediatric Urology. 5th ed, informa healthcare UK Ltd, 1246, 2007
3) Ratan SK, et al.：Perineal accessory scrotum. *Indian J Pediatr* **70**：679-680, 2003

（小原　崇）

5. 精索静脈瘤

● 病態

精索静脈瘤（varicocele）は，精巣や精巣中枢側の静脈（蔓状静脈叢・精巣静脈）が怒張し，静脈瘤が形成された状態である．精索静脈瘤はおもに左側に発症する．これは，左精巣静脈が左腎静脈につながっているため（右精巣静脈は直接下大静脈につながっている），右精巣静脈と比較して，①左精巣静脈の距離が長く立位での静脈圧が上昇しやすい，②左腎静脈が腹部大動脈と上腸間膜動脈に挟まれており，静脈還流障害が起こりやすい（いわゆる nutcracker 現象），③左精巣静脈は腎静脈への流入角が広い，などが原因として考えられている．このため，右と比較して，精巣静脈弁の異常をきたしやすく，精索静脈瘤が発症すると考えられている．

● 頻度

学童期・思春期男子の8〜16％，成人男性の15％程度に認められるのに対し，男性不妊症患者では20〜40％と高率に認められる．このため，男性不妊症の原因の1つとして考えられている．

● 症候

10〜15歳頃に初めて症状を訴えることが多いが，無症候性のことも少なくない．学童期・思春期のおもな症状は，陰囊部不快感であるが，精巣の大きさの左右差，陰囊内の瘤を主訴に外来を受診する患児もいる．精索静脈瘤を放置すると，静脈血の滞留によって精巣内温度が上昇し，精巣容量の低下や男性不妊症の原因になるため，陰囊部不快感を訴える患児が外来を受診した際は，精索静脈瘤も念頭に置いて診察する必要がある．

● 検査

精索静脈瘤の診断は，視診，触診，超音波検査（可能であれば超音波ドプラ検査）が行われる（図8）．成人症例の場合には，精液検査も合わせて行う．視診・触診では，立位腹圧負荷（Valsalva maneuver）をかけて診察することで，より診断しやすくなる．超音波検査では怒張した蔓状静脈叢を認めることができる．また，血流シンチグラ

C．陰嚢，陰嚢内容の異常

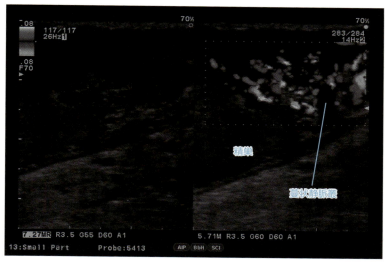

図8　精索静脈瘤症例の超音波所見
精巣頭側の蔓状静脈叢が怒張している様子が観察される．
（口絵⑲，p. iv 参照）

フィーを用いた診断の報告もあるが，一般的とはいえない．

● 治療

精索静脈瘤は，立位腹圧をかけたときにのみ確認できる Grade 1，触診のみで容易に確認できる Grade 2，陰嚢皮膚を通して静脈瘤が確認できる Grade 3 に分類される．小児に関しては，陰嚢部不快感・痛みがある場合，精巣容積に明らかな差（2 mL 以上）がある場合に治療適応とされる．治療方法は，①後腹膜到達法による精巣静脈高位結紮術，②腹腔鏡下精巣静脈高位結紮術，③鼠径到達法による（顕微鏡下）精巣静脈低位結紮術，④経皮的塞栓術に分けられるが，近年はより侵襲の少ない治療法が選択され，術後の陰嚢水腫や再発率が低いという理由から，顕微鏡下精巣静脈低位結紮術が施行されることが増えている．

● 予後・管理

陰嚢部不快感・痛みがある場合の手術適応に関しては，異論はないと考えるが，軽度の精索静脈瘤に対する手術適応に関しては意見が分かれる．しかし，成人期に精索静脈瘤手術を行っても精液所見の改善しない症例が存在し，小児期からの精索静脈瘤が精子形成に悪影響を与えている可能性があること，また精索静脈瘤が二人目男性不妊症の原因の 70〜80％ と，一人目男性不妊症よりも高く，進行疾患の可能性が否定できないことから，積極的な治療を勧める意見もある．また，手術を施行しない症例に関しても，定期的な経過観察は必須であり，小児泌尿器科から成人泌尿器科への carry-over が必要な疾患の1つであるといえる．

● 保護者への説明

精索静脈瘤は精巣静脈血の逆流によって引き起こされており，精巣機能低下の原因となり，男性不妊症につながる可能性がある．不快感・痛みを伴う場合，精巣の大きさに左右差がある場合は治療を行う必要がある．また，軽度の場合でも，今後進行する可能性があり，手術を行うか，もしくは定期的な経過観察が必要である．

▣ 文献

- Barthold JS：Abnormalities of the Testis and Scrotum and Their Surgical Management. Wein AJ, et al.：Campbell-Walsh Urology. 10th ed, Saunders, 3574-3582, 2011
- Michael F. MacDonald, et al.：Abnormalities of the penis and scrotum. Steven G. Docimo, et al.：The Kelalis-King-Belman Textbook of Clinical Pediatric Urology. 5th ed, informa healthcare UK Ltd, 1247, 2007
- 林裕太郎，他：陰嚢内容の異常；精索静脈瘤．吉田修（監）：ベッドサイド泌尿器科学．改定第4版，南江堂，1011-1017，2013

〈小原　崇〉

D. 陰茎の異常

1. 包茎とその合併症

● 病態

　包茎とは，包皮の先端が狭いために亀頭を露出できない状態を指す(真性包茎)(図1)．包皮口は狭くはなく用手的に亀頭が露出できるが，余剰の包皮のため通常は亀頭が露出していない状態を仮性包茎とよび，前述の真性包茎とは区別される．包皮の内側(内板)は扁平上皮で覆われており，新生児期から乳児期，幼児期にかけては亀頭上皮と生理的に癒着している．生後3～4か月すればこの扁平上皮は剝脱しはじめ，それが集まり白色のチーズ状の恥垢とよばれる塊となる(図2)．これはときに膿汁と間違えられることがある．包皮内板と亀頭の一部の癒着は10歳を越えても残っている場合も珍しくはない．新生児，乳児でにこのような生理的癒着も重なり，半数以上では亀頭先端の一部さえ見ることができず，1歳でも包皮が完全に露出できるのは男子の20%，あるいはそれ以下に限られている．この状態は幼児期の尿路感染の誘因になるとの意見がみられる一方，繊細な外尿道口を保護する意味で都合がよいとの考え方があり，特におむつを着けている間はアンモニアによる粘膜障害を防ぐ意味があるとされる．このため包皮剝離や包茎に対する治療には慎重である

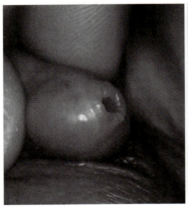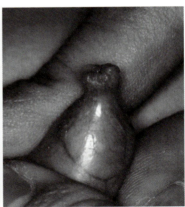

図1　小児の包茎

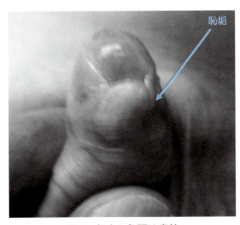

図2　包皮と亀頭は癒着
(口絵⑳, p.v 参照)

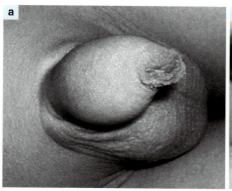
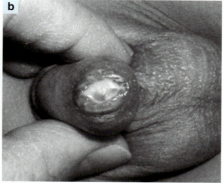

図3　包皮炎，亀頭包皮炎
a：陰茎全体の発赤腫脹　b：包皮と亀頭の間から膿汁排出
（口絵㉑，p. v 参照）

べきとの意見がみられる．

　このような観点からみれば，乳幼児期の男子では亀頭を完全に露出できない状態は"病的"ではなく，むしろ生理的に何らかの意味があると考えたほうがよいであろう．しかし，いまだに乳幼児期早期から亀頭を完全に露出すべしとの固定観念がもたれていることも珍しくはない．

合併症

　包茎の合併症としては感染，排尿障害，癌化があげられている．

1）亀頭包皮炎

　感染症としては，局所の亀頭包皮炎（図3）を起こしやすいとの意見がみられるが，包茎のためというよりは，子どもが自分で陰茎を触って傷をつけた可能性が大である．起炎菌の多くは局在の常在菌である．治療は抗菌薬入りの軟膏処置で十分であるが，陰茎の基部まで腫脹が広がりをみせるときは，経口抗菌薬の服用も勧める．炎症が治まって診察すれば包皮そのものは柔らかく，亀頭の一部までは露出できることが多いため，亀頭包皮炎そのものが外科的手術の適応とはならない．尿の刺激による包皮先端部の皮膚炎を，細菌感染による亀頭包皮炎と間違えないよう注意を要する．

　特殊型として閉塞性乾燥性亀頭包皮炎（balanitis xerotica obliterans：BXO）がある．臨床的には亀頭包皮の慢性炎症と，上皮の乾燥・硬化である．わが国の頻度はまれであるが，環状切除を受ける習慣のある国では35％の高率で発症している．悪性

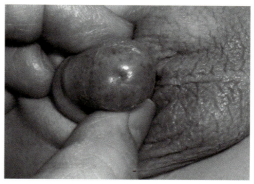

図4　閉塞性乾燥性亀頭包皮炎（BXO）
悪性腫瘍に対する化学療法後の包皮瘢痕化．

腫瘍に対する化学療法後にみられることもある（図4）．包皮の硬化がある場合には環状切除が一般に加えられるが，亀頭部BXOに対してはステロイド軟膏や局所注入，免疫抑制薬による治療も考慮される．

2）尿路感染症

　包茎が尿路感染症（urinary tract infection：UTI）を引き起こす誘因となることが指摘されているが，その多くは人種，社会環境の差が考慮されていない統計で，むしろ衛生環境の差のほうが大きいと考えられる．この点に関するわが国での統計はみられない．一方では，外尿道口周囲の常在菌が病原性細菌に対して拮抗的役割を果たしているとの意見もみられ，尿路感染と包茎との関連性についてはなお議論が残されている．例外として，何らかの尿路奇形を合併する小児で高度の包茎がみられる場合には，少なくとも外尿道口が露出で

きる状態にしておくほうがUTIのコントロールは容易になる.

3) 排尿障害

包茎による排尿障害は包皮口が狭いための尿路通過障害であり，高度の真性包茎に限られた合併症といえる．真性包茎患児の数％に排尿時の包皮膨隆，尿線の細小化・滴下がみられるとの報告もあり，このような場合には包皮口を少し拡げることも必要になる．しかし実際には，包皮の膨隆を起こしている場合にも臨床上問題となるような膀胱の変形や上部尿路への影響を起こしていることは非常にまれであり，包茎による尿流出障害よりも亀頭部尿道の先天的な狭窄に起因すると考えたほうがよいことが多い．

4) 悪性腫瘍

陰茎癌患者に包茎が多いことは古くから知られた事実であるが，小児の包茎がそのまま発癌の危険因子になるとの確証はない．陰茎癌患者にみられる包茎は衛生状態の悪さからくる後天的な問題であり，衛生意識の低さそのものが発癌の最大の因子と考えるのが妥当であろう．

5) 性感染症

性的活動年齢に入ってからの淋病，梅毒，腟トリコモナス症などのいわゆる性感染症罹患率は，環状切除術の有無とは関連性がないと考えられている．一方，HIVについてはその罹患を予防するため環状切除術を推奨する多くの報告が発表されてきた．しかし，このような報告はいずれも対象となる集団に偏りがあったり，HIV感染の原因となる社会的な問題を避け，HIV対策の目を環状切除術に向け，これで予防ができるとの政治的意味合いを含むとの批判がみられる．さらにHIV感染はそのわずか30％のみが異性との性交渉で感染しているため，それよりはるかに危険な原因である医原性感染を防ぐことができないばかりか，環状切除術の普及により危険性は高くなることが危惧されている．

治療

小児包茎に対しては無理な治療・処置は必要ではなく，思春期前までは何もせずに待つのが原則である．生理的な包皮癒着に対しても特別な治療は不要で，徐々にではあるが自然に剥離する．包皮と亀頭の間に見られる恥垢は無理に除去する必要はなく，むしろその堆積効果により包皮癒着の自然剥離に役立つと考えられている．

治療の対象となるのは小学校中学年を過ぎた真性包茎の子どもで，非手術治療としては用手的包皮拡張法とステロイド軟膏等を包皮に塗布する方法があり，もう1つは手術的治療がある．用手的包皮拡張法は家庭で包皮をゆっくりと拡げることで，毎日入浴時に包皮を少しずつ後退させ，数か月かけて亀頭の一部がみえればよいと指導する．しかし，幼少時に包皮を無理に拡張すれば本人が痛みを訴えて治療そのものを拒否したり，拡張による包皮外傷から感染や線維化による後天的包茎の危険性も伴うことから，簡便であるからといって安易に行うのでなく，両親に十分に指導してから実施すべきである．包皮を後退させそのまま放

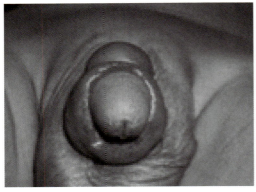
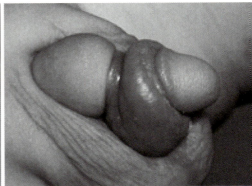

図5　嵌頓包茎
（口絵㉒，p.v参照）

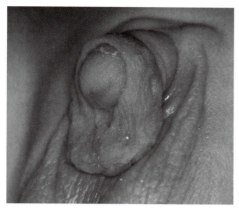

図6 包茎手術（背面切開術）の合併症

置すると，包皮と亀頭のうっ血（コラム「嵌頓包茎」参照）（図5）をきたすことがあるため，後退させた包皮は必ず戻すよう指導する．

軟膏の局所塗布にはステロイド・男性ホルモン含有軟膏が使用されており，塗布と同時に包皮を拡げる指導が加わる．しかし，包茎の自然経過とステロイド薬の副作用から考えても，むやみに適応すべきではない．

小児期には包茎に対し手術が適応されることはほとんどないといえるが，小学校に入り用手的包皮拡張にも改善が全くみられない場合，特に包皮輪が細くて長い場合，そして感染や外傷により包皮の瘢痕化をきたしている場合には手術的治療が必要になる．手術術式には包皮の12時を切開して包皮輪を広げる包皮背面切開術と，切開を12時，4時，8時の3か所に加える方法，余剰包皮を輪状に切除する包皮環状切除術とがある．包皮背面切開術は簡便であるが，術後の包皮形態が必ずしも良好ではない（図6）．治療の適応が年長児以降という点から考えても，環状切除術を加えるほうがよい．

（島田憲次）

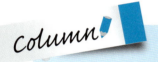

包皮の生物学的・生理学的な意味合い

包皮はヒトおよびヒト以外の哺乳動物に数千万年以上前から共通してみられる組織であり，哺乳動物では現在もまだ包皮は健在である．無駄な組織，不都合な組織は徐々に退化・変化するとの進化論の立場からみれば，その存在には何らかの生物学的役割があると考えられ，この包皮を切除するか否かを議論しているヒトは，動物社会では例外的と考えることもできる．

包皮は粘膜と皮膚との境界領域をなしており，同じような部分としては眼瞼，肛門，小陰唇，口唇がある．小児の「包茎」の定義はあいまいで，包皮が男性ホルモンの作用により徐々にやわらかく広がりやすくなることや，包皮と亀頭との生理的な癒着も普通は思春期まで続くことをあわせると，小児期に病的意味合いを込めた「包茎」という用語を使用すること自体も不適切と思われる．

包皮の役割

包皮が男子の穢れた組織，不健康な部分であり，さまざまな疾患の原因である，との考え方から脱却し，包皮の役割に関する科学的な研究が始まったのは，やっと20世紀前半からである．亀頭と包皮の感覚受容体の分布は特徴的で，一般に誤解されている面がある．亀頭部には，いわゆる"fine touch"な感覚を感じる神経末端は少なく，圧迫感や痛みなどの原始的，粗野な感覚を感じる神経が分布している．俗に，身体で亀頭部よりも"fine touch"に対して鈍感な部位は足の踵だけであるといわれる．一方，包皮内板，特に包皮小体から包皮外板に向かう皺状の包皮内板には繊細な感覚を感じる神経末端組織が豊富に認められ，"fine touch"に対し非常に敏感な反応を示す[1]．

このように"fine touch"に対し鈍感な亀頭部と，繊細で敏感な包皮内板との組み合わせは，男子の性的組織としての陰茎の表裏をなすものであり，正常の性行為，性感覚には必要であると考えられる．環状切除により，"fine touch"を敏感に感じる包皮内板は冠状溝部を除きほぼすべて切除されることになる．このため，現在でもなお男子の75％が環状切除術を受けている米国で，マスターベーション過多，過激な性行為が多い理由の1つとも考えられている[2]．男性の環状切除により女性の性行為，性感覚も変化することがあり，環状切除術を受けていな自然な陰茎男子との性行為のほうが，

女性にとってはより長い快適な感覚が得られるとの意見もみられる．

文献

1) Taylor JR, et al.：The prepuce：specialized mucosa of the penis and its loss to circumcision. *Br J Urol* **77**：291-295, 1996
2) Laumann EO, et al.：Circumcision in the United States：prevalence, prophylactic effects, and sexual practice. *JAMA* **277**：1052-1057, 1997

嵌頓包茎

　小児期は包皮の伸展性がまだ少なく包皮口が狭いため，亀頭が十分に露出できない状態にある．このときに包皮を無理に後退させ，亀頭を露出させたままにしておくと，狭く硬い包皮輪のため陰茎冠状溝部で絞扼が起こる．この状態を嵌頓包茎という．絞扼によりまずリンパのうっ滞が起こり，続いて静脈のうっ滞，そして動脈系の阻血を生じ，長時間この状態が続くと亀頭部は壊死に陥る．絞扼の原因となった包皮輪より遠位の包皮も腫脹し，冠状溝部をドーナツ状に取り巻いている．痛みを訴えることと局所の所見から細菌感染による亀頭炎と間違えられ，抗菌薬投与と軟膏処置のみで長時間放置され，重大な結果に陥ることもある．陰茎をよく観察し，赤紫色に腫脹した亀頭の首の部分に，それを締めつけている包皮輪を発見することが肝要である．両親による虐待や，年長児では性的遊びにより冠状溝部にゴム輪がくくってあったり，金属の輪がはまっていることもある．

　治療は，ドーナツ状に腫脹した包皮を両手の第2，第3指ではさみ，亀頭を親指でゆっくりと押しながら包皮の内に戻すことである．小児では外来での治療が無理な場合もあり，全身麻酔下の操作が必要となることが多い．包皮輪以外による絞扼の場合には，無論，手術が必要となる．発症後，長時間が経過し亀頭を包皮内に戻せない場合には，包皮輪の12時に切開（包皮背面切開）を加える必要がある．この処置のみでは腫脹した包皮が器質化しそのままで残り，外観が好ましくないため，包皮環状切除術を加えたほうがよいが，還納と同時にこれを行うよりは，包皮の腫脹が治まるまでしばらく期間をおいてから手術を加えるほうが，形成的にはよい結果が得られる．

　包茎に対し包皮の用手的拡張を勧める場合には，この嵌頓包茎に対する注意が必要で，亀頭部が完全に露出できたときには，必ず包皮をもとに戻しておくように十分説明を加えておく．

（島田憲次）

2．尿道下裂，陰茎彎曲症

病態

　尿道下裂は外尿道口が本来の亀頭部先端ではなく，それより近位の陰茎，陰嚢，さらには会陰部に開口する先天性尿道形成不全である．外尿道口より遠位の陰茎腹側には形成不全尿道板がみられ，また包皮腹側が欠損するため亀頭部が露出しており，陰茎が腹側に屈曲するという特徴的な所見がみられる．

　尿道下裂は尿道の発育がその途上で停止した異常と考えられる．胎児期の尿道襞の癒合がどの時期に停止したかにより，尿道開口部に違いがみられ，そこから亀頭部までは尿道板とよばれる短冊状の上皮が形成されている．尿道板も尿道溝の形成の差により扁平状から深い溝状まで，さまざまな形態を示す．亀頭の腹側正中は左右が癒合しておらず，尿道板の両側に離開している．尿道海綿体は尿道口の近位で左右に分かれ，その遠位は分離した亀頭腹側に連続している．包皮は多くの場合，亀頭背側でフード状に形成されており，腹側では正中で癒合できず，包皮縫線は形成されていないか，左右いずれかに迂回している．

D. 陰茎の異常

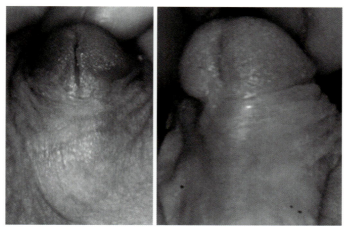

図7　遠位型(distal type)の尿道下裂
開口部が亀頭部，冠状溝部，冠状溝下部で，一般に陰茎，陰嚢の発育は良好．

● 原因

　発生頻度には人種差が認められる．また一部では家族内発生もみられ，兄弟での発生は12%にのぼるとの報告もあるところから，遺伝的な関与も推測されている．成因として最も可能性が高いのは，いわゆる胎児期の不十分な男性化という"endocrinopathy"の概念であり，そのことから軽度の性分化疾患との考え方もされている．そのなかには，外性器の男性化を起こすためのテストステロン生合成過程での異常などが推測されているが，内分泌学的な異常が確認される頻度は低い．これに加えて最近の研究方向は，器官発生の鍵となる分子生物学的シグナルの異常も注目されており，FGF(fibroblast growth factors，線維芽細胞増殖因子)10の異常[1]，FOX13の異常などが推測されている．また，最近の発生頻度の増加から外因性の原因も推測されており，妊娠早期の黄体ホルモン服用期間や，経口避妊薬の使用と，その原因となる胎盤機能不全によるhCG分泌不足，in vitroの人工受精，環境ホルモン(内分泌撹乱物質)などについて，相反するさまざまな報告がみられる．その他，高齢出産や低出生体重，一卵性双生児などとの関連も述べられている．

● 分類

　外尿道口がいずれの位置に開口するかで決められ，開口部が亀頭部，冠状溝部では遠位部型(distal type)(図7)，陰茎振子部，陰茎陰嚢部は中間型(middle type)(図8)，陰嚢部，会陰部は近位部型(proximal type)(図9)に分けられる．しかし，外尿道口の近傍では尿道に海綿体構造を欠くことが少なくなく，また陰茎彎曲を伴う場合には，それを是正すると尿道口はさらに近位側に移動するため，尿道下裂の分類は陰茎彎曲を矯正した後に決めるのが正しい．外来での診察時には，外尿道口の位置と視診上の陰茎彎曲の有無を記載しておくのが実際的である．

● 発生頻度

　発生頻度には人種差がみられ，白人では男子出生の1/250〜300人[2]，黒人では1/400人，中南米では1/600人といわれる．わが国での報告は見当たらないが，1/1,000〜1,500人との調査結果もみられる．最近では北欧と米国で発生率の上昇がみられる[3]．

　尿道下裂の程度からみると，欧米文献では亀頭部，冠状溝部の遠位型が全体の80%を占め，振子部と陰茎陰嚢部が15%，さらに高度の型は残りの5%と述べられているが，最近の報告では高度型の増加が述べられている．わが国では中間から高度型の頻度が高いようである(図10)．

● 合併異常

①潜伏精巣：尿道下裂に潜伏精巣が合併する頻度は全体では7〜10%，そのうちの遠位型では

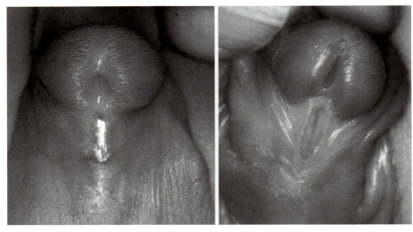

図8　中間位型(middle type)の尿道下裂
開口部は陰茎振子部，陰茎陰嚢部で，陰茎，陰嚢の発育はさまざま．
尿道板，尿道海綿体の発育は良好/不良．

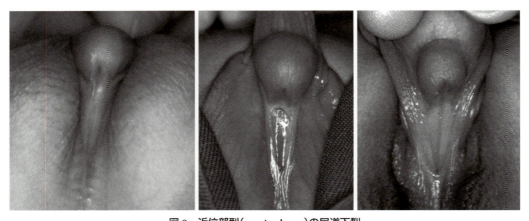

図9　近位部型(proximal type)の尿道下裂
開口部は陰嚢部，会陰部で，一般に陰茎，陰嚢の形成は悪い．
陰茎前位陰嚢，二分陰嚢を合併し，外陰部の男性化が早期に停止した状態と考えられる．

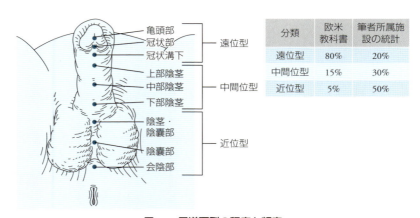

分類	欧米教科書	筆者所属施設の統計
遠位型	80%	20%
中間位型	15%	30%
近位型	5%	50%

図10　尿道下裂の程度と頻度

5%，近位型では32%にも達する．鼠径ヘルニアの合併も多い．
② 男子小子宮：男子小子宮は尿生殖洞の不完全な男性化によると考えられ，高度の尿道下裂ほど高率に合併がみられる．尿道下裂の手術時に，カテーテルが挿入できない原因となり，長期的には尿路感染症の原因となる．
③ 性分化疾患：尿道下裂は性分化疾患と同じスペクトラム上にあると考えられている．近位型尿道下裂で，かつ精巣が一側あるいは両側とも非触知のときには，約20%に染色体異常を伴うと述べられており，性分化疾患の可能性も考慮して染色体検査を加えることが望ましい．
④ 多発奇形症候群：Opitz症候群，Smith-Lemli-Opitz症候群など，多くの多発奇形症候群では，尿道下裂を合併する頻度が高い．

● 診断

多くは陰茎の視診で診断が下される．新生児の陰茎は包皮が亀頭を覆っている包茎の状態にあるが，本疾患では包皮が亀頭の背側にフード状にまくれ上がり，亀頭が露出した特徴的な形態を示す．外尿道口は亀頭先端にはなく，それより近位に開口している．勃起時には陰茎は腹側に彎曲していることが多い．しかし，軽度の尿道下裂やいわゆる mega meatus 型ではこのような特徴も軽度なため，年長になるまで気づかれないこともある．

● 手術適応

尿道下裂に対する手術の目的は，機能的ならびに形態的に正常な陰茎を形成することにある．この「正常」の定義についてはさまざまな考え方があり，現在もなお確立された説はないが，一般に認められている「機能的正常」の定義としては，立位での排尿が可能で尿線が前方に向かうこと，そして普通の性行為が可能なことと考えられている．しかし，現在では少なくない数の若者が坐位で排尿している事実や，どのような性行為が普通なのか，一概に規定できない時代となっている．「形態的に正常」の定義についても，手術を受けた本人の受け止め方の違いや，術者との意見の違い[4]，そして文化の違いでかなりの差がみられている．なかでも亀頭部型〜冠状溝型の遠位型尿道下裂に対する meatal advancement の必要性については，幼少時期に環状切開術が加えられているか否かという文化の違いで相反する意見が述べられている[5]ように，医療者の間でも主観が「形態的正常」の定義を左右していることも事実であろう．

● 手術時期

外性器に対する手術は，本人の記憶として残りにくい生後6か月から1歳半までの間に終了するのが望ましいとされている．無論，これには麻酔と手術手技，そして術後管理などの事情により，各施設で多少の違いがみられるが，基本的には何歳までに手術をしなければいけないという問題ではない．手術を受けた記憶がなかった患者のほうが，自らの外性器に対する満足度が高かったとの調査結果もある[6]．

● 陰茎の発育が不十分な場合

陰茎自体が小さい場合には男性ホルモンをあらかじめ投与し，陰茎を大きくする方法もとられる．テストステロンを白色ワセリンに混ぜたテストステロン軟膏を，期間を決めて陰茎に塗布するか，テストステロン25 mgを3〜4週ごとに2〜3回筋注する方法がある．テストステロン投与により皮膚の創傷治癒に悪影響を与えるとの意見もみられるが，筆者の施設ではこれまで20年以上もテストステロン軟膏を使用しており，手術前に軟膏を塗布して陰茎皮膚が充血気味であっても，それが原因で合併症を起こした印象はない．

● 術式の選択

歴史的にみると，尿道下裂の手術法ほどさまざまな意見が述べられたものはなく，実に数百種類の方法が記載されている．このように多数の術式が現在も臨床応用されているという事実は，とりも直さず各術者が日々工夫を重ね，独自の方法を考案し，その合併症がより少なくなるよう模索していることに他ならない．

尿道下裂修復術の目的は，①陰茎屈曲の是正，②尿道形成からなり，文化の違いにより，③包皮再建も加えられることがある．

術式の選択にあたっては，①尿道板（urethral plate）をそのまま利用する，あるいは②尿道板が陰茎屈曲の1つの原因と考えられるため，尿道板を切断する術式を選択する，の2種類に分けられ

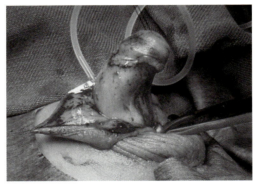

図11 人工勃起時,陰茎彎曲が明らか

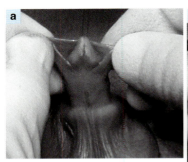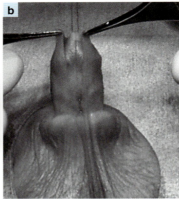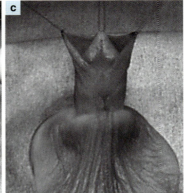

図12 包皮再建術を併せた TIPU 法①

る.また,新尿道形成に用いる素材として,①尿道板とその近傍の組織,②有茎皮弁,③遊離皮弁のいずれか,あるいはその組み合わせとなる.

陰茎彎曲に対する考え方と処置

尿道下裂における陰茎彎曲(図11)は症例ごとにその程度も異なり,どの程度の彎曲があれば是正すべきかなど,治療の要否と治療法に関してはいまなお意見の一致がみられていない.

陰茎彎曲の原因には,①外尿道口より遠位部の尿道海綿体(いわゆる尿道板)形成不全,②Buck筋膜とdartos筋膜の異常,③陰茎腹側の皮膚による索変形,いわゆるskin chordee,④陰茎海綿体白膜の腹側と背側の不均衡な発育,が考えられている[7].

これまで行われてきた陰茎彎曲を矯正する方法をみると,外尿道口から亀頭腹側にかけての"異常な索組織"を陰茎海綿体白膜から完全に切除することが勧められてきた.最近では上記の④を主張する意見が広まっているが,現在でもなお陰茎彎曲を矯正するには,"真の索組織"を完全に切除する重要性を述べる意見もみられる.

"索切除"後にもなお陰茎の彎曲が残ることも往々にしてあるが,それに対する処置についてもさまざまな意見がみられる.最も多用されているのは,陰茎背側の白膜縫縮術(tunica albuginea plication:TAP)で,陰茎海綿体白膜を楔状に切除して短縮する方法[8]や,白膜を切除せずに2か所に切開を入れ,それをたぐり寄せるように縫縮する変法,あるいは陰茎の12時にTAPを加える方法[9]が症例にあわせて加えられている.一方,背側のTAPでは,それでなくても短い陰茎がさらに短縮することから,彎曲した陰茎腹側の白膜を伸ばす方法も行われている.

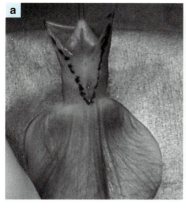 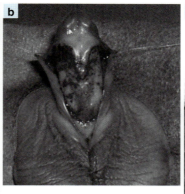 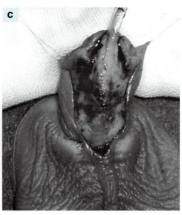

図 13　包皮再建術を併せた TIPU 法②

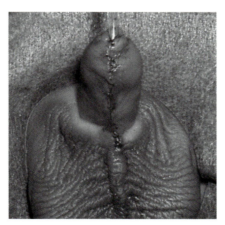

図 14　包皮再建術を併せた TIPU 法③

尿道形成術

1） 尿道板を温存した術式

陰茎腹側の尿道板とその左右の皮膚を利用し管腔化する Thiersch-Duplay 法や，小柳 II 法，背側包皮内板を有茎で onlay させる onlay island flap 法などがある．

tuburalized incised-plate urethroplasty（TIPU）法[10]は現在，最も多くの術者が用いている方法で，遠位部尿道下裂が手術対象とされていた[6]が，その後は尿道板を残しても陰茎彎曲が残る心配がない中間型に対しても施行されている．初期には亀頭部が扁平な症例や，尿道板が薄い症例には適応がむずかしいと考えられていたが，症例が重ねられるに従い亀頭部の形態はあまり重視されなくなった．逆に適応外となるのは，索変形による強い陰茎彎曲症例と，尿道板が薄く形成不全の症例である（図 12〜14）．

2） 尿道板を切断する術式

以前には尿道板の切除（索切除）後，二期的な尿道形成が加えられることが多かった．その後は一期的な形成術が主流となってきたが，陰嚢部型，会陰部型の高度尿道下裂に対しては二期的形成術が再び見直されている．術式としては transverse island flap を管腔化する方法や，小柳 IV 法，Yoke 法など多くの術式がみられる．私たちは背側包皮内板の遊離皮弁を用いた包皮遊離移植法（prepucial free-graft）を使用する頻度が多い[11]（図 15, 16）．尿道板温存にかかわらず，包皮再建[12]を加えておくと，術後には「普通の陰茎」（図 17）に近くなり，両親の満足度は高い．

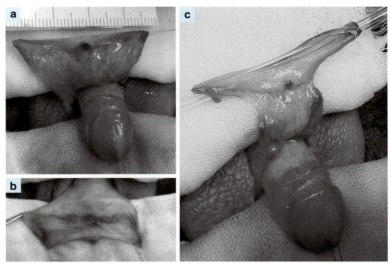

図15 包皮内板遊離皮弁（tubularization of prepucial skin graft）を用いた方法

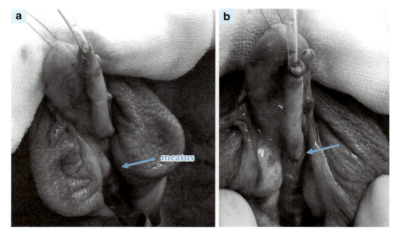

図16 包皮内板遊離皮弁を用いた方法
a：set-up the neo-urethra for anastomosis
b：complete the proximal anastomosis

合併症

①術中・術直後の合併症：尿道留置カテーテルからのドレナージが悪い，創出血・浮腫，創感染，皮膚弁の壊死，など
②退院後にみられる合併症：瘻孔（尿道皮膚瘻），尿道狭窄，尿道憩室，陰茎屈曲の残存，尿道口の後退，など

長期フォロー

尿道下裂に対する術後成績では，おもに瘻孔や瘢痕形成などの手術による合併症発生率に主眼がおかれていたが，1985年以降には排尿に関する患者の訴えや症状，そして尿流量測定が取り上げられるようになり，近位型の術後にはQ_{max}が低い結果が出されている．また，陰茎が男子の性心理発達に重要な鍵を担っているとの認識から，性心理を調査し，小児期から成人後にも，社会心理面での適応が低いとの報告もまとめられた．さらに性機能，性自認に関する調査も散見されるようになった[13]．

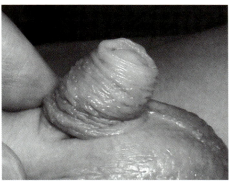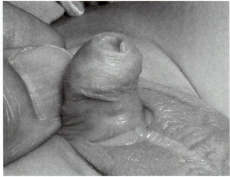

図17 包皮再建術・術後の形態

文献

1) Baskin LS：Hypospadias and urethral development. *J Urol* **163**：951, 2000
2) Paulozzi LJ, et al.：Hypospadias trends in two US surveillance systems. *Pediatrics* **100**：831-834, 1997
3) Dolk H：Rise in prevalence of hypospadias. *Lancet* **351**：770, 1998
4) Mureau MA, et al.：Satisfaction with penile appearance after hypospadias surgery：the patient and surgeon view. *J Urol* **155**：703-706, 1996
5) Sandberg DE, et al.：Gender development in boys born with hypospadias. *Psychoneuroendocrinolgy* **20**：693-709, 1995
6) Jones BC, et al.：Early hypospadias surgery may lead to a better long-term psychosexual outcome. *J Urol* **182** (4 Suppl)：1744-1749, 2009
7) Baskin LS：Controversies in hypospadias surgery：penile curvature. *Dial Pediatr Urol* **19**：1-8, 1996
8) Nesbit RM：Congenital curvature of the phallus：report of three cases with description of corrective operation. *J Urol* **93**：230-232, 1965
9) Baskin LS, et al.：Anatomical studies of hypospadias. *J Urol* **160** (3 Pt 2)：1108-1115, 1998
10) Snodgrass W：Tubularized, incised plate urethroplasty for distal hypospadias. *J Urol* **151**：464-465, 1994
11) 谷風三郎：尿道下裂．小児外科 **41**：1087-1090, 2009
12) Shimada K, et al.：Prepuce-sparing hypospadias repair with tabularized incised-plate urethroplasty. *Int J Urol* **15**：720-723, 2008
13) Moriya K, et al.：Long-term cosmetic and sexual outcome of hypospadias surgery：norm related study in adolescence. *J Urol* **176** (4 Pt 2)：1889-1892, 2006

（島田憲次）

3. その他の異常

a. 埋没陰茎

　埋没陰茎（buried penis, concealed penis）は，陰茎のサイズは正常であるが，皮下に埋没しているために小さく見える状態である（図18）．
①原因の多くは恥骨上の脂肪層が厚いためであるので，乳幼児や肥満の年長児に多くみられ，成長に伴い改善されることが多く，治療の対象となる症例は少ない．
②包茎が埋没状態を強めていることも多いため，ステロイド軟膏による治療を行うが，通常の包茎よりも有効性に欠けるという報告もある．その際には手術療法も行われるが，陰茎を覆う皮膚が少ないため包皮内板を利用する．
③埋没陰茎の術式（図19）：包皮輪から腹側に縦切開を行い亀頭を露出させ，外板の長さが十分にあれば環状切開に準じて行う．外板が短く内板が長い場合は，冠状溝の高さで環状切開し陰茎から固着する肉様膜を剝離，背側に移動した陰茎皮膚を二分化し陰茎腹側へ回して陰茎を被覆

するように縫合する．外板が非常に短い高度埋没陰茎の場合は，陰茎背側の内板を island flap のようにして腹側へ回して陰茎を被覆する．

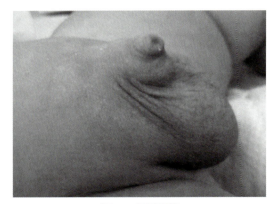

図18　埋没陰茎

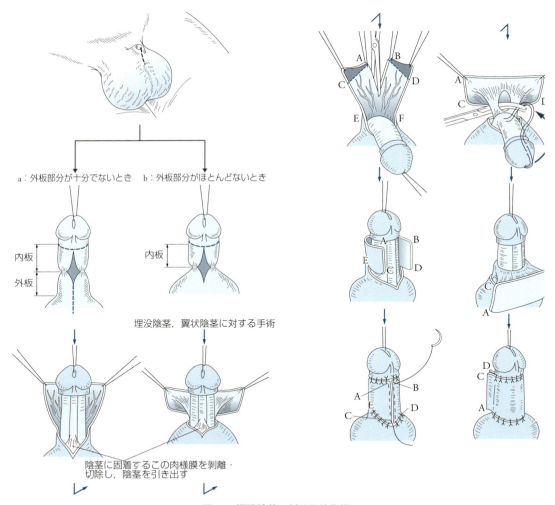

図19　埋没陰茎に対する修復術
（林　祐太郎，小島祥敬：埋没陰茎，翼状陰茎に対する手術．野々村克也，山口　修（編），Urologic Surgery シリーズ 5 小児泌尿器科手術．メジカルビュー社，p145-148, 2000）

b. マイクロペニス

マイクロペニス(小陰茎または矮小陰茎)は，男子外性器の形成障害を示す徴候であり，伸展した陰茎長が年齢別基準値の−2 SD 以下で，かつ陰茎の形態異常を伴わないものをいう(図20)．尿道下裂などの形態異常を伴う場合は microphallus といい，区別される[1]．

① 陰茎を勃起しない状態で用手的に伸展させ，恥骨結合下縁から亀頭先端(包皮先端ではない)まで陰茎背面の長さを測定する．一般的に陰茎長が，新生児：2.0 cm 以下，乳幼児：2.5 cm 以下，学童 3.0 cm 以下，思春期発来後(精巣容積＞3 mL)：4〜6 cm であればマイクロペニスである．

② マイクロペニスの原因は，内分泌系の異常，先天奇形症候群，特発性に大きく分類される．Prader-Willi 症候群，Kallmann 症候群，Down 症候群，Klinefelter 症候群など，性腺機能不全を伴う症候群でマイクロペニスを呈することが多い．

③ 治療はテストステロンの全身投与を行う．副作

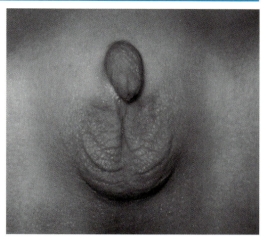

図20　マイクロペニス：SPL 2 cm
(口絵㉓, p. vi 参照)

用として骨年齢促進，肝機能障害，女性化乳房，外陰部発毛があり追跡が必要である．立位排尿や gender identity に障害が出ないようにするため，早期に治療介入することが望ましい．

c. 陰茎欠損

尿路生殖器系先天奇形のなかでも極めてまれな疾患であり，その頻度は 1,000 万〜3,000 万男子に 1 例といわれている．陰茎が海綿体を含めて完全に欠損している状態であり，外尿道口は会陰部から肛門付近，さらには直腸内に開口する(図21)．本疾患は腎・膀胱の無形成，低形成などの尿路奇形を高頻度に合併することが知られている．陰嚢や精巣は正常で，ホルモン環境は正常男子型を示す．将来の妊孕性を考えると男子を選択するのが理想的であるが，発育とともに成長する機能的な陰茎を外科的に形成することは現時点では不可能である．従来は両側精巣摘除し腸管を利用した腟形成とホルモン補充療法をして女子として養育させることを選択するべきとの意見であったが，胎児期の男性ホルモンの影響が性自認に強く影響するため，養育性は染色体(46, XY)の性に基づくのがよいとの意見もある．子どもと家族に寄りそった長期のケアが必要である．

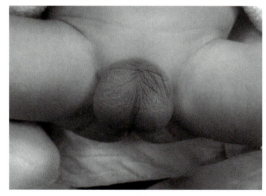

図21　陰茎欠損
(口絵㉔, p. vi 参照)

d. 縫線嚢胞

縫線嚢胞(rapheal cyst)は，外尿道口から肛門を結ぶ正中縫線に沿って発生する(図22)．単発性あるいは多発性の半透明な嚢胞であり比較的まれな疾患である．一般的に先天性といわれているが，後天的要因で発生するものもあると報告がある．嚢胞壁は立方上皮や扁平上皮で構成される．多くは無症状で経過するので，ある程度の大きさになったところで美容上の問題で受診することが多いが，感染を起こし疼痛や陰茎の腫脹を主訴に受診することもある．良性の嚢胞のため症状がなければ治療の必要はないが，治療する場合，穿刺では再発しやすいので，嚢胞壁を含めた嚢胞摘除が必要である．

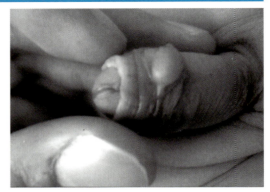

図22 縫線嚢胞
(口絵㉕，p. vi 参照)

e. 傍外尿道口嚢胞

傍外尿道口嚢胞(parameatal cyst)(図23)の発生頻度は，文献上，乳児500人に3人の割合でみつかる決してまれではない疾患である．原因については，傍尿道腺導管の先天的迷入や後天的な閉塞によって粘液の貯留が起こり発生すると考えられている．多くは無症状で経過するが，亀頭部が露出するようになり発見され受診することが多い．嚢胞のサイズが大きくなると排尿異常をきたすことがあり治療の対象となる．良性の嚢胞のため症状がなければ治療の必要はないが，治療する場合，穿刺では再発しやすいので，嚢胞壁を含めた嚢胞摘除が必要である[3]．

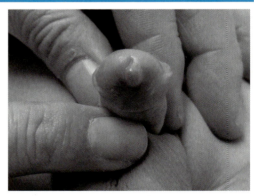

図23 傍外尿道口嚢胞
(口絵㉖，p. vi 参照)

文献

1) 佐々木悟郎，他：ミクロペニス．小児科診療 65：1579-1583，2002
2) 中井川 昇，他：陰茎欠損症の1例．泌尿器科紀要 42：695-697，1996
3) 田村啓成，他：幼児期に発症した傍外尿道口嚢胞の1例．小児科 53：1269-1270，2012

(川越真理)

E. 女子外陰部の異常

1. 陰唇癒合

　女子の外性器異常のうち，外来で最もよく目にするのが陰唇癒合（labial fusion）である．薄い膜様の浸出液で左右の小陰唇が正中で合わさり，前庭部が塞がってみえる（図1）．尿の刺激などによる非特異的な炎症が原因といわれている[1]．陰核亀頭部のすぐ尾側から会陰部まで広範囲に癒着したものでは，尿の出る小さな隙間以外は閉じており，外尿道口も腟口も視診上確認できない．そのため，検診などで"腟欠損"といわれ，大きな不安を抱えて来院する家族も少なくない．他項で述べる性分化疾患とは異なり，尿道と腟は完全に分化しており，女性内性器も正常である．わが国では乳幼児健診でみつかることが多く，ほとんどは無症候性であるが，年長児では排尿障害（尿線異常）や尿路感染症を呈することもある．

　思春期になると自然に治癒するといわれているが，癒合した陰唇と前庭部に貯まった尿が感染源になる可能性もあり，癒着が高度な症例では早期の治療が望ましい．欧米ではエストロゲン軟膏の塗布が有効とされているが[2]，軽微な侵襲にて剥離が可能なため，乳幼児では外来で麻酔なしで処置を行うこともできる．年長児では心理的なストレスを考慮し，全身麻酔下で剥離することが望ましい．通常，縫合止血は不要であるが，外傷などによって病的な癒着がみられるものは，鋭的な切開と適切な縫合が必要である．

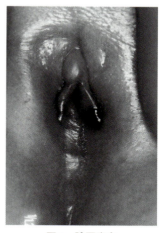

図1　陰唇癒合
7か月女子．陰核尾側から前庭部全体にわたる小陰唇の癒合を認める．外尿道口および腟口は視診上確認できない．

文献

1) Rock JA, et al.：Genital anomalies in childhood. *Clin Obstet Gynecol* **30**：682-696, 1987
2) Starr NB：Labial adhesions in childhood. *J Pediatr Health Care* **10**：26-27, 1996

（松本富美）

2. 陰唇間腫瘤（interlabial mass）

　左右の陰唇間に腫瘤性病変が認められる症例では，尿路由来，前庭部の分泌腺由来，性路由来の鑑別が必要である．

a. 尿道脱

　遠位部尿道粘膜が外尿道口から外反した状態で，通常ドーナツ状の暗赤色の腫瘤として確認される（図2）．思春期前の女子と高齢者によくみられる．脱出した粘膜が下着と接触し，血性の汚染を主訴としてみつかることが多い．排尿障害をきたすこともある．病因は不明であるが，尿道の平

滑筋層の付着異常やエストロゲンの低下などが推測されている．発症のきっかけとして，咳や便秘などによる腹圧の上昇や外傷の既往を認めることもある[1]．エストロゲン軟膏の塗布が有効な症例もあるが，完全治癒には脱出した粘膜の外科的切除が望ましい．再発例も珍しくはない．

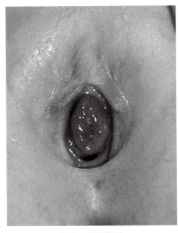

図2　尿道脱
7歳女子．うっ血した尿道粘膜のドーナツ状の脱出を認める．腟口は正常である．

b. 傍尿道囊腫 (paraurethral cyst)

　傍尿道腺 (skene gland) の閉塞によって，尿道と腟前壁の間に黄白色の腫瘤を形成する (図3)．生下時から新生児期に発見されることが多く，巨大なものでは開窓術が行われることもあるが，多くは母体由来の女性ホルモンの低下とともに数か月で自然に消退する[2]．

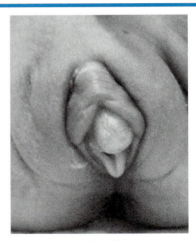

図3　傍尿道囊腫
新生児女子．外尿道口と腟前壁との間に黄白色の内容液を蓄えた腫瘤が認められる．外尿道口および腟口の patency は保たれている．

c. 処女膜閉鎖，過形成

尿生殖洞由来の腟とMüller管由来の腟の管腔化不全にて生じる(図4)．母体由来の女性ホルモンによって腟分泌物が多い新生児期や乳児早期にみつかることが多いが，その時期を過ぎると思春期に月経モリミナなどで発見される．不完全閉鎖症例では，腟口から突出した索状物を形成することもある(図5, 6)．

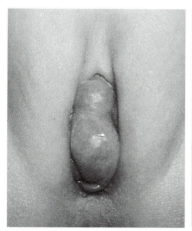

図4　処女膜閉鎖(完全型)
3歳女子．

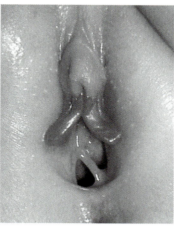

図5　処女膜閉鎖(不完全型)
2歳女子．腟口4時から11時に連なる索状物を認める．

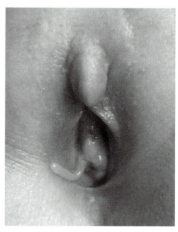

図6　処女膜過形成
3歳女子．腟口8時から突出した索状物を認める．

d. その他

尿路由来のものとしては，尿管瘤(ureterocele)の脱出(図7)や膀胱脱，尿道ポリープなどがある．また，胎生期の遺残物であるウルフ管由来のGartner's duct cyst の脱出などもあり，腎形成不全や尿路・性路の合併異常を伴うことも多く〔「異所性尿管」(p. 98)参照〕，疑わしい場合は積極的な画像診断を行う．

後天性の場合は，コンジローマなどの性器感染症や腟原発の横紋筋肉腫(rhabdomyosarcoma)〔「帯下の異常」(p. 28)図3参照〕などがあり，病理組織診断が必要となる．

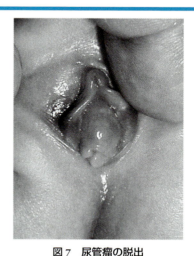

図7　尿管瘤の脱出
1か月女子．腟口は視診上識別できる．
(口絵㉗, p. vi 参照)

(松本富美)

文献
1) Kleinjan JH, et al.：Strangulated urethral prolapse. *Urology* **47**：599-601, 1996
2) Badalyan V, et al.：Congenital paraurethral cysts in two newborn girls：differential diagnosis, management strategies, and spontaneous resolution. *J Pediatr Adolesc Gynecol* **25**：e1-e4, 2012

3. perineal groove

会陰部縫線の癒合不全により前庭部粘膜が肛門側にかけて連なり，前庭部が裂けてみえる先天的な病態である[1]（図8）．成長とともに目立たなくなる症例もあるが，外観が問題となる場合は形成術を行う．性的虐待との鑑別が重要である．

文献

1) Mullassery D, et al.：Perineal groove. *J Pediatr Surg* **41**：e41-e43, 2006

（松本富美）

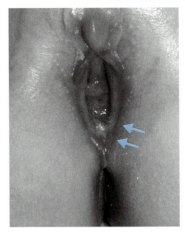

図8 perineal groove
1歳女子．腟前庭部が肛門側にかけて裂けてみえる．
　　　　　（口絵㉙, p. vi 参照）

F. 性分化疾患（DSD）

1. 性分化疾患の基礎

 定義と名称

性分化疾患（disorder of sex development：DSD）は，性腺，性器の発育が非典型的である状態と定義され，臨床的には男女が不明瞭な外性器を有することが多い．DSD 診療の課題は，児が生まれたときの初期対応であり，医学的診断に加え，性別（養育性）への提言が必要で，社会的緊急疾患として扱われる必要がある．

DSD の名称は，過去には「インターセックス」「半陰陽」などの用語が用いられてきたが，これらの言葉には軽蔑的・差別的意味が潜むため，米国小児内分泌学会，欧州小児内分泌学会が主催したコンセンサス会議（シカゴ，2005 年）で名称の変更が検討された．これを受け，わが国においても 2008 年から日本小児内分泌学会性分化委員会が中心となり，DSD という名称の啓蒙が始まり，一般に用いられるようになった．

 分類

代表的な疾患，および病態を表1に示す．これによると，DSD を性染色体により分類し，①46,XY DSD は精巣の形成異常か，精巣の形成は正常であるが，精巣で産生されるホルモン〔テストステロン，抗 Müller 管ホルモン（anti-Müllerian hormone：AMH），insulin-like hormone 3（INSL3）〕およびジヒドロテストステロン（dihydrotestosterone：DHT）の産生や効果の障害により，完全型から不完全型までの幅広い男性化障害を生じる病態，②46,XX DSD は，卵巣の形成異常か，卵巣形成は正常であるが，過剰なテストステロン効果によりさまざまな程度の男性化を呈する病態で，副腎由来と胎盤由来がある．③染色体異常に伴う DSD として，混合型性腺異形成（45,X/46,XY）は表現形が完全男性型から完全女性化型までの多様な病態，である．46,XY DSD と 46,XX DSD の両方の病態を示す卵精巣性DSDは，卵巣と精巣を共有する病態であるが，この病態に関しては本分類で不十分な面がある．

● **診断**

DSD を疑う所見を表2に示す．DSD 診療において，速やかに医学的病名診断と，それに加えて社会的な性別（養育性）への対応が必要である．医学

表1　染色体からみた DSD 分類の1例

性染色体異常に伴う性分化疾患 （sex chromosome DSD）	46,XY 性分化疾患 （46,XY DSD）	46,XX 性分化疾患 （46,XX DSD）
A）45,X（Turner 症候群など） B）47,XXY（Klinefelter 症候群など） C）45,X/46,XY〔混合型性腺異形成，卵精巣性（ovotesticular）DSD〕 D）46,XX/46,XY〔キメラ，卵精巣性（ovotesticular）DSD〕	A）性腺（精巣）分化異常 　1）完全型性腺異形成（Swyer 症候群） 　2）部分型性腺異形成 　3）精巣退縮症候群 　4）卵精巣性（ovotesticular）DSD B）アンドロゲン合成障害・作用異常 　1）アンドロゲン生合成障害 　　（17βHSD 欠損症，3βHSD 欠損症，5α-還元酵素欠損症，StAR 異常症 Smith-Lemli-Opitz 症候群，POR 異常症） 　2）アンドロゲン不応症（完全型，部分型） 　3）LH 受容体異常（Leydig 細胞無形成・低形成） 　4）AMH および AMH 受容体異常（Müller 管遺残症） C）その他（高度尿道下裂，総排泄腔外反症など）	A）性腺（卵巣）分化異常 　1）卵精巣性（ovotesticular）DSD 　2）精巣発生異常 Testicular DSD（SRY＋，SOX9 など） 　3）性腺異形成症 B）アンドロゲン過剰 　1）胎児性（21-水酸化酵素欠損症，11β-水酸化酵素欠損症，POR 異常症など） 　2）3β および胎児胎盤性アンドロゲン過剰（アロマターゼ欠損症，POR 異常症） 　3）母体性（luteoma，外因性など） C）その他（総排泄腔外反症，腟閉鎖 MURCS など）

DSD：性分化疾患，17βHSD：17β-水酸化ステロイド脱水素酵素，3βHSD：3β-水酸化ステロイド脱水素酵素，StAR：steroidogenic acute regulatory，AMH：抗 Müller 管ホルモン，MURCS：Müllerian, renal, cervicothoracic somite abnormalities
（緒方　勤，他：性分化異常症の管理に関する合意見解．日本小児科学会雑誌 112：565-578，2008 より改変）

的診断のアプローチを図1に示す．染色体，性腺，内・外性器の性別評価を加えながら病名診断に迫る．

性別（養育性）の判定

養育上の性を検討する際には，染色体の性，性腺，内・外性器の性を重視し，できるだけそれらに一致する性（sex）をまず考え，次に性別（gender）を考慮した選択を考える．gender を考慮するときには，胎児期に精巣がどの程度男性ホルモンを分泌していたかの検討（いわゆる脳の男性化）や，両親，地域，国の判断，社会が異質なものにどれだけ寛容か，自己決定まで待つとの意見，などを考慮する．加えて性腺の悪性化（表3），外科的治療も話しあわねばならない．

性別選択の際には，これに関するさまざまな意見を考慮する必要がある．自己決定ができるまで待つとの意見では，実際には家族を含めたカウンセリングとサポート体制がなければ困難である．

1) 性・性別

ヒト以外の動物の性分化は，生殖＝世代交代による個体の若返り現象であり，生殖における役割分担は身体構造に基づき，性対象は異性である．これに対し，ヒトに特有の性分化は複雑で，生物の雌雄としての身体構造上の性（sex）だけでなく，社会的に認められる性別（gender）が存在する．性別には3種類があり，自己表現としての性自認と，慣習に沿った性別行動である性的役割（gender role），そして性対象がどちらに向かうかの性指向（sexual orientation）である．

表2 性分化疾患を疑う所見

1. 性腺を触知するか：停留精巣など
2. 陰茎あるいは陰核の状態：マイクロペニスあるいは陰核肥大か
   ＊亀頭が露出していれば陰核肥大を疑うが，露出していなくても陰核肥大でないとはいえない
3. 尿道口の開口部位：尿道下裂あるいは陰唇癒合がないか，通常の位置と異ならないか
4. 陰嚢あるいは陰唇の状態：陰嚢低形成あるいは大陰唇の男性化（肥大し皺がよる）がないか
5. 腟の状態：腟盲端（dimple のみの形成もあり）や，泌尿生殖洞（尿道口と共通になる）はないか
6. 色素沈着はないか

（Koopman P, et al.：Male development of chromosomally female mice transgenic for Sry. Nature 351：117-121, 1991）

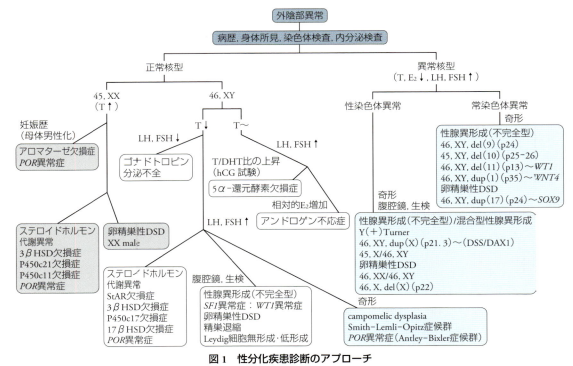

図1 性分化疾患診断のアプローチ

（Koopman P, et al.：Male development of chromosomally female mice transgenic for Sry. Nature 351：117-121, 1991．より改変）

F. 性分化疾患（DSD）

表3 生殖細胞腫瘍の発症リスク

リスク	疾患	悪性化リスク(%)	推奨される治療	研究数(n)	患者数(n)
高リスク群	性腺異形成(+Y)，腹腔内	15〜35	性腺摘出	12	>350
	PAIS 陰嚢外	50	性腺摘出	2	24
	Frasier 症候群	60	性腺摘出	1	15
	Denys-Drash 症候群(+Y)	40	性腺摘出	1	5
中間リスク群	Turner 症候群(+Y)	12	性腺摘出	11	43
	17βHSD	28	モニター	2	7
	性腺異形成(+Y)，陰嚢内	不明	生検と放射線？	0	0
	PAIS 陰嚢内	不明	生検と放射線？	0	0
低リスク群	CAIS	2	生検と？	2	55
	ovotestis DSD	3	精巣成分除去？	3	426
	Turner 症候群(-Y)	1	なし	11	557
無リスク群？	5α-還元酵素欠損症	0	未解明	1	3
	Leydig 細胞低形成	0	未解明	1	2

（Lee PA, et al.：Consensus statement on management of intersex disorders. International Consensus Conference on Intersex. *Pediatrics* 118：e488-500, 2006）

2) 戸籍の提出

出生届には名前と性別が必須条件である．医療費の支払いには社会保険制度が必要で，そのためには戸籍登録が必要である．出生届は生後14日以内に市区町村に提出しなければならないが，医師の診断書があれば遅らせることも可能である．性別を判定中である旨を記入し届け出れば，性別判定後に追完届を出すことができる．しかし，いったん提出された戸籍の変更は可能であるが，修正したことが残ってしまうことも考慮しなければならない．

性分化の発生学

ヒトの性腺，内・外性器の発生と発育は複雑であり，正常の分化過程を知ることはDSDの病態を理解するうえでは必須の基礎知識である．

1) 尿生殖堤（urogenital ridge）

胎児の中間中胚葉組織である尿生殖堤から前腎，中腎，永久腎である後腎と，未分化性腺とWolff 管（中腎管）が発生する．Müller 管（Müllerian duct）の発生は未分化性腺近傍の腹膜が陥凹し管腔を形成することから始まり，その尾側への発育はWolff 管に先導されるかたちで総排泄腔に向かう．

原始生殖細胞（primordial germ cell）は胎児の卵黄嚢尾側から発生し（図2），妊娠3〜5 週頃に卵黄嚢を移動して，発育が始まっていた未分化性腺に到達すると，その刺激により卵巣，あるいは精巣への分化が始まる（図3）．

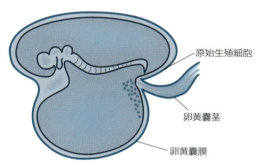

図2 原始生殖細胞の発生：3 週

2) 性分化

妊娠7〜8 週頃に，未分化性腺は Y 染色体の存在で，壁側腹膜から発生した性索上皮細胞からSertoli 細胞が発生する．この Sertoli 細胞からはAMH が産生される．性腺の間質からは Leydig 細胞が発生し，テストステロンおよび INSL3 を産生する．テストステロンと AMH は内分泌作用として血中に分泌されるとともに，外分泌作用としてWolff 管中にも高濃度で分泌される（図4）．前者の作用としては Wolff 管を存続・発育させ，精嚢腺を分化させる．精管形成不全，あるいはアンドロゲン産生不全では Wolff 管の近位部のみが残存し，尾側部は退縮する．AMH も Wolff 管中に高濃度で分泌され，拡散透過により隣接する Müller 管の退縮を促す．AMH の量的な不足があれば，Müller管構造がさまざまな程度で残存することになる．

精巣自体は外性器の性分化に重要な妊娠 8〜12

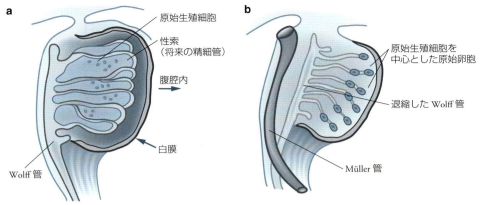

図3　原始生殖細胞の性腺到達と精巣・卵巣への分化
a：精巣，b：卵巣

週にはまだ非常に小さく，そこから血中に分泌されるテストステロン量のみでは外性器を男性化させるのは不十分である．そのため，外性器と前立腺に存在する5α-reductase type 2によりテストステロンをアンドロゲン受容体への結合能が5～10倍強いDHTに変換させ，男子胎児の男性化を促進させる．

3）外性器

胎児の外性器は妊娠8週までは男女の区別がない．男子では前述のDHTの影響で生殖結節（genital tubercle）は発育し，陰茎となる．その腹側の内生殖襞（inner genital fold）から尿道が形成され，外生殖襞は陰嚢となる．

女子では生殖結節のみがわずかに成長し，陰核となる．左右の内・外生殖襞は分離したままで，それぞれ小陰唇，大陰唇となる（図5）．

4）精巣下降

妊娠8～15週の期間にLeydig細胞から分泌されたINSL3により精巣導帯（gubernaculum）の膨大・短縮が起こり，精巣は内鼠径輪近傍に固定される．この同じ頃に，テストステロンの影響で頭側の堤靱帯（suspensory ligament）が退縮する．25～35週にかけ鼠径部に分布する陰部大腿神経（genitofemoral nerve）末端から神経伝達因子（calcitonin gene-related peptide：CGRP）が分泌され，この働きにより鼠径部から陰嚢内への複雑な精巣下降第2相が起こる．

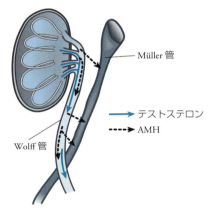

図4　精巣から分泌されるテストステロン，AMHの作用

画像診断

DSDにおける画像診断の目的は，陰嚢内あるいは大陰唇部から鼠径部に性腺と考えられる構造が存在しないか，それが精巣か卵巣か，骨盤腔内に腟や子宮があるか，それらの内腔に液体が貯留しているか，などを確認することである．先天性副腎過形成を疑う場合には，副腎の腫大についても検査する．

1）性腺の同定，鑑別

小さな結節状の構造で，その内部に小さな囊胞が複数個見える場合には卵巣と考えられる．この囊胞の描出は超音波，あるいはMRIのT2強調画像（図6）が見やすい．充実性構造の場合には，精巣あるいは卵巣のいずれの可能性もある．囊胞が

F．性分化疾患（DSD）

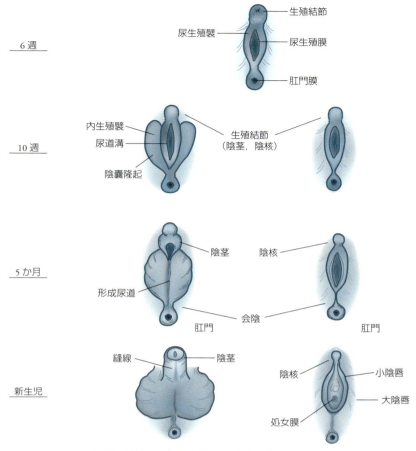

図5　外性器の発生：6週，10週，5か月，新生児

見えず，内部の性状が均一な場合には精巣と考えられる．精巣には超音波で高輝度の線状エコー（mediastinum）が見えることがある（図7）．

2）内性器の描出

Müller管由来の構造を探すことになる．膀胱と直腸の間に何らかの管腔構造が見えれば，それは子宮あるいはMüller管由来の構造である可能性が高い（図8）．さらに，腟構造の有無についても検索する．ときに重複/双角子宮の構造を示したり，子宮あるいは腟構造内に液体が貯留した子宮・腟留水腫が膀胱背側に見えることがある．

3）副腎の異常

先天性副腎過形成では副腎は腫大，あるいは基準値の上限の大きさを示す．長さが20 mm以上，幅が4 mm以上あれば，本疾患が示唆される．超音波による検索が有用で，いわゆる脳回様の形態を示す．

染色体，遺伝子

DSDの病態を理解するには，染色体，特に性染色体と遺伝子異常の知識が必要である．X染色体にはおよそ1,000個の遺伝子が存在し，多くの疾患と関係している．X連鎖性の遺伝疾患としては，進行性筋ジストロフィー，血友病，Rett症候群などが有名である．女性はX染色体が2本あり，このうち1本は不活化を受けている．X染色体の異数性疾患には，X染色体が1本のTurner症候群がある．これは配偶子形成時の減数分裂過程における染色体不分離が原因である．ただし，X染色体部分欠失，モザイク型，リングXなどさまざまな核型のバリエーションが存在する．X短腕にある*SHOX*遺伝子が低身長と関係する．X染色

179

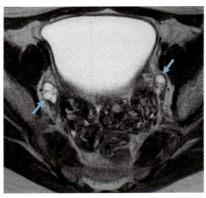

図6 卵巣：T2強調MRI
骨盤腔の横断像．膀胱の背側・外側寄りに多房性の構造が認められる（矢印）．
複数の囊胞が存在している構造から卵巣であるといえる．

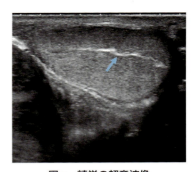

図7 精巣の超音波像
精巣は均一な楕円形の結節状構造として認められる（矢印）．精巣内に線状の高輝度（矢印）がみられている．これはmediastinumに相当し正常でみられる像である．

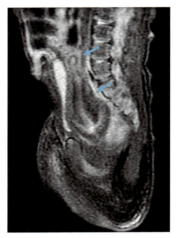

図8 子宮：T2強調MRI
矢状断像．壁がやや厚く，これに囲まれる内腔はやや高輝度あるいは高信号を呈する縦に長い構造として認められる．出生直後では母親のホルモンの影響があり，子宮はやや腫大して認められることが多い．

体に責任遺伝子座位があるDSDとしてアンドロゲン不応症がある．アンドロゲン受容体の遺伝子変異があると，アンドロゲンが存在しても受容体と結合できないため，染色体がXYであっても身体所見は女性型となる．Xp22.33領域の*KAL1*遺伝子異常によるKallmann症候群では，性腺機能低下，無臭覚症を示す．

Y染色体に座位する遺伝子はおよそ100個しかないが，性に関する有用な遺伝子である*SRY*遺伝子，*DAZ*遺伝子などがある．一部の領域はX染色体と相同である（偽常染色体領域）．*SRY*遺伝子はY染色体短腕（Yp11.3）に座位する精巣決定因子であり，DNAに結合して他の蛋白発現を制御する．*SRY*の欠失，転座などにより，DSDが発生することが知られている．*DAZ*（deletion in azoospermia）遺伝子はY染色体長腕（Yq11.23）に座位し，精巣で特異的に発現する．無精子症患者において*DAZ*遺伝子の欠失が認められる．性染色体を含む異数性の疾患としてKlinefelter症候群（47，XXY）がある．発生頻度は男子1/1,000人で，思春期から精巣の発育が進まず，精巣萎縮，無精子症となる．

外科的治療

DSDに対する外科的治療は複雑で，治療対象となる症例数も決して多くはない．また，基礎病態が同じでも，1例1例の解剖が少しずつ異なるということを考えれば，チームでの取り組みが可能で，かつ外科治療の対象となる症例数が多い専門化された施設で手術が行われることが望ましい．外科治療そのものに対する批判もあり，DSD活動家の批判を受けて，ヨーロッパ，北米では，外科治療を本人が判断できる年齢まで延期するように，との要望が出されている現状も知っておかねばならない．

1）外科的治療の基本

①外性器に対する形成手術は，本人の記憶として残りにくい1歳半頃までの早期に施行する．ステロイド補充治療が必要な場合，治療により陰核の大きさが縮小し，色素沈着が落ち着き，そして小児科医による投薬量も安定した6か月以

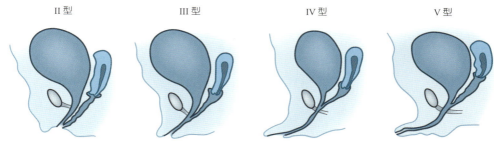

図9 尿道と腟の合流部（Prader分類）
I型は尿道と腟は分離し，陰核肥大のみ

降に計画する．
② 術後の外来診察では，3～4歳以降の女子には外性器の診察は行わない．特に，外来での腟拡張は禁忌としている．
③ 手術を施行した医師による定期的な外来診察を続ける．これは家族，そして本人が，身体の構造や解剖を知りたいと望んだときに，最も適切に対応できるからである．
④ 患者の年齢にあわせた病態，疾患の告知を行う．そのためにはまず両親に，いつ，どのように話をするか了解を得ることから始める．両親に対し，たとえ染色体についても告知するのが望ましい（full disclosure）との姿勢で話しあう．

2） 女性化外陰部形成術

外科的治療の目的は，肥大した陰核の形成と腟口形成にある．尿道と腟との合流部がどこにあるか（尿生殖洞の長さ）は尿道造影と内視鏡検査で評価する．男性化徴候が強いときには，この合流部は膀胱の出口（膀胱頸部）近くにあり，これを高位型とよぶ．一方，男性化徴候がそれほど強くないときには合流部は膀胱から離れ，尿生殖洞の出口近くとなる（低位型）．尿道と腟との合流部の位置関係を示すには，一般に図9のような分類法（Prader分類）が用いられており，II型を低位，III～V型を中間位～高位と考える．

a） 陰核形成術

1970年代までは，手術法として陰核全体が切除/切断されていた．その後，陰核を恥丘下に埋没する術式がとられた時期があったが，その子どもたちが思春期に入る頃には陰核が勃起し，疼痛を訴えたため，現在はほとんどの施設で行われていない．現在，広く行われている手術方法は，亀頭ならびに亀頭への神経血管束を温存したまま，陰核肥大の原因である陰核海綿体を部分的に切除，あるいは白膜内の海綿体のみを摘出する術式である．

しかし，どの程度の陰核肥大が手術対象になるのか，陰核肥大があれば本人の性自認に支障をきたすのか，本人を取り巻く人々，社会の寛容と大いに関係がある問題である

b） 腟形成術

腟の分岐部が尿道括約筋より十分に遠位に開口する場合には，会陰部の皮膚弁（flap vaginoplasty）を用いる．分岐部が括約筋に重なるか，あるいはすぐ遠位部に開口する場合には partial urogenital mobilization を，そして括約筋から近位部で男子の精阜の位置に開口する場合には腟を尿生殖洞から切り離し，腟全体を会陰部に引き下ろす pull-through法を適応する．腟自体が低形成で会陰部まで引き下ろせない場合には，消化管を用いる造腟術を選択する．

c） 外科的治療の合併症

① 腟狭窄

狭窄があっても初潮が始まるまでは不都合が起こらないこと，幼児期・学童期に外来で処置を加えると痛みを伴い，心理的にも好ましくないことから，思春期が始まるまでは拡張等の処置は加えない．

乳房発育が始まれば1～2年以内に初潮がみられるため，その間に麻酔をかけて形成術を受けた腟を調べることが望ましい．

② 陰核の感覚

術後の性的感覚については満足のいくものではないと述べられているが，それらの報告の多くは20年以上前に手術を受けた人たちを調査した結果である．現在は陰核亀頭部への神経・血管をできるだけ温存する術式が用いられており，短期的な成績では従来の成績より良好と述べられている．

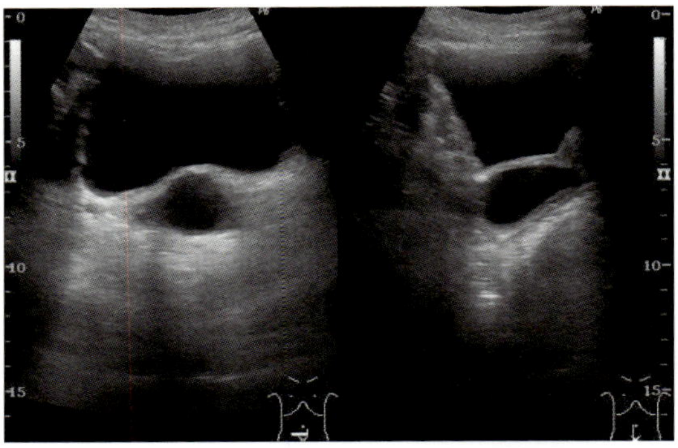

図10　DSD症例のMüller管遺残構造（超音波像）
膀胱後部に緊満したMüller管構造を認める。

3） 男性化外陰部外形成術

これに含まれるのは，①尿道下裂修復術，②精巣固定術，③陰嚢形成術，④Müller管遺残組織摘出術，⑤性腺摘除術，がある．

養育性を男子に選択する場合のMüller管遺残組織（図10）に対する手術適応とその方法，時期については，各施設とも症例数が少ないため一定の方針が出されていないのが現状である．しかし，尿道下裂に対する修復術後には尿道抵抗が強くなり，Müller管構造への逆流尿が増え，尿貯留による尿路感染症の危険を常に抱えることになる．また，拡張した腟・子宮が膀胱頚部を後方から圧排するため，排尿障害をきたし，さらには上部尿路障害も引き起こす危険性もある．無論，このようなMüller管遺残物を極力残し，本人が将来，女子への性別変更を希望した場合に利用するとの意見もあるが，現実性に乏しい．また年長児～思春期になると手術による負担が大きく，かつ感染の危険性も高くなることが考えられる．このため段階的治療の場合には，尿道下裂修復術予定（1歳～1歳半）の約半年前か，あるいは経過観察中に暫時Müller管が大きくなり，尿路感染症などの臨床症状が現われたときに，Müller管組織を摘出するのが望ましい．術式は，腟口が会陰部の外尿道口に隣接，あるいはすぐ近位側に見える場合には，腹臥位で会陰部からの摘出術，括約筋部あるいは後部尿道に開口するときには腹腔鏡下摘出を基本とし，その他，経膀胱三角部的な術式も述べられている．

陰茎の極端な形成不全では陰茎形成術の対象となるが，わが国では現在のところ，ごく限られた施設でしか施行されていない．

他の手術内容は「尿道下裂」（p.160）等の項を参考にしていただきたい．

DSDに対する外科的形成術には，現在，まださまざまな意見がみられ，また医学的に不明瞭な部分が少なくない．外科的治療を選ぶのか，手術を受けるとすればどの施設で，いつ頃行うのか．手術後のケアはどこで続けるのか，などについては医療者が時間をかけて家族に説明を加え，合併症を含めて納得がいくまで話しあう姿勢が大切である．

文献

1) 位田　忍，島田憲次（編）：性分化疾患ケースカンファレンス．診断と治療社，2014

（島田憲次）

2. 代表的な性分化疾患

ここでは，前項の性分化疾患（DSD）の分類に沿って，その代表的な疾患に解説を加える．

a. 染色体異常によるDSD

● Turner症候群

低身長，性腺機能不全，Turner身体徴候などを主徴とする性染色体異常症で，X染色体が1本の核型（本症候群の50～60％）に加え，X染色体部分欠失，モザイク型，リングXなどさまざまな核型のバリエーションが存在する．また，血液細胞，その他の体細胞，性腺細胞で染色体モザイクの割合が異なる可能性が高い．頻度は約2,000出生に1人の割合である．性腺は索状である．

本症候群のおよそ5％がモザイクなどで完全なY染色体，あるいは部分的なY染色体成分をも

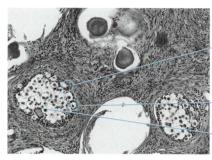

図11 gonadoblastoma（HE染色，強拡大）

つ．その問題点は，性腺の腫瘍化と思春期における男性化徴候である．Y染色体成分をもつ索状性腺からのgonadoblastoma発生リスクは10〜30%とされている（図11）．gonadoblastomaは良性腫瘍であるが，その60%は浸潤性のdysgerminomaあるいは他の悪性生殖細胞腫瘍に移行する．そのため，本疾患でY染色体成分が発見された場合，速やかな性腺摘除が望ましい．

幼少期にTurner症候群であることを診断することは，その後の成長フォローアップにとって大切であり，本人および家族への説明，受け入れ，外表奇形および内臓奇形の検索，治療につながる．思春期以降も，その性格的特徴や性腺機能低下のため，精神的・社会的困難を生じることがある．また，自己免疫疾患の発生も高いとされ，生涯にわたる医療的管理・支援が必要である．

混合型性腺異形成（mixed gonadal dysgenesis：MGD）

性腺が左右非対称で，典型的な例では一側の性腺が索状（streak gonad）で，反対側に異形成精巣（dysgenetic testis）を有する．代表的な核型は45,X/46,XYのモザイクである．多くは性別不詳外性器を呈する（図12）が，一側停留精巣で普通の陰茎をもつ男性型から，軽度の陰核肥大を示す女性型まで，表現型はさまざまである．内性器にも非対称性がみられ，索状性腺側にはさまざまな程度にMüller管構造が発育している（図13）．異形成精巣側にはWolff管構造が発達していることが多いが，Müller管構造が遺残する症例もある．

出生時に性別不詳外性器（ambiguous genitalia）のため精査が開始されることが多いが，尿道下裂で一側が非触知精巣の場合には本疾患も疑い，超音波検査で鼠径部および膀胱背側を検索し，染色体検査を提出しておく．疑わしい場合には内視鏡

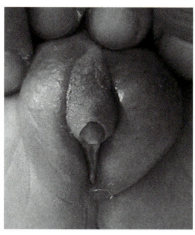

図12 混合型性腺異形成新生児の外性器所見

女子としては陰核にあたる部位は大きく肥大し，陰茎様に見え，腟が存在する場合も未分化な尿生殖洞が残存しており，外尿道口と腟口は区別できないことが多い．陰唇は癒合して陰嚢様の外観を呈する．男児としては高度尿道下裂のかたちをとり，二分陰嚢や停留精巣を合併して女性化が強い．
（口絵㉙，p. vii 参照）

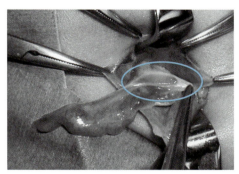

図13 右索状性腺の肉眼像
性腺は鼠径部にあり，卵管様の付属器を伴っている．
（口絵㉚，p. vii 参照）

検査と腹腔鏡検査/鼠径部切開で非触知性腺，内性器の確認，生検が必要となる．

養育性の決定はむずかしく，外性器の発育程度，異形成精巣の位置と推測される機能，将来の妊孕性，性腺の悪性化などを，時間をかけて両親と話しあう．男子として養育が決まれば，内性器の発育程度によりまずMüller管構造と索状性腺の摘除，1歳前後に尿道下裂修復術を加える．精巣機能については自然な二次性徴の発来をみる症例もあるが，年齢とともに機能は低下し，アンドロゲン補充が必要となることが多い．妊孕性は期待できない．精巣の腫瘍発生リスクについては，陰

嚢内への精巣下降が不十分であった症例は特に厳重なフォローを要する．女子として養育を希望する場合には，乳児期に精巣・索状性腺摘除と女性化外陰部形成術を加える．低身長を呈することが多いため，成長ホルモン補充等の治療も考慮される．

b. 46,XY 性分化疾患

● アンドロゲン不応症

アンドロゲン受容体異常によりアンドロゲン作用が障害される受容体異常症である．染色体は46,XYであるが，外性器は完全女性型から不完全男性型までさまざまある．原因は遺伝子異常とされており，多数の責任遺伝子が同定されている(http://androgendb.mcgill.ca/AR23C.pdf)．いずれも X 染色体長腕上に存在し，性染色体 XY のみが発症する．突然変異も多い．Y 染色体が存在するため精巣が分化し，アンドロゲンを産生する．卵巣は存在しない．

1) 完全型アンドロゲン不応症

アンドロゲン作用が全く働かない完全型アンドロゲン不応症(complete androgen insensitivity syndrome：CAIS)ではアンドロゲン作用が生じないため，Wolff 管から男性内性器が分化しない．一方，抗 Müller 管ホルモン(anti-Müllerian hormone：AMH)は正常に分泌されるため，Müller 管構造は退縮し，腟は尿生殖洞由来の部分のみが痕跡的にみられる．完全女性型外性器(図14)を有して出生するため，疾患に気づかれず女子として養育され，無月経を主訴に診断に至ることが多い．あるいは幼小児期に鼠径部腫瘤に気づかれ，鼠径ヘルニア手術の際に両側に精巣が存在することから診断に至ることがある．超音波検査で女性内性器が認められないこと，鼠径部の腫瘤が精巣様であること，染色体が46,XY，テストステロン高値，そして特に5α還元酵素欠損症との鑑別として，hCG 負荷試験による T/DHT(テストステロン/ジヒドロテストステロン)比が 10 以下と上昇しないこと，などで診断される．腟内視鏡検査，鼠径部の腫瘤の生検を加えることもあるが，その必要性については意見が分かれる．

治療では精巣摘除の必要性と，摘除の時期が問題となる．思春期以前では精巣の悪性化リスクが低いことと，精巣から分泌されるテストステロンはアロマターゼの作用により末梢でエストロゲンに変換され，女性としての身体的二次性徴を引き起こすことから，摘出時期は身体的な女性化が完了してからとの意見が多い．しかし鼠径部の腫瘤に本人が気づき，疑問を抱くのではとの恐れから，両親が早期の摘出を希望することもあり，個々の状況にあわせた対応が必要となる．

性自認は女性であるが，本人への告知の時期，方法についてはさまざまな意見がみられる．

2) 部分型アンドロゲン不応症

部分型アンドロゲン不応症(partial androgen insensitivity syndrome：PAIS)の染色体は 46,XY で正常な精巣をもつが，アンドロゲンに対する反応が不完全なため，マイクロペニス，二分陰嚢などの男性化の乏しい臨床像を示す(図15)．検査では先天性副腎過形成(congenital adrenal hyperplasia：CAH)の否定，染色体検査では Y 染色体が存在すること，画像診断による内性器の評価(Müller 管構造がないこと)，AMH の値(普通の男子の値)，テストステロン値が男子として問題がないこと，そして最も問題になる 5α還元酵素欠損症との鑑別として hCG 負荷試験を加えること，などで他疾患を除外し，診断される．将来，性腺の悪性化リスクが高いことも考慮する必要がある．

養育性の決定，治療，フォローアップ，いずれも泌尿器科単独では対応がむずかしく，本人，家族，関連する医療者によるケアが必要である．性自認における揺れが生じたときには，性別変更も視野に入れた柔軟な対応が望まれる．

● 卵精巣性(ovotesticular)DSD

同一個体内に精細管構造をもった精巣組織と，成熟卵胞を含む卵巣組織を有する疾患である．性腺成分の分布および位置はさまざまである．男性化の程度は性腺からのアンドロゲン作用に依存するため，内・外性器の形態もさまざまで，染色体には必ずしも従わない．

本疾患は新生児期に ambiguous genitalia を呈す

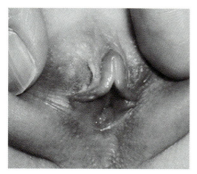

図14 完全型アンドロゲン不応症の外陰部所見
（口絵㉛，p. vii 参照）

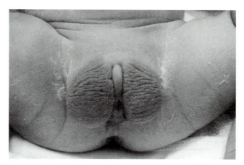

図15 部分型アンドロゲン不応症の外陰部所見

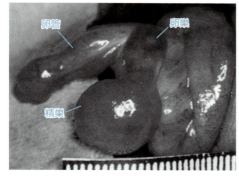

図16 卵精巣性 DSD の性腺所見
両側ともに，陰囊内に薄い白膜に包まれた精巣様構造と小さな卵巣様構造を認める．
（口絵㉜，p. vii 参照）

る代表的疾患であるが，外性器の形態，特に陰囊内への性腺下降の有無，血液・尿化学所見，画像診断による内性器の評価，そして染色体の結果，いずれも確定的な診断を下すことができず，最終的には性腺生検が必要となる（図16）．染色体検査では 46,XX の割合が多いにもかかわらず，養育性の選択とは必ずしも相関がなく，性腺の内分泌機能，妊孕性，外性器の形態，性ホルモンの脳への影響，性腺の悪性化リスクなどについて，症例ごとに検討することが求められる．治療は，養育性に沿った内科的ならびに外科的治療を加える．

本人へは染色体を含めた病態，これまでの治療内容などについて，いつ，どのように話すかの一定の見解はないが，両親ならびに本人への心理的サポートを継続することが大切である．

c. 46,XX 性分化疾患

 先天性副腎過形成

副腎皮質ではさまざまな酵素の関与によりコレステロールからステロイドホルモンが合成されるが，これらの酵素欠損により生じる病態が先天性副腎過形成である．

21-水酸化酵素欠損症は先天性副腎過形成の 90％以上を占める．常染色体劣性遺伝により発症し，その頻度は約 1/20,000 人で，現在は新生児マススクリーニングの 1 項目となっている．副腎の 21-水酸化酵素をコードするチトクロームP450c21 遺伝子の異常により，17-ヒドロキシプロゲステロン（17-OHP），あるいはプロゲステロンからの合成が障害される（図17）．その結果，副腎でのコルチゾールおよびアルドステロンの産生が欠損，もしくは低下する．一方で 17-OHP は蓄積し，これがテストステロンに代謝され，過剰なアンドロゲン分泌が起こる．このアンドロゲン過剰により，女子では陰核肥大，陰囊様の大陰唇，尿道と腟の分離が不十分で両者の共通管（尿生殖洞）が残存する，などの外陰部の男性化（図18）[1] が起こり，出生時に性別判定が困難となることが多い．この時点で診断が下されない場合，出生後 1～2 週間内にコルチゾール，アルドステロン不足による電解質異常が出現し，生命の危険にさらされるおそれがある．コルチゾール不足のためネガティブフィードバックがかかり，下垂体から過剰の副腎皮質刺激ホルモン（adrenocorticotropic hormone：ACTH）分泌が起こり，外陰部や乳首，皮膚の色素沈着をきたす．

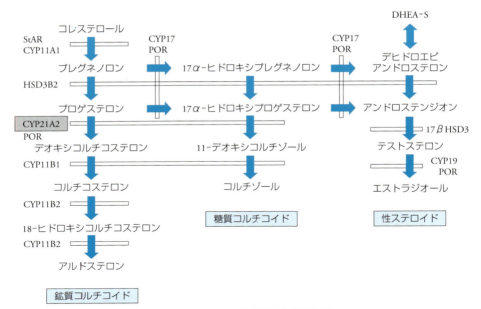

図17　ステロイド合成酵素と代謝経路

StAR：steroidgenic acute regulatory protein，POR：p450 オキシドリダクターゼ，17βHSD3：17β-ヒドロキシステロイド脱水素酵素

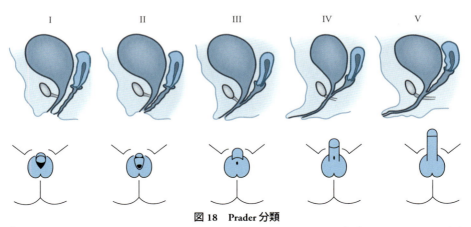

図18　Prader 分類

（Bouvattier C: Disorders of Sex Development: Endorine Aspects. In: Gearhart JG, et al.（eds）, Pediatric Urolory. 2nd ed, Saunders, Philadelphia, 466, 2009 より改変）

　臨床上，DSD として問題となるのは本疾患の女子であり，診断は上記に加え，外陰部などの色素沈着（図19），陰嚢（陰唇）内や鼠径部に性腺が触知されず，超音波検査で子宮（図20）と副腎の肥大が示されれば，本疾患が強く疑われる．検査上では17-OHP，ACTH，テストステロンの上昇，コルチゾール低下，染色体検査による 46,XX 核型などにより診断が下される．

　内科的治療は早急に開始される．治療開始時には腫大した副腎を抑制するため，コルチゾールを体表面積あたり 100〜200 mg/日の多量とし，約8時間ごとに経口投与する．1〜2 週ごとに減量し，約 4 週間で維持量に近づける．血中の Na が下がるようであれば，フロリネフ®（フルドロコルチゾン酢酸エステル）0.025〜0.05 mg/日を投与する．母乳や粉ミルクが主体の期間は Na 摂取が少ないため，食塩（NaCl）を 0.1〜0.2 g/kg/日併用する．治療により副腎アンドロゲン過剰が解消すると，

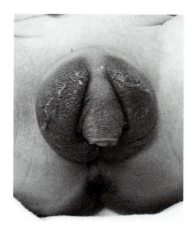

図19　先天性副腎過形成：日齢2の外性器
陰核は腫大しており，陰唇や肛門の色素沈着が著しい．
（口絵㉝，p. viii 参照）

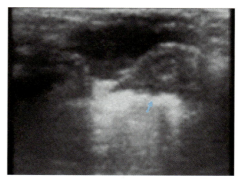

図20　先天性副腎過形成女子（日齢2）
膀胱の背側に子宮が描出されている．

外陰部の色素沈着や陰核肥大は改善するため，その時点で外陰部形成術の適応を考える．
　陰核の大きさ，外性器の形態には個人差が大きく，どの程度の肥大があれば形成術を加えるかの基準はない．陰核は女子の性感覚の重要な位置を占めていることから，できるだけ手術治療は避けるべきであろう．新生児・乳児期の診察で前庭部に腟口（処女膜）が確認できればよいが，陰唇癒合のため腟口の確認ができない場合には，内視鏡を用いての検査が必要となる．尿道と腟との分岐部の位置により，会陰部皮膚弁による腟形成術等，手術法を考慮する必要がある．

文献

1) Bouvattier C: Disorders of Sex Development: Endocrine Aspects. In: Gearhart JG, et al.(eds), Pediatric Urolory. 2nd ed, Saunders, Philadelphia, 466, 2009

（島田憲次）

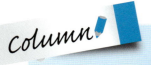

先天性副腎過形成女子のセクシュアリティ

出生直後の両親（特に母親）へのケア
　出生直後の両親の関心は，"五体満足かどうか""性別はどうか"という2つに集約される．先天性副腎過形成（congenital adrenal hyperplasia：CAH）の女子の性器外観を見て，外陰部の強い色素沈着と肥大した陰核（clitoris）に両親は大きな衝撃を受けるだろう．母親は夫の反応や医師・助産師・看護師の表情や言葉に敏感になっているので，不適切な対応をすると母親の心に一生の傷を残すこともある．子どもはおもに母親から養育されるので，母親の態度は子どもの成育に大きな影響を与える．医療者がオープンでフレンドリーな態度で接すると，母親は次第に落ち着いて育児に取り組むようになる．

家庭での養育や子どもへの説明
　家族へのアドバイスの基本は，"家族のなかに秘密をつくらないこと"である．"乳幼児期に自分が何も知らない状況で，性器にメスを入れられた"ということを思春期以後に知ることは，時に子どもに深い心の傷を与えることがある．"親がそのことを隠していて，自分が聞いても答えてくれなかった""親が見たくないような醜いからだの私は，誰からも愛されないのではないか？""親は私のからだのことを話すことを避けていたので，きっと私の性器はひどい状態なんだろう""こんな自分は女

じゃないのか？"など，悩みがどんどん深くなっていくことがある．子どもが10歳前後になったら，その子にわかりやすい言葉で，これまでの経過を伝えることが大切である．

性器外観への処置
　適切な薬物管理を行えば，色素沈着や陰核の肥大は数か月で目立たなくなってくる．性器は最もプライベートな部分であり，セクシュアリティの発達に重要な部分であるので，処置や検査については慎重に行う．世界性科学会議は本人の意思がはっきりするまで，内外性器の手術をしないように勧告している．

"女の子らしくない"遊びや行動
　健康であっても，怪獣や乗り物が好きな女子もいるので，遊びや行動を"この病気のせい"と決めつけないで，大らかに見守るよう両親と話し合う．

第二次性徴
　乳房発育や初潮は遅れる傾向がみられる．小学校高学年から中学生になっても，乳房がほとんど大きくならない女子もいるので，神経質にならないように関わる．高校入学時に初経がなければ，Kaufmann療法で月経を誘発することを考慮する．多毛（hypertrichosis）については，カミソリで剃ったり，除毛クリームの使用で対処する．

思春期の心の悩み
①安心・安定を求めて友だち（親友）を捜し求める．思春期になると，自分のことを深く理解してくれる友だちを求めるようになる．自分の悩みや将来の夢などを語り合うことによって絆が深くなっていく．時には，親しくなってから，離れていくこともあり，傷ついたり，さびしくなったりするが，出会いと別れを繰り返すなかで，人への思いやりが深くなっていく．
②劣等感（コンプレックス）が強くなる．"もっと成長したい""あの人のようになりたい"という理想をもつと，自分とのギャップを自覚して，劣等感が大きくなる．そこから，理想や夢に向かって努力するという行動が生まれてくるので，劣等感は悪いものではない．努力する自分自身を大切に思うこと，自分への思いやりも育てられるように，見守る．
③性に関する興味が大きくなる．同性の友だちだけでなく，異性との付き合いについて興味が出てくるのは，自然なことである．インターネットや雑誌，テレビなどで過激な情報があふれているが，惑わされることなく，無理することなく，自分らしい付き合いを提案したい．
　特にセックスの関係になると，"デートバイオレンス"の危険性が高くなる．相手を支配する，独占するという気持ちを乗り越えて，相手の成長を応援する関係になるためには，よほど心が成熟していないと難しい．セックスから得られる安らぎ以上に，"望まない妊娠"や"性感染症"などのリスクにびくびくする可能性も大きくなる．高校生には，"NO SEX"を強く勧めている．安心してセックスをするためには，心とからだの準備が必要である．
④性指向（同性愛）については，現在は，異常や矯正すべきものとしては扱われていないので，自然な愛情のもち方と理解して，見守っていく．恋愛にまったく興味がない場合も，異常ではない．

セクシュアリティ相談の必要性
　思春期からのからだの悩み，心の悩み，付き合いの悩みなど，デリケートな内容に触れるには，プライバシーが守られる環境と気軽にセクシュアリティについて相談できる看護師やカウンセラーなどの人材が必要とされる．思春期の子どもをもつ親もまた揺れ動いているので，親子をユニットで考えることが大切である．親子の関係性を考慮しながら，同時面接と親子別々の個別面接を組み合わせながら，対応していくことが望ましい．

〔佐保美奈子〕

G. 小児の腎尿路・性器腫瘍

1. 腎，副腎の腫瘍

a. 腎芽腫（Wilms 腫瘍）

 病態

腎芽腫（nephroblastoma, Wilms 腫瘍）は神経芽腫，肝芽腫に次ぐ小児三大悪性固形腫瘍の 1 つであり，小児腎腫瘍のなかで最も頻度が高い．発生学的には後腎発生期にみられる後腎原基に類似した組織像を呈し，多分化能を有する後腎芽細胞群を発生母地とした悪性腫瘍である．1899 年に詳細な分析を発表した Max Wilms の名にちなみ Wilms 腫瘍と称される．腎芽腫はその他の小児悪性固形腫瘍に比べて合併奇形の頻度が多いことも特徴で，WAGR 症候群（Wilms tumor, aniridia, genitourinary abnormality, mental retardation syndrome），Beckwith-Wiedemann 症候群（BWS），Denys-Drash 症候群などに高率に発生することが知られている（表 1）[1]．

さらに，近年では染色体や遺伝子の異常から腎芽腫の発生に関わる知見が得られている．1990 年に癌抑制遺伝子として染色体 11p13 領域で *WT1* が同定された．*WT1* 遺伝子異常は腎芽腫孤立発生例の約 6～18% に認められ，多くの WAGR 症候群や Denys-Drash 症候群患児にも認められるため，腫瘍発生への関与が示されている．また，11p13 以外に 11p15 領域においても腎芽腫での特異的欠失が知られており，*WT2* 癌抑制遺伝子と考えられている．*WT2* は BWS における共通欠失領域であり，腎芽腫発生との関連性が指摘されている．その他，1p, 7p, 16q にもがん遺伝子の存在が示唆されており，p53, β-catenin 遺伝子変異の報告がみられる[2]．

 頻度

わが国で年間約 50 例前後の登録症例があり，発生総数は年間約 100 例前後と推測されている．発症年齢は 1～3 歳にピークがあり，5 歳以下で 80% を占める．10 歳までに 95% の症例が診断され，思春期以降の症例は極めてまれである．一般に片側性であるが，5～10% に両側性（同時性・異時性）が認められる．男女比は片側性で 1：1.1，両側で 1：1.7 とやや女子に多い[3]．

 発見のきっかけ・症候

腹部腫瘤，腹部膨満の主訴が多い．消化管圧迫症状として不機嫌，食思不振，体重減少，便秘，下痢，嘔吐が関連して認められることがある．腹

表 1　症候群関連性腎芽腫

症候群	遺伝子異常	表現型	推定腎芽腫発生確率
WAGR	11p13 部分欠失 *WT1* 遺伝子欠失	無虹彩症，泌尿器奇形，精神発達遅延	30%
Denys-Drash	*WT1* 遺伝子異常 （point mutation）	DSD（disorder of sex development） 糸球体腎炎 → 腎不全	>90%
Beckwith-Wiedemann	11p15：*WT2* 遺伝子異常 IGF2（インスリン様成長因子 II）の過剰発現	巨大児，巨舌，臍帯ヘルニア 片側肥大，新生児低血糖	5%
Prader-Willi	父親由来の 15q11-13 領域の欠失	新生児期から乳児期の筋緊張低下 皮膚色素低形成，性腺発育不全 過食による肥満，精神発達遅延	?

（Garrett MB, et al.：Neuroblastoma. Pizzo PA, et al.：Principles and Practice of Pediatric Oncology. 6th ed, Lippincott Williams & Wilkins, 886, 2010 より改変）

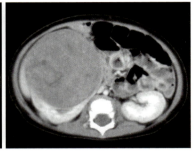

図1 両側性腎芽腫の腹部造影 CT
Denys-Drash 症候群に発生した両側腎芽腫.

痛は一般にはみられないが，腫瘍内出血や腫瘍被膜破綻時には激痛を示し，ショック症状を呈することがある．また，約 12～25％ の症例で血尿を認める．レニン活性の上昇による高血圧も約 25％ にみられる．その他，合併奇形症候群に関連して診断されることもある（表 1）[1]．

検査

1）血液生化学検査

腎芽腫に特異的な腫瘍マーカーは存在しない（他の腫瘍と鑑別するために有用）．しばしば LDH，LDH isozyme（L2, L3）の上昇を認める．腎横紋筋肉腫様腫瘍（malignant rhabdoid tumor of the kidney：MRTK）や先天性間葉芽腎腫（congenital mesoblastic nephroma：CMN）ではまれに高 Ca 血症を示す[2]．

2）画像検査

腫瘍の局在部位，大きさ，局所リンパ節転移の有無，腎静脈・下大静脈内腫瘍血栓の有無，肺・骨・中枢神経系などへの遠隔転移の有無，残存正常腎の位置・大きさ，対側腎における病変の有無などの情報を得る．

a）単純 X 線検査
①胸部：肺転移巣の有無.
②腹部：腫瘍陰影と腸管ガス像の偏位，石灰化はまれ.

b）超音波検査
不均一な充実性エコー像，出血・壊死巣，嚢胞の有無，局所リンパ節転移，肝への浸潤転移，腎静脈・下大静脈内腫瘍血栓，対側腎の病変検索について有用である．

c）CT・MRI
腫瘍の局在，進展状況，転移などについて有用な情報が得られる（図 1）．

d）経静脈性腎盂造影
腎盂・腎杯の圧排像，破壊像，欠損や拡張像がみられる．

e）血管造影
非侵襲的な画像検査の進歩（造影 CT，MR angiography）によって必須の検査とはいえなくなった．しかし，腫瘍が腎被膜内部のものか不明な場合や両側腎芽腫で腎部分切除を検討する場合などには動脈造影が有用となる．

f）骨シンチグラフィ
腎明細胞肉腫（clear cell sarcoma of the kidney：CCSK）では高率に骨転移が認められる（その他の Wilms 腫瘍にはまれ）．

g）RI-腎シンチグラフィ
分腎機能が問題とされる場合，特に両側腎芽腫の場合には評価が望ましい．

3）腫瘍生検

腫瘍が巨大な場合や腫瘍血栓が肝静脈より頭側に伸展している場合など，外科的腫瘍摘出術が困難と考えられる場合には，試験開腹によって摘出可否の診断と腫瘍組織の採取が勧められる．これによって，より正確な病期診断と腫瘍組織に応じた化学療法が選択される．経皮的針生検は，腎芽腫の場合 7.4％ に組織診断の誤りがみられることと，生検部位に沿った腫瘍再発の報告もみられることから望ましくない[2]．

表2　NWTS病期分類

病期	
病期I	腫瘍は腎に限局しており，完全摘除されている．腎被膜は完全に保たれ，術前もしくは術中の腫瘍破裂はない．腎洞の血管浸潤を認めない．切除断端を越えた腫瘍遺残はみられない．
病期II	腫瘍は腎被膜を越えて進展しているが，完全に摘除されている．切除断端を越えた腫瘍遺残はみられない．以下のいずれかの場合が当てはまる． 　1．腫瘍の局所進展，すなわち腎被膜の最外側表面から腎周囲組織へ進展しているか，1～2 mmを越えて腎洞への腫瘍浸潤がある． 　2．腫瘍が含まれている腎洞の血管または腎外の血管に腫瘍浸潤または腫瘍塞栓がある（腎洞の血管浸潤は，NWTS 4までは病期Iとなっていたが，NWTS 5から病期IIに分類されている）． 　〔3．NWTS 5までは「腫瘍生検もしくは腫瘍被膜破綻により側腹部に限局した腫瘍の漏れ（spillage）がみられる」が含まれていたが，COGでは現在病期IIから除外され，病期IIIに含まれている〕
病期III	腫瘍が腹部の範囲で遺残している．以下の項目が1つ以上当てはまる． 　1．生検において，腎門部のリンパ節，大動脈周囲リンパ節またはそれより遠隔のリンパ節に腫瘍がみられる．胸部ならびに腹部外のリンパ節転移が認められる場合には病期IVと分類する． 　2．術前または術中に側腹部を越えた腫瘍のspillage（漏れ）がある場合や，腫瘍が被膜を破って進展している場合などで，腹腔全体におよび腫瘍汚染が認められる． 　3．腹膜播種がある． 　4．肉眼的あるいは組織学的に腫瘍が切除断端を越えて進展している． 　5．周囲重要臓器への浸潤があり，腫瘍全摘ができない． 　6．腫瘍全切除（腎摘）前に施行したすべての生検（針生検，吸引生検も含む）． 　7．術前または術中における程度，部位を問わず，すべての腫瘍のspillage（漏れ）． 　8．腫瘍を一塊に切除しなかった（たとえば腫瘍とは別に切除した副腎内に腫瘍が発見された場合，下大静脈内腫瘍血栓を腎とは別に摘出した場合など）．しかし，腫瘍が連続性に胸部下大静脈または心腔に進展している場合には，腹部外であるが病期IIIに分類する．
病期IV	病期IIIの領域を越えて，肺，肝，骨，脳などへの血行転移を認める．または，腹部・骨盤外のリンパ節転移が存在する（副腎内に腫瘍が存在する場合はこれを転移として扱わず，それ以外の因子で病期分類する）．
病期V	初診時に両側腎に腫瘍を認める． 左右それぞれの腫瘍について，上記I～IVの判定基準に基づいて病期を決定する．

（越永従道，他：小児腎腫瘍．日本小児がん学会（編）：小児がん診療ガイドライン2011年版，金原出版，50，2011より）

診断

1）病期診断

日本ウィルムス腫瘍研究（JWiTS）グループで採用されている米国のNational Wilms Tumor Study（NWTS）グループの病期分類を示す（表2)[3]．NWTS分類は化学療法前の手術時肉眼的所見および摘出標本の組織学的腫瘍進展度をもとに分類されている．腫瘍生検を行った場合は腫瘍の漏れ（spillage）とみなされ，従来は病期IIに分類されていたが，病期IIIに統一されるようになった[2]．

2）病理診断

腎芽腫は後腎原基の組織像と類似した成分から構成される腫瘍である．後腎原基の組織像は未分化細胞（後腎原基細胞・腎芽細胞），上皮細胞，間葉成分の3つの成分（三相性基本構造）から成り立つため，腎芽腫はいずれの成分が優勢であるかで腎芽型，上皮型，間葉型に分類される．さらに，特殊型・関連病変を示す場合はこれも付記される．この特殊型・関連病変は予後に関係するものが多く，臨床的に重要視される．このうち，退

成腎芽腫（anaplastic nephroblastoma）は腫瘍細胞に退形成所見を伴う腎芽腫であり，通常の腎芽細胞の3倍の核，過染される核クロマチンや異型核分裂を伴うものである．退形成腎芽腫は予後不良な組織型（unfavorable histology：UH）である．ほかにも腎芽腫と鑑別されるべき腎原発腫瘍として，腎明細胞肉腫と腎横紋筋肉腫様腫瘍もUHに分類される．

一方，予後良好な組織型（favorable histology：FH）として鑑別されるものとして先天性間葉芽腎腫があげられる．先天性間葉芽腎腫はその80％が生後4か月以内に発生し，線維芽細胞によく分化した長紡錘形の細胞からなる線維型，円形もしくは卵円形の腫瘍細胞が密に集合し，核異型のない核分裂像が豊富な富細胞型と中間に位置する混合型に分類される．発症年齢が高いものや富細胞型で遠隔転移を呈することが知られているが，多くは予後良好で完全摘出のみで根治が得られる．

鑑別診断

腎内腫瘍は，多くは最終病理診断結果が必要となる．これらには腎明細胞肉腫，腎横紋筋肉腫様

腫瘍，先天性間葉腎芽腫，腎細胞癌（renal cell carcinoma：RCC）などがある．腎外腫瘍では，外見上紛らわしいのが副腎原発神経芽細胞腫であり，そのほかに横紋筋肉腫，後腹膜奇形腫，肝芽腫などがある．

 治療

1）化学療法

腎芽腫は年間発生症例が少ないため，多施設共同研究が進められ，米国の National Wilms Tumor Study（NWTS）グループと欧州の International Society of Pediatric Oncology（SIOP）グループが代表的である．わが国では日本ウィルムス腫瘍研究（JWiTS）グループが NWTS の治療レジメを取り入れたプロトコルを策定している．現在，JWiTS 2 プロトコルが終了し，JWiTS 3 プロトコルへ移行する過渡期である．いずれのグループもアクチノマイシン，ビンクリスチンの 2 剤，あるいはドキソルビシンを追加した 3 剤併用化学療法に加え，病期によって放射線治療を追加する標準治療法を提唱している．

2）外科治療

標準的外科手術の原則は，腫瘍を破裂させずに完全に摘出することと，腫瘍の進展度を評価することである．可能であれば，腫瘍摘出操作にかかる前に腎動静脈を結紮する．剥離層は Gerota 筋膜外側とし，腫瘍が腎上極原発の場合には副腎も合併切除する．尿管は可及的に膀胱近位側で結紮切離する．腎門リンパ節・片側大動脈周囲リンパ節のサンプリングを行う．術前診断にて対側腎病変が疑われる場合には対側腎精査を行う．腎腫瘍に対する部分切除は腎下極原発症例で，片腎患者・同時性または異時性両側例・BWS のように腫瘍が多発する場合で考慮されるが，その適応は例外的である[2]．

両側発生症例では，残存腎機能が確保され，かつ腫瘍全摘が可能な場合に限り，初回手術時に腫瘍摘出を行う．それ以外は，まず両側腫瘍生検のみにとどめ，以後，腫瘍進展度・組織型に応じた化学療法を行う．効果不十分な場合には放射線療法の併用も考慮する．化学療法後の手術治療も同時手術は避け，片側ずつ異時的に行うほうが安全とされる．その順序は腫瘍による腎破壊の少ない側から行い，可及的に残存腎機能の温存を図る[1]．

 予後・管理

JWiTS 1 プロトコルの解析結果では，腎芽腫・腎明細胞肉腫・腎横紋筋肉腫様腫瘍の 5 年生存率（OS）はそれぞれ 91.1%・74.5%・22.2% である．5 年無再発生存率は 82.0%・72.9%・16.7% で，腎横紋筋肉腫様腫瘍は腎芽腫・腎明細胞肉腫に比べて予後は極めて不良である．腎芽腫の病期成績では病期 I～III の 5 年 OS が 90% 以上，病期 IV でも 86.7% と非常に良好であり，標準治療として問題のない成績が得られている．病期 V（両側性）腎芽腫は 12 例中 10 例が生存し生命予後は良好であったが，手術詳細の判明している 11 例中 9 例に片側腎摘，2 例に両側腎摘が行われ，2 例が腎不全のために透析や腎移植を受けており，腎機能温存の観点からは満足のいく結果は得られていない[4]．現在，JWiTS 2 の解析が行われている．次期プロトコルの JWiTS 3 では両側腎芽腫および腎横紋筋肉腫様腫瘍用のプロトコルが盛り込まれる予定である．

文献

1) Garrett MB, et al.：Neuroblastoma. Pizzo PA, et al.：Principles and Practice of Pediatric Oncology. 6th ed, Lippincott Williams & Wilkins, 861-885, 2010
2) 大植孝治：腎芽腫．福澤正洋，他（編）：系統小児外科学．改訂第 3 版，永井書店，712-718, 2013
3) 越永従道，他：小児腎腫瘍．日本小児がん学会（編）：小児がん診療ガイドライン 2011 年版，金原出版，37-96, 2011
4) 大植孝治，他：日本ウィルムス腫瘍スタディグループの成果．小児外科 **43**：1203-1206, 2011

b. 神経芽腫

 病態

神経芽腫（neuroblastoma）は，交感神経系の神経櫛（neural crest）から発生し，小児期悪性固形腫瘍のなかでは脳腫瘍を除いて最も頻度の高い腫瘍である．乳児例の一部では時に自然消退することが

あるのも特徴である．約半数は副腎髄質に発生し，そのほかに腹部・胸部・骨盤・頸部の交感神経節から発生する．神経芽腫の約90％はカテコールアミンを産生するため，その代謝産物である尿中 VMA（vanillylmandelic acid），HVA（homovanillic acid）は腫瘍マーカーとして重要である．また，神経系由来の腫瘍であるため，血中 NSE（neuron specific enolase）も高値を示す．早期診断の目的で生後6か月時に神経芽腫マススクリーニングが行われてきたが，その有効性が明らかでないため，現在，一部の施設を除き休止されている．

neural crest 細胞から交感神経系細胞に分化成熟するには神経成長因子（nerve growth factor：NGF）の受容体である Trk ファミリーの発現制御が重要で，Trk B，Trk C の発現を経て最終的に Trk A の発現に至り，アポトーシス誘導され，細胞周期が G1 から G0 へと移行する．予後良好な神経芽腫は Trk A の発現が著しく高いことが知られている．また，神経芽腫は染色体あるいはゲノム異常も原因の1つであり，N-myc 癌遺伝子の増幅，1p36 領域の欠失が予後不良症例にみられることがある[1]．

 頻度

発生頻度はマススクリーニング以前には1万人に1人であったが，マススクリーニング以後は5千人に1人の割合である．わが国での小児慢性特定疾患治療研究事業の登録をみると，年間320例前後の新規登録がみられる．年齢分布では1歳未満症例が51％を占め，1〜3歳が28％，4歳以上は21％であった．3歳に第2の低いピークがあり，二峰性分布を示す．性差はない．発生部位では副腎（58％），後腹膜（18％），胸部（13％），骨盤（4％），頸部（1％）で腹部原発が80％を占めている[2]．

 発見のきっかけ・症候

1）原発巣による症状
腹部膨満や腹部腫瘤触知によって気づかれることが多い．そのほか，全身症状として発熱，顔色不良，食思不振，下痢などがみられる．

2）遠隔転移による症状
下肢痛，眼球突出，皮下結節，肝腫大などがある．

a）頸部や上縦隔原発の場合
同側の Horner 症候（縮瞳，眼瞼下垂，眼裂狭小）を認める．

b）縦隔または後腹膜原発の場合
椎間孔内浸潤をきたし，dumb-bell type（亜鈴型）を呈して下肢麻痺や膀胱直腸障害を呈することがある．

3）腫瘍随伴症状
ホルモン様物質を産生する場合があり，VIP（vasoactive intestinal polypeptide）分泌によって，水様性下痢（watery diarrhea），低 K 血症（hypokalemia），無酸症（achlorhydria）を三徴とした WDHA 症候群を認める．さらに，抗神経抗体産生腫瘍の場合は急性小脳失調症状（opsoclonus, myoclonus を伴う ataxia）を呈し，OMS（opsoclonus-myoclonus syndrome）とよばれる．これらの腫瘍随伴症状から診断に至る症例もみられる．神経芽腫はカテコールアミンを産生するが，高血圧を呈するのは25％以下である．

 検査

1）血液生化学・尿検査
a）尿中 VMA 定量，尿中 HVA 定量
約90％はカテコールアミンを産生するため，その代謝産物である VMA・HVA の尿中排泄量が増加する．以前は1日排泄量で表わしたが，小児の場合は正確な蓄尿が困難であることが多いため，1回尿を用いて尿中 VMA，HVA，クレアチニン（Cr）を測定し，Cr 値で補正後 μg/mg・Cr で表わしている．本検査は神経芽腫の診断とともに治療効果判定にも有用で，VMA/HVA 比が1.5以上の症例は予後が良好である．

b）血中 NSE，フェリチン，LDH
腫瘍マーカーとして NSE，フェリチンが用いられており，予後および効果判定に有用である．LDH は非特異的であるが，高値を示す症例では NSE と同様に有用である．

2）画像検査
腫瘍の局在部位，大きさ，局所リンパ節転移の有無，大血管との関係，遠隔転移の有無などの情報を得る．

a）超音波検査
腫瘍のサイズ，占拠部位，周囲臓器や大血管との関係を把握するのに有用である．特に簡便に行えるため，CT や MRI に比べて容易に反復して行

表3 神経芽細胞腫国際病期分類(International Neuroblastoma Staging System：INSS)

病期	定義
1	限局性腫瘍で，肉眼的に完全切除．組織学的な腫瘍残存は不問．同側のリンパ節に組織学的な転移を認めない（原発腫瘍に接し，一緒に切除されたリンパ節転移はあってもよい）．
2A	限局性腫瘍で，肉眼的に不完全切除．原発腫瘍に接しない同側リンパ節に組織学的に転移を認めない．
2B	限局性腫瘍で，肉眼的に完全または不完全切除．原発腫瘍に接しない同側リンパ節に組織学的に転移を認める．対側のリンパ節に転移を認めない．
3	切除不能の片側性腫瘍で，正中線（対側椎体縁）を越えて浸潤．同側の局所リンパ節の転移は不問．または，片側発生の限局性腫瘍で対側リンパ節転移を認める．または，正中発生の腫瘍で椎体縁を越えた両側浸潤（切除不能）か，両側リンパ節転移を認める．
4	いかなる原発腫瘍であるかにかかわらず，遠隔リンパ節，および/または，骨，骨髄，肝，皮膚，他の臓器に播種している（4Sは除く）．
4S	限局性腫瘍（病期1・2A・2B）で，播種は皮膚，および/または，肝，骨髄に限られる（1歳未満の患者のみ）．骨髄中の腫瘍細胞は有核細胞の10%未満で，それ以上は病期4である．MIBGシンチグラフィが行われるならば骨髄への集積は陰性．

注）病期診断の進め方
治療評価を正確に行うために，初診時での原発巣，リンパ節転移，肝転移などの把握にCTスキャンおよび/またはMRIを用いなくてはならない．
骨/骨髄転移の評価にI-123 metaiodo-benzylguanidine(MIBG)シンチグラフィを実施し，陽性病変には単純X線撮影およびTc-99を用いた骨シンチグラフィにて骨転移か骨髄転移かの鑑別を行うことが推奨される．また，I-123 MIBGシンチグラフィで陰性である場合は，骨皮質転移を検索するためにTc-99を用いた骨シンチグラフィを追加して行う必要がある．
(米田光宏，他：神経芽腫．日本小児がん学会（編）：小児がん診療ガイドライン2011年版，金原出版，208, 2011)

えるのが利点である．

b）単純X線検査

腹部原発で腫瘍が巨大である場合は腸管圧排像を認める．約30〜50%に腫瘍内微細石灰化像を認める．骨転移の検索には全身骨撮影を行う．骨転移好発部位は長管骨，頭蓋骨，肋骨である．

c）CT・MRI

CTでは約80%の症例に腫瘍内の石灰化を認める．Wilms腫瘍との鑑別点は，腎は腫瘍による圧排偏位のみであることが多い（図2）．MRIはdumb-bell type（亜鈴型）神経芽腫の椎間内浸潤の評価に有用で，また骨髄転移・骨転移の診断にも有用である．

d）腹部血管造影

造影CT・MRIで脈管系のかなりを評価できるようになったため，腹部血管造影を行う機会は少なくなっている．

e）ラジオアイソトープ検査

99mTc-MDPは骨転移の有無の検査に用いられるが，原発巣や転移巣にも取り込まれる．

123I-MIBG(metaiodobenzylguanidine)は神経芽腫に特異的に取り込まれ，感度がよいことから原発巣および転移巣の検索に有用である．

3）骨髄生検・骨髄穿刺

骨髄転移の有無を診断する．

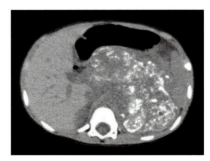

図2 左副腎神経芽腫の腹部単純CT
左副腎由来の神経芽腫の腹部CT．腫瘍内に石灰化を認める．

4）腫瘍生検

神経芽腫の約70%は診断時にすでに転移を認める．一期的全摘出が困難な症例では，開腹腫瘍生検を行い，病理組織型および生物学的因子(N-myc癌遺伝子の増幅，DNA Indexなど）の診断を行う．

病型・病期分類

1）病期分類

神経芽細胞腫国際病期分類（International Neuroblastoma Staging System：INSS)を示す（表3）[2]．遠隔転移では肝，皮下組織，遠隔リンパ節，骨，眼窩に多くみられ，肺転移はまれである．1歳未満症例で原発巣が限局し肝および皮下組織の転移のみを認める場合は予後良好で，Stage IVsとして分

類されている．

2) 病理

国際神経芽細胞腫病理分類（International Neuroblastoma Pathology Classification：INPC）を示す（表4）[2]．

 リスク分類

神経芽腫の予後には，診断時の年齢・臨床病期・原発腫瘍の部位と組織型・生物学的因子が関連しており，その経過や治療反応性も多彩である．リスク分類には米国の Children's Oncology Group（COG）の分類（表5）[2]が採用されている．

 治療

神経芽腫も腎芽腫と同様に年間発生症例が少ないため，多施設共同研究が行われている．わが国では日本神経芽腫研究グループ（Japan Neuroblastoma Study Group：JNBSG）によって米国 COG の治療レジメンを取り入れたプロトコルが策定されている．現在，JNBSG ではリスク分類に応じた，低・中・高リスク群に対するそれぞれの治療プロトコルが割り当てられている．化学療法ではシクロホスファミド，ビンクリスチン，ピラルビシン，シスプラチンのうち，リスク分類に応じて2～4剤が投与される．高リスク群にはさらに骨髄破壊大量化学療法＋造血幹細胞移植が行われ，放射線治療も症例によって追加される．

外科的治療では surgical risk として Image defined risk factors（IDRF）を取り入れたガイドラインが推奨されている．IDRF とは画像診断所見から手術

表4　国際神経芽細胞腫病理分類（International Neuroblastoma Pathology Classification：INPC）

1) Neuroblastoma / subgroup
   a) undifferentiated
   b) poorly differentiated
   c) differentiating
2) Ganglioneuroblastoma（GNB），intermixed
3) Ganglioneuroma（GN） / subgroup
   a) maturing
   b) mature
4) Ganglioneuroblastoma（GNB），nodular

（米田光宏，他：神経芽腫．日本小児がん学会（編）：小児がん診療ガイドライン 2011 年版，金原出版，212，2011）

表5　Children's Oncology Group Neuroblastoma Risk Grouping（COG リスク分類）

INSS	Age	MYCN	INPC	Ploidy	Risk
2A / 2B	0～30歳	＋			高
3	0～30歳	＋			高
3	≧547日	－	UF		高
4	＜365日	＋			高
4	365～＜547日	＋			高
4	365～＜547日			DI＝1	高
4	365～＜547日		UF		高
4	≧547日				高
4S	＜365日	＋			高
3	≧365日	－	FH		中間
3	365～＜547日	－	UF		中間
3	＜365日	－	UF		中間
3	＜365日	－		DI＝1	中間
3	＜365日	－	FH	DI＞1	中間
4	＜365日	－	FH	DI＞1	中間
4	＜365日	－	UF		中間
4	＜365日	－	FH	DI＞1	中間
4	365～＜547日	－	FH	DI＞1	中間
4S	＜365日	－	UF		中間
4S	＜365日	－	FH	DI＝1	中間
1	0～30歳				低
2A / 2B	0～30歳	－			低
4S	＜365日	－	FH	DI＞1	低

FH：favorable histology，UF：unfavorable histology，DI：DNA index
米国 COG では，INSS 分類病期 1 全例を低リスクとし，病期 2A / 2B で 1 歳未満の症例すべてと 1 歳以上の MYCN 増幅例のなかで favorable type の組織型のものは低リスクとしている．実際にはこうした MYCN 増幅の早期症例は極めて少数である．
（米田光宏，他：神経芽腫．日本小児がん学会（編）：小児がん診療ガイドライン 2011 年版，金原出版，217，2011）

のリスクを推定し，初期手術として摘出を試みるか生検のみにとどめるかを判定するための評価項目である．IDRF 陽性の場合には手術合併症リスクが高いことが予想される．外科的治療も寛解導入療法の 1 つの治療手段ととらえられ，寛解導入化学療法の後半に外科的治療が行われることが多い．

予後・管理

神経芽腫の予後は，世界的にみても，低リスク群，中間リスク群の 5 年無イベント生存(EFS)はそれぞれ，88〜100%，90〜93% と良好である．しかし，高リスク群では最も良好な 3 年無増悪生存率でもいまだに 40% 台と不良であり，より優れた治療法の開発が望まれている状況である．おもな再発形式は骨あるいは骨髄再発であり，その大半は 3 年以内に再発がみられる[1]．

文献

1) 福澤正洋：神経芽腫．福澤正洋，他(編)：系統小児外科学．改訂第 3 版，永井書店，705-711，2013
2) 米田光宏，他：神経芽腫．日本小児がん学会(編)：小児がん診療ガイドライン 2011 年版，金原出版，203-253，2011

(山内勝治)

2．横紋筋肉腫(RMS)

横紋筋肉腫(rhabdomyosarcoma：RMS)は小児の軟部組織肉腫の約 50% を占め，また小児の固形腫瘍の 15% を占めている．本腫瘍は横紋筋が存在する全身いずれの部位にも発生するが，そのうちの約 20% は尿路性器に発生し[1]，臓器別では傍精巣(paratesticular)，腟・子宮，膀胱，そして前立腺が原発巣となる．組織型では大きく胎児型(embryonal)と胞巣型(alveolar)とに分類され，尿路・性器 RMS の 60% は embryonal type であり，ぶどう状肉腫(botryoid type)もこれに含めると約 90% は embryonal type となる[2]．この 2 つの組織型は構造染色体異常の種類によっても区別が可能とされており，予後不良とされる alveolar type では第 2，第 13 染色体の転座を伴い，これが PAX3 遺伝子や FKHR 遺伝子の異常，細胞増殖に関与していると推測されている．

尿路・性器 RMS に対する手術治療と成績は腫瘍発生部位により異なっているため，臓器別の治療法について述べる．

膀胱および前立腺 RMS

膀胱 RMS では膀胱内腔に向けての腫瘍発育がみられ，膀胱三角部あるいはその近傍が原発部位であり，肉眼的には botryoid type を示す(図 3)．まれであるが，尿膜管あるいは膀胱頂部からの発生もみられる．前立腺原発 RMS では肉眼的にはむしろ solid mass を示すことが多く，前立腺部尿

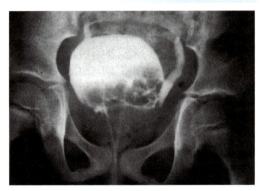

図 3　膀胱/前立腺 RMS
膀胱内に botryoid type の腫瘍が描出される(膀胱造影)．

道から膀胱頚部にかけて発育するため，下部尿路通過障害の症状と徴候を呈する(図 4, 5)．

1) 治療方針

外科的治療の一般原則は膀胱機能の温存が重要な目標となるため，日本横紋筋肉腫研究グループ(Japan Rhabdomyosarcoma Study Group：JRSG)では保存的治療のみで腫瘍の縮小効果がみられる限り，根治術は見合わせている．また，画像上腫瘍が限りなく縮小したときには，non-surgical で経過をみることが第一選択とされている．この部位の RMS では，治療開始時に膀胱機能温存のまま腫瘍を全摘除できることはまれであり，初回手術はほとんどが生検のみとなる．このとき，引き続

G. 小児の腎尿路・性器腫瘍

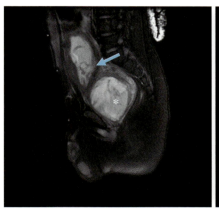
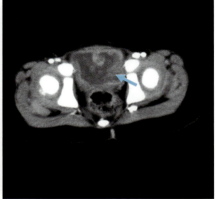

図4　前立腺原発 RMS
膀胱三角部にも腫瘍浸潤が見える（矢印）．
＊印は原発巣の前立腺．

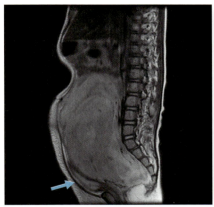
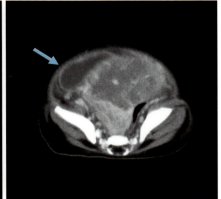

図5　腹部腫瘤を呈した巨大な前立腺 RMS
膀胱（矢印）は右腹側に圧排されている．

き加えられる化学療法に備えて尿路閉塞に対する尿ドレナージが加えられるが，尿閉に対する恥骨上膀胱瘻は腫瘍細胞を播種させる危険を伴うため，避けることが望ましい．

化学療法前，あるいは化学療法（＋放射線療法）で腫瘍が縮小した時期に膀胱部分切除術を施行し，同時に膀胱拡大術を加えた場合には，排尿機能ならびに膀胱容量も十分保たれる可能性があるが，実際には多くの場合，原発部位が膀胱三角部あるいはその近傍のため，部分切除術が適応できない症例のほうが多い．腫瘍摘除術（根治術）の適応と考えられるのは，すべての保存的治療終了後にも臨床的寛解が得られず，生検で遺残腫瘍が見られたときと，保存的治療中に早期に治療抵抗性

の増悪を示したときである．なかでも後者の治療抵抗性増悪例では手術時期を逸しないことが大切であるが，実際にはその判断は非常にむずかしいといわざるを得ない．

膀胱全摘除術後には，逆流防止法を併せた結腸導管による一時的尿路変更術が加えられることが多い．その後，長期の disease-free 状態が得られた小児に対しては，結腸導管を基礎にした各種の非失禁型尿路再建術が考慮される．通常は根治的腫瘍摘除術後5年間の再発がなければ，長期の disease-free 状態と考えてよい．

前立腺原発 RMS に対しては，骨盤内臓器全摘除術が必要となることはほとんどなくなっている．最初の外科的治療を腫瘍生検のみに止め寛解

導入療法を先行することで，多くの症例では膀胱を温存できるようになった．再発症例に対しては骨盤内臓器全摘除術も適応されるが，保存的治療を先行させた場合には直腸を温存できる可能性が高い．画像診断ならびに組織診断で腫瘍の残存が確かめられた場合には膀胱摘除術が必要となるが，隣接臓器，とくに女性内性器に明らかな腫瘍浸潤所見が見られない限りは，隣接臓器を同時に摘除してはならない．

2）合併症，予後

このように，JRSG プロトコールでは外科的治療の適応を極力限定する方針が出されているが，初期保存治療で完全寛解した症例の 25% に再発，生検で完全寛解が確認された 51% に再発をみたとの報告[3]があり，臨床的，画像診断，そして生検で完全寛解と判定された症例でも再発が十分予測されることから，second-look surgery の必要性を述べる意見も少なくない．

放射線療法についても，尿管下端部，残存膀胱，消化管，骨の障害を生じることはよく知られており，治療を受けた生存例すべてに何らかの膀胱機能障害がみられた[4]，膀胱部分切除後に膀胱容量の増加が望めなかった，あるいは全例に消化管を用いた膀胱拡大術が必要だった，さらに尿路再建術の際には放射線照射範囲外の腸管を使用しなくてはならない，などと報告されている．陽子線療法ではこれらの合併症が少なくなることが期待されている．

化学療法による遅発性合併症にも注意が必要で，シクロホスファミドによる出血性膀胱炎と精巣機能障害がみられる．強い出血性膀胱炎は約 30% にみられ，その合併症を防ぐための薬剤も開発されている．予防としては尿量の確保さらには膀胱内灌流も有効である．発症の徴候が見られた場合には，すぐに薬剤を中止する．精巣機能に対するシクロホスファミドの影響については確かめられていないが，投与後には FSH が上昇すること，ならびに約半数では無精子症となることから，成人に本剤を使用したと同様に精巣障害が生じている可能性が高い．投与前の精子保存の研究も進められている．

膀胱機能に関しては，従来の VAC（ビンクリスチン＋アクチノマイシン D＋シクロホスファミド）療法にドセタキセル（DOX）およびシスプラチンが加わった強力な化学療法と早期に放射線療法を開始し，その後に second-look surgery を加える IRS-IV（Intergroup Rhabdomyosarcoma Study-IV）では，生存率は 80%，膀胱機能が温存されたのは生存者の 55%（全体の 40%）となっており[5]，機能的膀胱を残すことのむずかしさが示されている．膀胱機能に問題が残された症例では，推奨されている以上の放射線線量が照射されていたことから，1 日当たりの照射線量を減らし，かつ総照射量も減らし，放射線感受性を高める薬剤を避け，そして尿路感染を予防することが機能温存には望ましい．また，腎機能面ではほぼ全例で問題となる障害は残されていない．

🔵 傍精巣 RMS

傍精巣 RMS は精索の遠位部に発生することが多く，精索ならびに周囲組織に浸潤しやすい．組織型の多くは embryonal type で，favorable な組織像を示す．治療面でも骨盤内 RMS と異なり，stage 1 で low risk 群に入る．

臨床症状は一側陰嚢内の無痛性腫大，または精巣と重なったもう 1 個の腫瘤を触れる．超音波検査では実質性の内部エコー所見を示す．他の精巣腫瘍との鑑別のため AFP，βHCG を測定する．

治療は他の精巣腫瘍と同様にまず高位精巣摘除術を加え，精索の近位端の迅速切片で腫瘍細胞の有無を確かめる．陽性であれば，精索血管をさらに後腹膜腔の近位側まで切除する．精巣生検や陰嚢切開による摘除術では局所再発，あるいはリンパ節転位の危険性が増加する．高位で精索が切除されていない場合には 29% に残存腫瘍の発生が報告されている．局所再発では残存精索ならびに同側の陰嚢も切除しなければならない．

化学療法ならびに場合によっては放射線療法を加えた治療により，生存率は 90% を超えている[6]．転移はリンパ行性に生じるため，これに対しては後腹膜リンパ節郭清術（retroperitoneal lymph node dissection：RPLND）が必要となるが，その適応と意義については意見が分かれている．IRS-I～-III では病期決定のための RPLND が勧められていたが，他の報告では化学療法後にはリンパ節転移はほとんどみられなかった，と述べられている．RPLND 後には射精障害，腸閉塞，下肢のリンパ浮

腫などがみられるが，一側の神経節を温存させる一側性 RPLND を用いれば，99％の症例では正常の射精が認められている．

予後を左右するもう 1 つの因子には発見されたときの年齢があり，特に患児が 10 歳以上の場合には生存率が低い（10 歳未満の 1 年生存率は 97％，10 歳以上では 84％）との成績が出されている[7]．

JRSG の指針は，10 歳未満症例では thin-cut CT でリンパ節腫大が認められる場合には staging ipsilateral RPLND（SIRPLND）を加えるが，腫大がみられない clinical group Ⅰ の場合にはそれが不要とされている．一方，10 歳以上の症例では CT でリンパ節腫大の有無にかかわらず，SIRPLND が必要と述べられている．

● 腟，子宮 RMS

発見のきっかけは腟からの出血，膿状分泌物，腟口からの腫瘤の突出などで，発生部位としては腟の遠位 1/2～1/3 の前壁が多い（図 6）．膀胱頚部から尿道にかけて浸潤しやすい．

治療はまず化学療法を加え，局所ならびに全身的に腫瘍をコントロールし，外科的切除をできるだけ少なくしようとする傾向にあり，腟ならびに子宮摘除術は再発症例以外は必要ないとまでいわれている．化学療法後には未熟な腫瘍細胞は消失し，rhabdomyoblast のみで構成されるようになり，それらは正常の筋細胞に変化するとの観察も示されている[8]．外科的治療としては，最初の組織生検と，治療後の残存腫瘍に対する局所の腟部分切除術が推奨されている．骨盤内リンパ節郭清術は画像診断で転移が証明されない限り不要で，その場合にはまず生検を加える．

腟全摘除術後には腟の再建術が必要で，腸管，会陰部/大腿皮膚弁，あるいは遊離皮膚弁が用いられる．

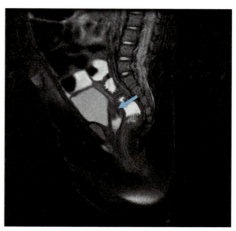

図 6　子宮頚部原発の RMS
早期発見のため化学療法で完治．

Study-Ⅰ：A final report. *Cancer* **61**：209-220, 1988
2）Maurer HM, et al.：The Intergroup Rhabdomyosarcoma Study：A preliminary report. *Cancer* **40**：2015-2026, 1977
3）El-Sherbiny MT, et al.：Pediatric lower urinary tract rhabdomyosarcoma：a single-center experience of 30 patients. *BJU Int* **86**：260-267, 2000
4）Godzinski J, et al.：Value of postchemotherapy bioptical verification of complete clinical remission in previously incompletely resected（stage Ⅰ and Ⅱ pT3）malignant mesenchymal tumors in children：International Society of Paediatric Oncology 1984 Malignant Mesenchymal Tumor Study. *Med Pediatr Oncol* **22**：22-26, 1994
5）Hays DM：Bladder/prostate rhabdomyosarcoma：Results of the multi-institutional trials of the Intergroup Rhabdomyosarcoma Study. *Semin Surg Oncol* **9**：520-523, 1993
6）Wiener ES, et al.：Retroperitoneal node biopsy in childhood paratesticular rhabdomyosarcoma. *J Pediatr Surg* **29**：171-178, 1994
7）Hermans BP, et al.：Is retroperitoneal lymph node dissection necessary for adult paratesticular rhabdomyosarcoma? *J Urol* **160**：2074-2077, 1998
8）d'Amore ES, et al.：Therapy associated differentiation in rhabdomyosarcoma. *Med Pathol* **7**：69-75, 1990

（島田憲次）

文献

1）Maurer HM, et al：The Intergroup Rhabdomyosarcoma

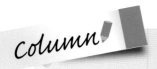

JRSG プロトコール

　IRS（Intergroup Rhabdomyosarcoma Study）が開始される 1970 年代以前は，外科的に腫瘍を完全に切除することが求められ，尿路・性器の横紋筋肉腫（RMS）に対しては骨盤内臓器全摘除術が加えられ，尿路変更術ならびに人工肛門が基本となっていた．その後，腫瘍に対する放射線治療の効果が判明し，また化学療法と放射線療法の有効性が知られるようになり，治療法が根本的に変化した．それを受けて 1972 年に IRS-I が開始され，いずれの部位の RMS についても生存率は驚くほどよくなり，1970 年代には全体の生存率が 25% であったものが，その後の報告では原発巣による差はあるものの 70〜90% と飛躍的な改善がみられている．

　ひるがえってわが国の現状をみれば，依然として各施設，各科が 1〜2 世代前の IRS プロトコールで独自に変法をつくり使用しているため，欧米では治療成績が向上した胎児型 RMS も含めて staging，grouping の早期症例以外は極めて予後不良との成績が続いていた．わが国で RMS に対する全国規模の研究が手がけられたのは，1995〜1997 年の「小児進行性 RMS に対する骨髄移植（bone marrow transplantation：BMT）併用の超大量化学療法の有効性」が初めてであるが，残念ながらその後は元通りの各施設，各科ごとの治療方針に戻った．このため，わが国でも IRS に匹敵する Group Study の開始を目指し，2000 年 3 月「日本小児 RMS 研究会」が発足し，本疾患の診断ならびに治療のプロトコールを作成する運びとなった．

　日本横紋筋肉腫研究グループ（JRSG）の目的は，①欧米での low risk 群における良好な予後に匹敵する成績が得られるよう，標準的治療法の普及を目指す，②欧米でも生存率が 30% と改善がみられない groupIV，stage 4 の進行例に対し，新しい治療薬の導入と molecular biology も併せた新しいリスク分類を考案する，そして③高い生存率を保ちながら形態・機能を極力残す，の 3 つが主たるものである．なかでも，③の形態と機能を温存させる領域として四肢，頭頸部ならびに，泌尿生殖器 RMS に重きがおかれている．

　JRSG プロトコールのなかでは，特に外科治療の役割について規定された箇所がみられる．本疾患の治療では原発巣摘除の可否が予後と重要なかかわりをもつことから，原発巣摘除による局所のコントロールが本疾患に対する外科的治療の重要な役割と考えられるが，一方では外科的治療は常に組織や臓器の機能を犠牲にするという危険性をもっている．つまり，腫瘍の完全摘除と組織，臓器の機能温存は相容れない場合があり，特に泌尿生殖器原発では重要な課題となっている．このため治療に際しては，化学療法と放射線療法を主体に局所病変ならびに転移巣をコントロールすることを目指し，手術治療を加えるにあたってはあくまで形態・機能の温存を優先し，不可逆的侵襲や機能損傷は極力避けることが強調されている．従来，外科的治療に関しては外科医の判断や考え方を重視し過ぎた面もあり，このため施設，科，さらには外科医個人によって治療方針が変わってきたことも否めない．これに対し外科的治療を primary operation（あるいは生検）と second-look operation に分け，それぞれの実施時期と方法の指針が定められている．外科治療の原則は，原発巣に対する根治的腫瘍摘除が困難な症例や肉眼的な腫瘍遺残症例に対しては，まず 12 週間の化学療法（＋放射線療法）を加えたのち摘除可能かを評価する．摘除可能の場合には second-look operation を加えるが，摘除の可能性が低いときにはさらに 12 週間の保存的療法を加え再評価し，これを繰り返すことになる．

〈島田憲次〉

3. 精巣腫瘍

頻度

小児精巣腫瘍は，小児の固形腫瘍の1〜2％を占め，15歳未満の男子100,000人当たり1人の発生頻度とされている．すべての年齢層で発症しうるが，好発年齢は3歳未満である[1〜3]．

組織型

成人の精巣腫瘍では90％以上が悪性胚細胞腫瘍であるのに対し，小児精巣腫瘍では74％が良性腫瘍とされている[4]．組織分類別では胚細胞腫瘍の頻度が最も高く，最近の報告ではyolk sac tumor，teratomaの順に多いとされている[5,6]．まれな疾患のため，わが国における小児精巣腫瘍の詳細な報告は少ない．

小児精巣腫瘍の組織分類を表6[7]に示す．

症状

小児精巣腫瘍の多くは一側性の無痛性陰囊腫大（図7）を主訴とするが，腹腔内精巣腫瘍の捻転の場合は急な腹痛として発症する場合もある．約半数の症例で反応性の陰囊水腫を合併し，陰囊水腫の診断で経過観察されたため精巣腫瘍の診断が遅れ遠隔転移をきたした症例も報告されている．その他，内分泌活性をもつ腫瘍では思春期早発や女性化乳房を伴うこともある．

診断

通常は陰囊の触診で精巣を硬く触知する．しかし，腫瘍の種類によっては，触診上異常が認められないこともある．

画像診断では超音波検査が有用である．腫瘍の内部エコーが均一か，あるいは種々のエコー輝度が混在するか，残存正常精巣組織がどの程度あるのかを評価する．腫瘍の病期診断にCTやMRIが用いられるが，いずれも小児では鎮静を必要とする．鑑別疾患としては，精巣捻転症，精巣炎あるいは精巣上体炎などの炎症性疾患，特発性陰囊浮腫などがある．

腫瘍マーカーでは，α-fetoprotein（AFP）が非常に有用で，yolk sac tumorでは約90％で高値を示す．AFPの半減期は5日間で，術前診断だけでなく治療効果判定や経過観察に有用である．なお，生後8か月頃まではAFPが生理的に高値を示すので注意が必要である（図8）[8]．その他の腫瘍マーカーとしては，gonadoblastomaではβHCGが，Leydig cell tumorではテストステロンが上昇している場合がある．

小児精巣腫瘍の病期分類を表7[1]に示す．

表6　小児精巣腫瘍の組織分類

```
germ cell tumors
    yolk sac
    teratoma (mature / immature)
    mixed germ cell tumor
    seminoma
gonadal stromal tumors
    Leydig cell
    Sertoli cell
    juvenile granulosa cell
    gonadoblastoma
tumor of supporting tissues
    fibroma
    leiomyoma
    hemangioma
tumor-like lesions
    epidermoid cysts
    hyperplastic nodules secondary to congenital adrenal hyperplasia
secondary tumors
    lymphomas
    leukemias etc.
tumors of adnexa
    rhabdomyosarcoma etc.
```

（Kay R：Prepubertal Testicular Tumor Registry. J Urol **150**：671-674，1993より改変）

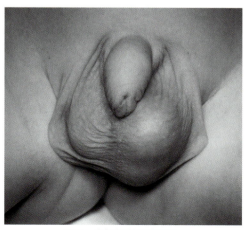

図7　小児精巣腫瘍（左）

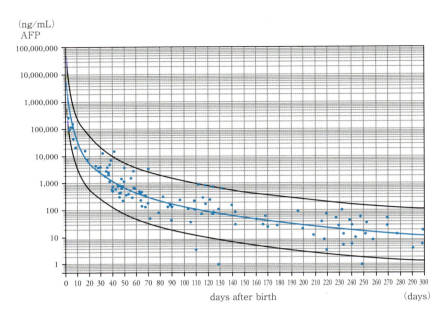

図8 Normal ranges of serum AFP in early infancy.
（Ohama K：Alpha-fetoprotein（AFP）levels in normal children. *Eur J Pediatr Surg* **7**：267-269, 1997）

表7 小児精巣腫瘍の病期分類

病期	
I	腫瘍は精巣に限局し，高位精巣摘除によって完全に切除されている． 臨床所見，画像所見，病理所見のいずれにおいても腫瘍の精巣外伸展を示す根拠がない． 経陰嚢的に精巣摘出が行われていた場合，追加切除した精索の内鼠径輪の高さの断端が陰性である． 腫瘍マーカーが精巣摘除後，半減期に従って低下し正常値である． 診断時腫瘍マーカー正常あるいはマーカー不明の腫瘍で画像診断にて後腹膜に2 cm以上のリンパ節腫大を認める場合はサンプリングにて腫瘍細胞を認めない．
II	病理診断にて陰嚢内に腫瘍が残存する，あるいは摘出した精索の近位端から5 cm以内に腫瘍細胞が多数存在する． 腫瘍マーカーが半減期に従って下降後も高値にとどまる． 高位精巣摘除前に精巣生検によって腫瘍細胞の播種を起こしている．
III	4 cm以上の後腹膜リンパ節の腫大を認める，あるいは2 cm以上4 cm未満の腫大した後腹膜リンパ節のサンプリングにて腫瘍細胞の存在が証明されている．
IV	遠隔転移を認める．

（Ritchey ML, et al.：Pediatric oncology. Wein AJ, et al.：Campbell-Walsh Urology. 10th ed, Saunders, 3725-3730, 2011 より改変）

手術

　精巣腫瘍が疑われる場合は手術の適応となる．小児精巣腫瘍では良性腫瘍の頻度が高いため，精巣温存の可能性を考慮する必要がある．鼠径部切開によって，まず内鼠径部で精索をクランプしたのち，正常精巣組織を残す腫瘍核出術または腫瘍の生検を行う．迅速病理診断を行い，悪性腫瘍であれば高位精巣摘除術を行う．

おもな小児精巣腫瘍の病態と治療

1） germ cell tumor（胚細胞腫瘍）

　前述したように小児では teratoma と yolk sac tumor が大多数を占める．

a） yolk sac tumor（卵黄嚢腫瘍）

　endodermal sinus tumor（内胚葉洞腫瘍）と称される場合もあり，組織学的には Schiller-Duval 小体を特徴とする（図9）[9]．AFPは90%以上の症例で異常高値であり病勢の推移をみるうえでも有用である．yolk sac tumorの90%以上はStage Iであり，

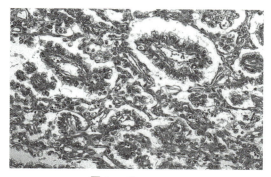

図9　yolk sac tumor
特異な乳頭状構造を示し，Schiller-Duval 小体とよばれる．
（日本泌尿器科学会，日本病理学会（編）：泌尿器科・病理　精巣腫瘍取扱い規約（第3版）．金原出版，62, 2005. © 日本泌尿器科学会）

多くの症例で高位精巣摘除術のみで後腹膜リンパ節郭清や化学療法までは行われない．このような症例の約20%で再発を認めるが，その後の化学療法を含む追加治療によってほぼ全例生存を得ている．AFP 高値が持続する症例や転移を認める症例など，Stage II 以上ではブレオマイシン，エトポシド，シスプラチンを用いた化学療法が行われる．転移部位としては肺，後腹膜リンパ節，肝，骨の順に多いが，遠隔転移を認める症例でも化学療法は有効で，Stage IV も含め100%に近い生存率が報告されている．

b）teratoma（奇形腫）

皮膚や軟骨，筋肉，腸上皮，神経組織などの組織学的に正常な組織・臓器を模倣した構造を含む mature teratoma（成熟奇形腫）と，組織学的に成熟組織成分が混在していても，胎児性未熟組織が占める割合が多い immature teratoma（未熟奇形腫）があるが，小児精巣腫瘍では mature teratoma がほとんどで予後は良好である．

mature teratoma の腫瘍内部は囊胞性部分と充実性部分とが混在しており，超音波検査では内部エコーは不均一である．AFP は正常値である．良性腫瘍であり，迅速病理診断で診断が確定すれば腫瘍核出術を行い，精巣を温存する．これまで術後再発の報告はない．

immature teratoma は小児ではまれである．腫瘍が完全に切除されていれば再発の危険性は低いが，yolk sac tumor の成分を含んでいる場合や AFP が高値の場合は再発の危険性が高く，yolk sac tumor として扱う．

2）gonadal stromal tumor（精索間質細胞腫瘍）

小児の gonadal stromal tumor は予後良好であり，そのほとんどが良性腫瘍とされている．

a）Leydig cell tumor（Leydig 細胞腫瘍）

小児精巣腫瘍の1%を占めるとされており[3]，5〜10歳に発症のピークがある．腫瘍の多くは一側性で無痛性だが，約3%で両側性のことがあり，その場合は未治療の先天性副腎過形成に発生する精巣腫瘤との鑑別が必要となる．成人に比し小児では内分泌学的な臨床症状を示すことが多く，陰茎の増大，陰毛の発達，声の変調，骨年齢の亢進などの思春期早発症状を呈する．また，女性化乳房を伴うこともある．テストステロンは高値を示すことが多く，本腫瘍によるアンドロゲン産生は視床下部－下垂体系の支配を受けないため，FSH, LH は正常または低下している．小児ではほとんどが良性であるため精巣温存手術が行われている．腫瘍を核出することで身体変化が正常に戻ることが期待できるが，罹病期間が長い場合には身体変化は残存する．

b）Sertoli cell tumor（Sertoli 細胞腫瘍）

小児精巣腫瘍の3%を占めるとされており[3]，1歳未満に多い．腫瘍の多くは一側性で無痛性である．内分泌活性をもたないことが多いが，女性化乳房や，逆に強い男性化を伴うこともある．5歳前では悪性化の報告はないが，年長児では悪性化の報告もあり，このような症例には化学療法，後腹膜リンパ節郭清，放射線療法などの集学的治療が行われる．

c）gonadoblastoma（性腺芽腫）

小児精巣腫瘍の1%を占めるとされており[3]，好発時期は思春期である．性分化疾患に伴う形成不全性腺に起きることが多く，Y 染色体を有する gonadal dysgenesis（性腺形成不全）の症例に発生することが多い．そのため，このような症例では，報告されている腫瘍発生のリスクを考慮した対応が必要となる〔「性分化疾患（DSD）」(p. 175)参照〕．

3）その他

a）epidermoid cyst（類表皮囊胞）

小児精巣腫瘍の15%を占める[4]とされている良性腫瘍で，超音波検査にて onion-skin appearance とよばれる低エコー度と高エコー度の部分が層状となる特徴的な所見を呈する（図10）[10]．

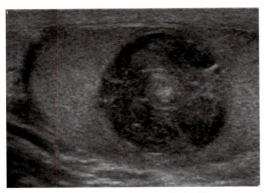

図10　epidermoid cyst の超音波像
低エコー度と高エコー度の部分が層状となる特徴的な所見（onion-skin appearance）を呈する．
(Taupin T, et al.：Epidermoid cyst. Answer to the e-quid "A testicular mass". Diagn Interv Imaging 94：667-671, 2013)

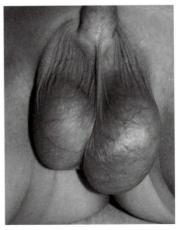

図11　二次性精巣腫瘍
（acute lymphoblastic leukemia）

b) hyperplastic nodule secondary to congenital adrenal hyperplasia

　男子の21-水酸化酵素欠損症，11β-水酸化酵素欠損症が未治療で経過した場合，過剰に分泌された副腎皮質刺激ホルモン（adrenocorticotropic hormone：ACTH）の副作用で精巣内に腫瘍が形成されることがある．2～3歳が好発で，通常は両側性に精巣に腫瘍が形成される．両側性のLeydig cell tumor との鑑別が必要であるが，内分泌学的所見から鑑別可能で，テストステロンは正常あるいは低値を示し，血中17-OHPと尿中17-ケトステロイドは高値となる．副腎皮質ホルモン補充療法を適切に行えば腫瘍は消退する．

c) secondary tumors

　二次性の小児精巣腫瘍としては，急性リンパ性白血病（acute lymphoblastic leukemia：ALL）が最も多い．ALL患者の5～30％に認められ，多くは両側性である（図11）．経陰嚢的に精巣生検を行い診断確定し，寛解導入療法後も腫瘍細胞を認める場合は放射線療法が必要である．

文献

1) Ritchey ML, et al.：Pediatric oncology. Wein AJ, et al.：Campbell-Walsh Urology. 10th ed, Saunders, 3725-3730, 2011
2) Ross JH：Prepubertal testicular tumors. *Urology* **74**：94-99, 2009
3) Ross JH, et al.：Clinical behavior and a contemporary management algorithm for prepubertal testis tumors：a summary of the Prepubertal Testis Tumor Registry. *J Urol* **168**：1675-1679, 2002.
4) Pohl HG, et al.：Prepubertal testis tumors：actual prevalence rate of histological types. *J Urol* **172**：2370-2372, 2004.
5) Ye YL, et al.：Clinical analysis of management of pediatric testicular germ cell tumors. *Urology* **79**：892-897, 2012.
6) Baik K, et al.：Prepubertal testicular tumors in Korea：A single surgeon's experience of more than 20 years. *Korean J Urol* **54**：399-403, 2013
7) Kay R：Prepubertal testicular tumor registry. *J Urol* **150**：671-674, 1993
8) Ohama K：Alpha-fetoprotein（AFP）levels in normal children. *Eur J Pediatr Surg* **7**：267-269, 1997
9) 日本泌尿器科学会，日本病理学会（編）：泌尿器科・病理　精巣腫瘍取扱い規約（第3版）．金原出版，62, 2005
10) Taupin T, et al.：Epidermoid cyst. Answer to the e-quid "A testicular mass". *Diagn Interv Imaging* **94**：667-671, 2013

〈井手迫俊彦〉

H. 尿路結石症

1. 小児尿路結石

 小児尿路結石の特徴

　尿路結石症は成人の泌尿器科疾患のなかでは日常的に遭遇する疾患であり，現在では体外衝撃波砕石術（extracorporeal shockwave lithotripsy：ESWL）や内視鏡による治療が中心となっている．しかし，小児期における尿路結石症は成人と比べ頻度が低く，疾患の背景にも差がみられる．また，体格などさまざまな理由で治療法にも制約がある．このため，小児の尿路結石症の診療においては，成人以上に基礎疾患の検索とその治療をきちんと行うことに留意する必要がある．また，治療方法の選択も，小児の特質を踏まえて行う必要がある．

 疫学と原因疾患

　わが国における1965年から2005年までの40年間の尿路結石症の疫学調査によれば，10歳未満の小児の尿路結石症の年間罹患率は，人口10万人当たり男子で1.7，女子で0.9と男子に多い．全体での罹患率は男性が192.0，女性が79.3であり，小児はおおむね100分の1程度である．成人では尿路結石症は増加傾向にあるが，小児の尿路結石症の罹患率は大きな変化はない[1]．

　小児期の尿路結石症は，基礎疾患を有するものが多く，単純に結石そのものを治療するだけでなく，再発予防のためにもこれらの原因疾患の診断・治療に留意する必要がある．

　小児期の尿路結石症の原因疾患としては**表1**にあげたようなものがある．なかでも，代謝異常，先天性尿路異常，尿路感染が重要である．代謝異常のなかでも特にシスチン尿症は比較的高頻度にみられ，放置すれば結石再発の危険性が高く，重要な疾患である．

　また，尿路通過障害などの尿路異常に起因する結石の場合には，その治療もあわせて行う必要があり，結石の治療法を決定するうえでも重要である．

表1　小児尿路結石の分類

Ⅰ．酵素異常
　原発性高シュウ酸尿症
　　Type 1：グリコール酸尿症
　　Type 2：グリセリン酸尿症
　キサンチン尿症
　1,8-ジヒドロキシアデニン尿症
　Lesch-Nyhan症候群
　ホスホリボシルピロホスフェート合成酵素活性亢進
　オロチン酸尿症
Ⅱ．腎尿細管異常
　シスチン尿症
　腎尿細管性アシドーシス
Ⅲ．高Ca血症
　上皮小体機能亢進症
　長期臥床
Ⅳ．尿酸結石
Ⅴ．腸疾患
Ⅵ．特発性シュウ酸Ca結石
　高Ca尿症
　　腸管吸収
　　腎性
　高シュウ酸尿症
　高尿酸尿症
Ⅶ．膀胱結石（風土病的要因）
Ⅷ．二次性尿路結石症
　尿路感染
　尿路閉塞
　形態異常
　尿路変向

（Belman AB, et al.：Clinical pediatric urology. 4th ed., CRC Press, 2001 より改変）

 小児尿路結石の診断

1）症状

　成人の尿路結石症で通常よくみられる腰背部や側腹部の疝痛発作は，年長児の尿管結石症でもみられるが，年小児ではこのような症状を訴えない場合も多く，乳幼児では消化器症状と区別がつきにくいこともある．発熱や嘔吐などをきっかけとして見つかったり，画像診断で偶然発見されることも多い．これは年小児の尿路のコンプライアンスが高く，腎盂内圧の急激な上昇が起こりにくいことが関与していると考えられる．いずれにせよ年小児には尿路結石症の特異的な症状が表れにくいことは念頭においておくべきである．また，年小児では尿路結石に起因する尿路感染の頻度も高

い．

下部尿路結石では間欠的な尿線の途絶や排尿困難，尿閉などの症状が出ることもある．

2) 画像診断，その他

画像診断としては，超音波検査，腎尿管膀胱部単純撮影（kidney ureter bladder：KUB），静脈性腎盂造影（intravenous pyelography：IVP），CTなどがおもに用いられている．しかし，シスチン結石や感染結石，尿酸結石はX線透過性が高く，KUBでは描出されにくいが，CTはこれらの結石も描出することが可能である．これらの正診率は，超音波検査 34.4%，KUB 72.3%，IVP 88.2%，単純CT 90.7%と単純CTの正診率が高く[2]，わが国の「尿路結石症診療ガイドライン」[3]でも，確定診断の方法として単純CTが推奨されている．

しかし，超音波を除くこれらの検査には放射線被曝の問題（単純CTでは4.5から5.0 mSV）があるため，小児においては考慮が必要である．このため，超音波検査をまず行い，被曝を伴う画像診断は必要最小限にとどめる注意が必要である．

小児尿路結石症の治療

1) 保存的治療

小児では比較的大きい結石も自然排石されることが多く，4～5 mm程度の結石でも自然排石が期待できる．その間に生じた疼痛に対しては，鎮痛・消炎剤が使用される．また，尿路感染を合併する場合には抗菌薬も併用する．閉塞性腎盂腎炎に対しては尿管ステント留置などによるドレナージが必要となることもある．

シスチン結石の場合には，クエン酸製剤で尿をアルカリ化することにより溶解が期待されるため，まずこれを試みるべきである．

排石を促進するためには適度に利尿をつけることが有用であるが，疝痛発作時の過度の利尿はかえって疼痛の増強をきたすこともあり，注意が必要である．経過観察しても排石されない場合には外科的治療を考慮する．

2) 外科的治療
a) 外科的治療総論

尿路結石症に対する外科的治療としては，開放手術による切石術（近年では腹腔鏡の利用も報告されている），内視鏡手術としての経皮的腎砕石術（percutaneous nephrolithotripsy：PNL）や経尿道的尿管砕石術（transurethral ureterolithotripsy：TUL），そしてESWLがある．近年，軟性尿管鏡を使ったTUL（fTUL）が普及してきた．また，尿路通過障害を合併する場合には，その治療もあわせて行う．たとえば腎盂尿管移行部狭窄症に合併した腎結石であれば，腎盂形成術と同時に結石を摘出する．また，尿管瘤内の結石に対しては，経尿道的尿管瘤切開を行い，結石を摘出する．

b) ESWL

小児に対するESWLは当初は装置の制約もあり，身体の小さい小児では困難であった．現在では装置の開発に伴い施行可能となったが，次の点に留意すべきである．小児は体格が小さいため治療の際に，肺の衝撃波で肺出血の危険性がある．このため，胸部をタオルや発泡スチロールなどで覆い肺への障害を防ぐ．

ESWLの長期的な腎への影響については，腎機能，高血圧に関しては特に問題がないと報告はされているが，できるだけ低電圧で行うことが望ましいと考えている．また，気泡形成によるエネルギーの減衰を防ぐ意味で，時間当たりの衝撃波の回数を低めに設定することで破砕効率が上がると考えられる．

女子の場合，性腺への影響を考慮し，下部尿管結石に対するESWLは基本的には禁忌とされており，代わりにTULなどが適応される．

c) 上部尿路結石に対する内視鏡手術

小児に対するTULやPNLは，機材の制約によりむずかしい面があった．近年ではより細径で，解像力に優れた尿管鏡が開発されており，レーザーを用いたfTULの普及もあり，TULを適用できる小児症例の幅は広がっている．

PNLも従来の腎盂鏡は口径が大きく，そのために大きなトラクトをつくる必要があったが，細径の腎盂鏡の開発により小児にも行いやすくなってきた．また，腎瘻から軟性尿管鏡を挿入し，レーザーを用いることにより，角度的に硬性鏡では対応しにくかった部位にある結石に対しても治療が行えるようになってきた．

d) 膀胱結石に対する治療

成人では経尿道的手術が最も広く行われているが，小児，特に男児においては尿道径が細いこと

から，使用できる機材に制限が大きく困難を伴う．このため，小児の膀胱結石に対しては，開放手術による膀胱切石術が行われることが多かった．慣れた術者であれば，実際には結石を取り出せる最小限の切開で確実に結石を取り出すことができ，特に大きく硬い結石など，症例によってはよい方法であることに変わりはない．近年では経膀胱的手術に準じ，経皮的に膀胱にポートを置き，そこから内視鏡を挿入し，レーザーやリトクラストなどを用いて砕石し，結石を摘出する方法もある．この方法なら，ある程度径の大きな内視鏡を挿入でき，経尿道的手術と比較すると，砕石，結石の摘出が行いやすいうえに，尿道への負担も小さくてすむ．

＊　＊　＊

小児の尿路結石症の治療は成人の治療に準じる部分もあるが，小児の特性をよく理解したうえで行うことが必要になる．また，結石の再発予防のために万全をつくす必要があり，原因となる基礎疾患の検索が極めて重要となる．

文献

1) Yasui T, et al.：Prevalence and epidemiological characteristics of urolithiasis in Japan：national trends between 1965 and 2005. *Urology* **71**：209-213, 2008
2) 郡　健二郎, 他：厚生労働科学研究費補助金医療技術評価総合研究事業「尿路結石症診療ガイドラインの適正評価に関する研究」総合研究報告書. 2005
3) 日本泌尿器科学会, 他(編)：尿路結石症ガイドライン第2版. 金原出版, 2013

（東田　章）

I. 緊急を要する小児泌尿器疾患

1. 急性陰嚢症

a. 精索捻転

● 病　態

精索捻転（spermatic cord torsion）とは，精巣が精索を軸に回転した状態のことで，急激な陰嚢部痛や腫張をきたす疾患である．精索血管が捻転することによって精巣の血行障害が生じる．主として静脈還流障害から精巣がうっ血壊死に至る危険があるため，緊急的な処置を要する．捻転の状態から新生児期にみられる鞘膜外捻転と，おもに思春期に発症する鞘膜内捻転に大別される（図1）．

1）鞘膜外捻転

鞘膜外捻転（extravaginal torsion）は，精索が精巣鞘膜とともに捻転するもので，新生児に多い．これは，新生児では精巣鞘膜と周囲組織との結合が緩く，また鼠径管内での精索の固定が十分ではないためと考えられている．その多くは出生前にすでに発症しており，発見時には不可逆的な精巣の障害が生じていることが多い．非触知精巣に分類される"vanishing testis"の原因として，胎生期における本症があげられる．

治療方針の差異から，出生前にすでに発症している prenatal torsion と出生後に発症する postnatal torsion を区別して考える必要がある．

2）鞘膜内捻転

鞘膜内捻転（intravaginal torsion）は，いずれの年齢層にも生じうるが，12～17歳の思春期に多い．発症の素因として"bell clapper deformity"がある．これは精巣・精巣上体を包む精巣鞘膜が，通常よりも高位で精索に付着しているものである（図2）．このため，精巣・精巣上体は精巣鞘膜内で自由に回転し，捻転をきたしやすい．男性の剖検例では12％に bell clapper deformity が認められた[1]と報告されている．

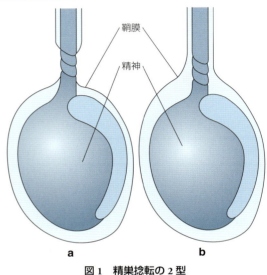

図1　精巣捻転の2型
a：鞘膜外捻転　　b：鞘膜内捻転

● 疫学，頻度

精索捻転の発生頻度は25歳以下の4,000人に1人とされ[2]，新生児期と思春期に二峰性のピークがあるが，どの年代においても発症しうる．実際は思春期での発症が7割程度を占めており[2]，急激な精巣容積の増大と精巣挙筋の収縮が誘因となり，特発的に発症するものと考えられる．

発症時期は寒い冬期に多いことが報告されている．また，急激な運動や鈍的外傷に伴って発症することがあり，いずれも精巣挙筋反射の亢進に関連していると考えられている．思春期にみられる鞘膜内捻転では左側のほうが右側よりも20～30％高頻度に認められる．新生児期に多い鞘膜外捻転には明らかな左右差は認められず，両側発症例が約20％存在する[3]．停留精巣は本症の危険因子と考えられており，約10倍のリスクがあることも示されている[4]．

I. 緊急を要する小児泌尿器疾患

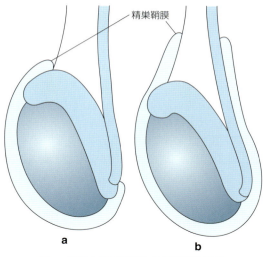

図2　精巣と精巣鞘膜との解剖学的関係
a：正常　**b**：bell-clapper deformity
bでは，精巣・精巣上体を覆う精巣鞘膜が，通常よりも高位で精索に付着している．

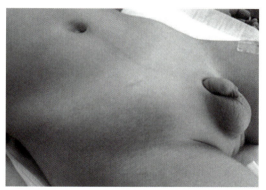

図3　右側停留精巣に発症した精索捻転
右鼠径部と陰嚢部の発赤を認める．右陰嚢内に精巣は触知されない．
（口絵㉞，p. viii 参照）

症候

1）鞘膜内捻転

多くは突然に起こる陰嚢痛で発症し，時に悪心・嘔吐などの腹膜刺激症状を伴う．発症早期では陰嚢の痛みではなく，下腹痛，鼠径部痛として訴えることがある．時間の経過とともに，陰嚢腫脹，発赤が出現する．

精巣挙筋反射の消失は，精索捻転の診断に有用である．本症例でも精巣挙筋反射が保たれていたという報告があるが，少なくとも明らかな反射が認められれば，本症はほぼ否定できる．

患側の精巣は陰嚢内の高位に位置することがあり，精巣が横位になる場合もある．これらは精索の捻転による補助的な徴候である．

Prehn 徴候とは，患側精巣を挙上すると疼痛が増強する状態を指す．精巣上体炎では精巣の挙上によって疼痛が軽減するため，両者の鑑別に有用とされている．実際には，小児に対して正確な症状の聴取が困難なことも多く，有用性は限定的である．

精索の捻転と捻転の自然解除を繰り返す場合，反復性に陰嚢痛を訴えることがある．

鼠径部停留精巣に本症が発症した場合，鼠径部に腫脹や発赤が出現し，非典型的な所見になる（図3）．このため，鼠径ヘルニア嵌頓と混同する場合が多く，診察では精巣が陰嚢内に触知されるか留意することが肝要である．

2）鞘膜外捻転

prenatal torsion の場合は，出生時の診察で精巣が大きく硬く触知されるか，患側の陰嚢全体が浮腫状となり暗赤色に変色している．発症後すでに時間が経過していることが多く，自発痛があるようにはみられない．postnatal torsion では陰嚢部の圧痛，不機嫌，啼泣などの症状を呈することがあるが，症状が軽微であることも少なくない．

検査

臨床検査として，血液，尿検査，または超音波検査などの画像検査が施行される．尿検査では膿尿の有無を確認する必要があり，膿尿の存在は精巣上体炎を疑わせる．

血液検査では，軽度の炎症反応が認められることがあり，他の急性陰嚢症との鑑別に役立つことは少ない．

1）超音波検査

本症例の鑑別には，超音波カラードプラ検査が最も有用である．精巣捻転を血流の情報が得られないBモード画像のみで他の疾患と区別するのは困難である．発症後初期（1～3時間）には精巣のエコー輝度に異常はみられないが，時間の経過とともに精巣は腫大し，内部エコー像は不均一になる（図4）．反応性の陰嚢水腫や陰嚢壁の肥厚もみられる．精巣の著明な腫大，不均一なエコー輝度，陰嚢壁の血流増加は，精巣梗塞・壊死を示唆する

209

所見である.

カラードプラ法を行うときは,まず健側精巣の血流信号を十分に検知できるように設定する.捻転が完全であれば,健側精巣に血流がみられ,患側に血流がみられないことで診断可能である.捻転初期と不完全捻転では,血流は減弱しても途絶していないことがあるので,常に健側精巣との比較,評価が必要である.

精索捻転症に対する超音波カラードプラ検査の感度は82～100%[5]とされ,高い正診率を示す.

2) 精巣シンチグラフィ

^{99m}Tc を用いた精巣シンチグラフィは,精巣への血流を評価する目的において,カラードプラ検査と同様の正診率[3]といわれている.しかし,緊急的に施行可能な施設は限定的である.

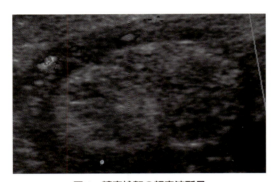

図4 精索捻転の超音波所見
カラードプラでは,精巣内に血流は確認されない.発症から時間が経過しており,内部エコー像は不均一である.
(口絵㉟,p. viii 参照)

治療

1) 鞘膜内捻転(図5)

精索捻転の診断がついた場合,また否定しきれない場合は緊急手術の適応になる.一般に発症4～6時間以内の整復が望ましいとされるが,24時間経過しても温存可能であった報告もあり,どのような症例に対しても迅速な対応が必要とされる.

本症では,精索は内旋していることが多いため,術前に外旋による整復を試みてもよい.しかし,この処置によって手術を遅らせないことが重要である.たとえ整復されたと判断されても,緊急手術(整復の確認と精巣固定)は必要である.

手術では経陰嚢的にアプローチし,捻転を解除する.これによって精巣の色調が改善されれば,精巣を温存し精巣固定を行う.精巣固定に確立した方法はないが,Dartos pouch を作成して精巣を還納することによって,仮に精巣と陰嚢間の固定が脱落しても,再捻転は予防することができると考えられている[6].また,精巣鞘膜腔を開放して鞘膜を外反させ,精巣白膜と陰嚢組織が癒着することによって再捻転を予防するという方法[6]もある.

精巣の壊死が明らかな場合や,整復後も血流が回復しない場合は精巣を切除する.精巣の温存が可能かどうか判断に迷う場合は,精巣白膜を切開し精巣実質からの出血の有無を確認することが判断の補助になりうる.

健側に関しては25%に bell clapper deformity が認められる[6]と報告されており,同時に健側の固

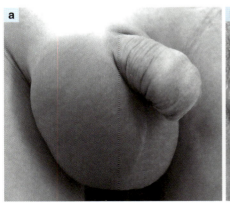
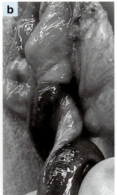
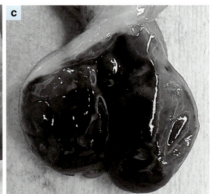

図5 精索捻転(鞘膜内捻転)
a:右側陰嚢の腫大,発赤が認められる. **b**:精索は720°内旋していた.精巣の温存は不可能だった. **c**:精巣の切除標本.精巣の出血性壊死が認められた.

(口絵㊱,p. viii 参照)

定を加えておくほうが安全である．

精索捻転が自然解除したと考えられる場合は，必ずしも緊急手術の適応とはならないが，再捻転の危険性があるため両側の精巣固定術を検討しなければならない．

2）鞘膜外捻転（図 6）

新生児期にみられる鞘膜外捻転に対する緊急手術の意義については，意見が分かれている．約 70% の症例は出生前に発症しており，捻転後時間が経過しているため，精巣の温存は困難な場合が多い．しかし，精索捻転が強く疑われる場合，患側の病態確認と予防的な対側精巣固定を目的とした手術も考慮される．postnatal torsion では，可及的速やかに捻転解除と対側の精巣固定術を行う．手術に際しては新生児麻酔が安全に受けられる施設が望ましく，適切な施設に速やかに搬送することが肝要である．

予後・管理

精巣の予後は長期的な観察によって精巣の成長や妊孕性を評価する必要があるが，詳細な報告には乏しい．

1）鞘膜内捻転

精巣の温存が可能と判断した場合でも，精巣固定後に精巣萎縮をきたすことがある．萎縮の頻度は発症から捻転解除までの時間依存性に高くなることが示されている．最近の報告では，精巣温存後に精巣萎縮が認められた頻度は，疼痛出現後 12 時間以内に捻転を整復された場合は 10% 未満，12〜24 時間では 40%，24 時間以上経過した場合は 75% であった[7]．

片側の精索捻転においても，約 40% に造精機能の低下（精子数 20×10^6/mL 以下）が認められた[6]と報告されている．これに対して，片側の精巣外傷の既往がある症例において，造精機能の低下が認められることは少ない．

これらの結果から，本症が対側の造精機能に影響を及ぼしていると考えられる．ヒトでの明らかな証明はないが，血液－精巣関門（blood-testis barrier：BTB）の破綻が自己免疫反応を励起し，抗精子抗体を発現させることが動物実験で証明されて

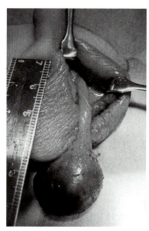

図 6　新生児（日齢 5）にみられた鞘膜外捻転
精索は 360° 外旋していた．

いる[8]．他の要因として，虚血・再還流に伴う毒性物質による組織障害の影響が示唆されている[8]．

本症に対して精巣固定が施行された場合でも，捻転の再発が認められた報告が散見される．再捻転の頻度は低いが，急性陰嚢部痛を呈する場合は再捻転の可能性を除外してはならない．

2）鞘膜外捻転

新生児期の精索捻転では，胎児期に本症が発生していることも多く，捻転解除後の長期の救済率は低いと考えられる．わが国の集計では 4% 程度の救済率にとどまる[3]と報告されている．

保護者への説明

精索捻転が疑わしい場合は試験切開を行い，本症であるか否か鑑別する必要があることを説明する．原則的に本症に対する治療の目的は精巣の温存であり，時間的な猶予がないことを理解してもらう．

1）精巣を温存した場合

精巣の萎縮が生じる場合，造精能に障害が生じる危険性について，得られている知見をもとに説明する．

2）精巣を切除した場合

切除した精巣もしくは写真を示し，摘出の理由を説明する．

b. 精巣上体炎

 病態，頻度

精巣上体炎（epididymitis）は，成人での発症が多く，小児期での発症は少ないと考えられていた．しかし，実際には急性陰嚢症のわが国報告例の集計でも8～38%を占めており[9]，まれではない．正確な発症頻度は不明だが，発症のピークは乳児期と思春期にある．

尿路からの逆行性感染が主たる原因であるが，まれにインフルエンザ菌b型（*Haemophilus influenzae* type b：Hib）による敗血症などの全身感染に伴うこともある．

後に示すような先天性の泌尿生殖器疾患に加え，排尿機能障害を伴う場合，間欠導尿を施行されている場合には，発症のリスクが増大する．

 症候

発症は比較的緩徐であり，精巣上体の腫脹，疼痛を認め，発熱を伴うこともある．経過とともに周囲に炎症が波及していく．排尿困難感や頻尿，尿道からの分泌物などの症状を伴う場合は本症が強く疑われる．

 検査

1） 尿検査

膿尿，細菌尿が認められれば，本症である可能性が高い．しかし，本症で膿尿が認められた患児は24～73%と報告されており，40～90%の患児では尿培養検査が陰性である[8]との指摘もある．

2） 超音波検査（図7）

Bモード画像では精巣上体の腫大を認め，エコー輝度は時間経過によって様々である．また，反応性の陰嚢水腫と陰嚢壁肥厚がしばしば認められる．ドプラ法では，炎症によって精巣上体の血流増加が認められる．

 治療

通常グラム陰性桿菌をカバーする抗菌薬の投与によって1～2週間で症状は改善する．

 予後・管理

通常抗菌薬への反応はよく，予後は良好である．乳幼児期にみられる本症では，先天性の泌尿生殖器疾患が合併する可能性がある（図8）．尿道の閉塞性疾患，精管開口部異常，異所性尿管開口など，器質的疾患の有無を評価する必要がある．腹部超音波検査，炎症の改善後に排尿時膀胱尿道造影検査（voiding cystourethrography：VCUG）を行い，必要に応じて全身麻酔下で膀胱尿道内視鏡検査などを考慮する．

保護者への説明

乳幼児に発症した場合は，発症の原因となるような器質的疾患の鑑別について説明する．本症を繰り返した場合，炎症性に精路の閉塞をきたしうることについて説明する．

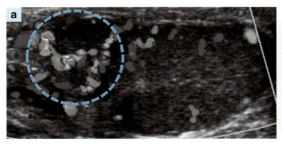 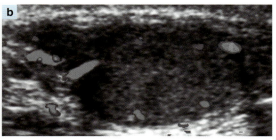

図7　精巣上体炎の超音波検査所見
　　a：患側　b：健側
　　精巣上体炎（a）では，精巣上体の腫大（点線○部）と血流増加を認める．

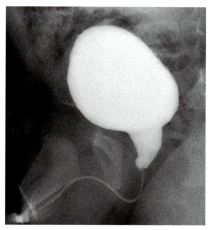

図8 精巣上体炎を発症した男子の後部尿道拡張
排尿は努力的であり，尿道内視鏡検査で球部尿道狭窄が確認された．

c. 精巣付属器捻転（精巣垂捻転，精巣上体垂捻転）

病態

精巣付属器である精巣垂（appendix of testis），精巣上体垂（appendix epididymis）はそれぞれ Müller 管，Wolff 管由来の遺残組織であり，生理的機能は有さない．精巣垂は精巣の頂部もしくは精巣と精巣上体の境界に付着し，精巣上体垂は精巣上体頭部に付着する．それぞれの付着部で捻転が起きることによって発症するが，明らかな原因は不明である．

頻度

主として思春期前に好発し，7〜12歳に発症のピークがある[10]．急性陰嚢症に占める割合は14〜55%[10]と報告によって幅がある．患側の左右差はなく，運動中の発生例が多いことが知られている．

症候

陰嚢内に限局した疼痛で発症し，発症早期であれば陰嚢内に小豆大の硬結が触知される．悪心，腹痛などの腹膜刺激症状を伴うことは少ない．暗赤色に変色した捻転部が陰嚢皮膚から透見できることもある（blue dot sign）が，時間経過とともに陰嚢全体に発赤・腫脹が広がり，精索捻転などの他疾患との鑑別が困難になる．

疼痛は安静によって軽減することがある．通常，患側と健側の精巣挙筋反射に差は認められない．

検査

血球計算，血液生化学検査，尿検査では異常を認めないことが多い．

1) 超音波検査

捻転に陥った精巣垂もしくは精巣上体垂は，精巣や精巣上体に隣接する円形の精巣外腫瘤として認められ，エコー輝度は様々である（図9）．精巣上体頭部の腫大，反応性の陰嚢水腫，陰嚢皮膚の肥厚を伴うことがある．精索捻転との鑑別が重要であり，カラードプラ法で精巣内部の血流を確認することが肝要である．精巣上体の血流が増加し，精巣上体炎との鑑別が困難なこともある．

治療

本症と診断された場合には，緊急手術の適応はなく，消炎鎮痛薬などの保存的治療でよい．精索捻転との鑑別が困難な場合は試験切開を検討する．

予後・管理

数日〜2週間程度疼痛は持続しうるが，予後は良好である．運動によって疼痛，腫脹などが増悪することがあるため，症状が軽快するまでは安静を心がけるよう指導する．

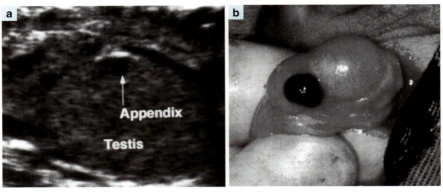

図9 精巣付属器捻転
a：超音波所見．精巣の一部に低エコー領域が見える．
b：手術時所見．精巣付属器が黒く壊死に陥っている．

保護者への説明

昨今は保護者がインターネットなどで情報を得ていることが多々あり，精索捻転を危惧する場合が見受けられる．本症は状態が異なること，本症によって精巣機能に障害をきたす危険性はないことを説明する．

d. 鼠径ヘルニア嵌頓

病態，頻度

開存している腹膜鞘状突起に消化管や卵巣などの臓器が脱出し，腹腔内に還納不能かつ血行障害を呈する場合を指す．鼠径ヘルニア嵌頓の正確な頻度は不明だが，乳児に多く，特に早産児の男子におけるリスクが高い．通常5歳以降に発症することはまれである．

症候

鼠径部から陰嚢にかけての膨隆，悪心・嘔吐や疼痛，啼泣，不機嫌などが認められる．時に発熱を伴うことがある．通常正常の精巣がヘルニアの尾側で触知する．

検査

通常触診，視診で診断可能なことが多い．他の急性陰嚢症を呈する疾患との鑑別には，腹部超音波検査で鼠径部から陰嚢部に脱出した腹腔内臓器が同定されることによって，診断が確実になる．正常な精巣が同定されることにも留意すべきである．

治療

脱出臓器を腹腔内に整復不能な場合は，緊急手術の適応になる．整復が可能な場合は，準緊急的な根治手術が行われることが多い．

e. その他の急性陰嚢症

特発性陰嚢浮腫（図10）

小児期の好発年齢は4〜7歳で，大半が10歳以下である．片側もしくは両側陰嚢の発赤と腫脹が急速に出現する．軽度の疼痛を伴う場合もある．精巣に特記所見は認められない．

多因子的な要因によって発症すると考えられているが，アレルギー反応である可能性が示唆されている．

治療は原則的に経過観察のみでよい．

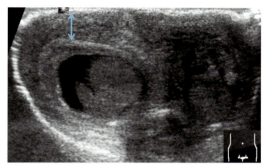

図10 特発性陰嚢浮腫と考えられた陰嚢皮膚の腫脹
2歳男子．主訴は右陰嚢を中心とした外陰部の発赤．超音波検査では右陰嚢皮膚の腫脹と軽度の両陰嚢水腫が認められた．

● Henoch-Schönlein 紫斑病

　本症は皮膚，関節，消化管，尿路性器に病変が及ぶ原因不明の急性全身性血管炎である．4〜5歳が発症のピークであり，4〜5歳児の2/10,000人に発症し[11]，20〜30％に陰嚢の局所的腫脹がみられる．独特の皮疹などが先行すれば診断に問題はないが，性器病変が先行する場合，精索捻転との鑑別が困難である．

　陰嚢部の腫脹は両側性であることが多い．通常紫斑出現の数日後に陰嚢病変が発現するため，問診や紫斑の有無を確認することが肝要である．

■ 文献

1) Paltiel HJ, et al.：Acute scrotal symptoms in boys with an indeterminate clinical presentation：comparison of color Doppler sonography and scintigraphy. *Radiology* **207**：223-231, 1998
2) Anderson JB, et al.：Testicular torsion in Bristol：a 25-year review. *Br J Surg* **75**：988-992, 1998
3) Yerkes EB, et al.：Management of perinatal torsion：today, tomorrow, or never？ *J Urol* **138**：1579-1583, 2005
4) Kapoor S：Testicular torsion：a race against time. *Int J Clin Pract* **62**：821-827, 2008
5) Benson CB：Sonography and doppler of scrotum. chapt 38, AUA update series, 1996
6) Mor Y, et al.：Testicular fixation following torsion of the spermatic cord：does it guarantee prevention of recurrent torsion events？ *J Urol* **175**：171-174, 2006
7) Varga J, et al.：Acute scrotal pain in children：ten years' experience. *Urol Int* **78**：73-77, 2007
8) Visser AJ, et al.：Testicular function after torsion of the spermatic cord. *BJU Int* **92**：200-203, 2003
9) 佐藤嘉一，他：急性陰嚢症．臨泌 **58**：17-21，2004
10) 松崎純一，他：陰嚢内臓器付属器捻転症12例の臨床的検討．泌尿紀要 **40**：995-997，1994
11) Søreide K：Surgical management of nonrenal genitourinary manifestations in children with Henoch-Schönlein purpura. *J Pediatr Surg* **40**：1243-1247, 2005

（相野谷慶子）

2．新生児における泌尿器科緊急

　周産期医療の進歩により，腎尿路異常あるいは性器異常の多くについて，出生前診断で情報が得られるようになった．新生児期の泌尿器科的異常の多くは，この時期から泌尿器科医が密に関与する必要はないが，少数の例外的な疾患では出生直後，さらに出生前から産科医，新生児科医，小児内分泌科医，小児外科医，麻酔科医とチームを組んで，出生時期，出産方法を話し合い，出生直後の治療に取り組む必要がある．

● 排尿の異常

1) 排尿開始の遅れ

　新生児では普通，出生後24時間以内に排尿がみられる．この時間を過ぎても初尿がみられない場合には，まずは妊娠中の羊水量が参考にされ，羊水量に問題がなかったときには，子宮内で胎児は普通に排尿があったと推測される．同時に膀胱と上部尿路拡張の有無を超音波で調べ，拡張が認められたときには排尿時膀胱尿道造影（voiding cystourethrography：VCUG）等の検査に進む．羊水過少を指摘されていた新生児では，両側の腎低形成/無形成，多嚢胞性異形成腎（multicystic dysplastic kidney：MCDK），多発性嚢胞腎（polycystic kidney：PCK）などの重篤な疾患が考えられ，肺低形成のため出生直後に死亡する．

2) 血尿

　この時期の肉眼的血尿では，緊急処置を必要とする最も重篤な腎血管血栓症をまず疑う．腎静脈血栓症は脱水状態，敗血症，多血症，低酸素状態

に起因し，腎静脈うっ滞から腎腫大，肉眼的血尿，血小板減少をきたす．超音波上では鬱血による腎実質エコー輝度低下，皮髄の区別が消失するなどの所見が得られる．脱水と電解質補正が必要で，血栓に対するヘパリン療法と血栓融解剤の使用については賛否がみられる．腎動脈血栓症は臍動脈へのカニュレーション後に発症する非常にまれな合併症で，血尿/無尿に加え四肢の血栓症を示す．

その他，尿路結石，感染症，女子では母体の女性ホルモンの影響による子宮からの出血も考慮する必要がある．

● 外性器異常

1) 性別不詳児

外性器の形態から性別判定が困難な場合には，新生児緊急として関連部門からなる専門チームで取り組むことが理想的である．しかし，各施設が必ずしもそのような態勢をとれるとは限らないため，可能な限り専門施設への問い合わせ，あるいは搬送されることが望ましい．

2) 陰嚢腫大

原因として陰嚢水腫，鼠径ヘルニア，精巣捻転，腫瘍などが考えられるが，最も多い前二者は触診・超音波検査で診断が下され，緊急的な処置は必要としない．新生児期精巣腫瘍はまれであり，奇形腫の報告が多い．緊急的な扱いが必要となるのは精巣捻転が疑われる場合である（図 11）．一側，まれに両側陰嚢が腫大し，陰嚢皮膚は発赤・充血している．超音波所見では内部は不均一で，高輝度領域と低輝度（壊死）領域が混在する．出生時の陰嚢所見が重要で，発赤，浮腫がすでに治まりかけていれば，捻転発症からすでに長時間経過していると考えてよい．皮膚の発赤が新鮮なときや，出生時にはそのような所見の報告がない場合には，捻転発症からあまり時間が経過していないと考え，捻転解除を目的とした緊急手術の対象となる．前者の出生前精巣捻転では，捻転を解除しても精巣機能回復の可能性は低く，緊急手術の必要性については意見が分かれる．

3) 女子の陰唇間腫瘤

考慮する必要がある疾患には，次のようなものがある．

①傍尿道口嚢胞：表面は白色調で，正常上皮に覆われている（図 12）．
②処女膜閉鎖症：水腟症，水子宮症を伴っており，時に排尿障害，水腎症がみられる（図 13）．
③異所性尿管瘤の脱出：表面は浮腫状・充血した粘膜で覆われる．排尿障害を伴うことも多く，拡張した膀胱内から膀胱頸部にかけ，尿管瘤が認められる．
④Gartner 嚢胞の突出：膀胱背側に嚢胞が描出され，その先端が腟口から突出する．一側の腎形成不全を伴う（図 14）．

その他，尿道脱，横紋筋肉腫も考慮されるがまれである．処女膜閉鎖症と異所性尿管瘤の脱出では緊急処置が必要である．

● 腹壁異常

1) 膀胱外反症

外観から診断は容易である．鎖肛を合併する頻度は多いが，二分脊椎等の他の異常を合併することは少ない．出生後すぐに膀胱粘膜をサランラップで覆い，外性器所見からの性別判定，超音波検査による腎の確認，家族への説明と進める．膀胱粘膜への影響と骨盤関節の易可動性から，早期の膀胱閉鎖が選択されることが多い．

2) 総排泄腔外反症

膀胱外反症と異なり，排便のために人工肛門の造設が原則48時間以内に加えられ，そのとき同時に，あるいは数か月後に膀胱閉鎖も施行される〔詳細は「総排泄腔外反症」（p. 116）を参照〕．

● 鎖肛

消化管通過障害を除くことに加え，腎機能を保護することが目標となる．緊急的な人工肛門造設術の前に，超音波検査による上部尿路の評価が必須である．下部尿路の評価として可能ならばVCUG，カテーテル挿入がむずかしければ逆行性尿道造影を加える．人工肛門造設時に尿道・膀胱鏡検査まで加える施設は少ないが，この内視鏡検査で重要な情報が得られることもある．特に腎機能を守るとの立場から，尿管開口部の位置と形態は重要で，それまでの画像検査も参考にして高度の膀胱尿管逆流（vesicoureteral reflux：VUR）合併が疑われる場合には，小児外科チームと話し合

I. 緊急を要する小児泌尿器疾患

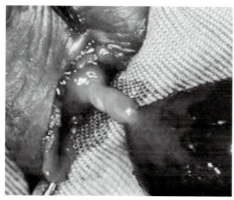

図11 新生児精巣捻転，精索は鞘膜外で捻転している

（口絵㊲，p. viii 参照）

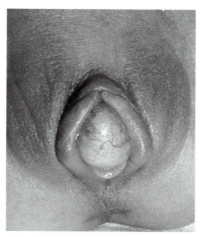

図12 女子新生児の paraurethral cyst

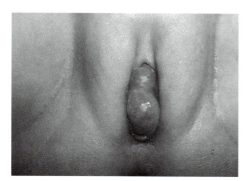

図13 処女膜閉鎖による陰唇間囊胞

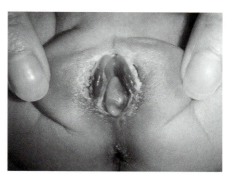

図14 新生児女子の陰唇間囊胞（Gartner 囊胞）

い，separate type の人工肛門造設を依頼することもある．これは根治術までは直腸尿路瘻のため，通常の人工肛門では jumping を生じた便が容易に尿路に流入し，尿路感染を繰り返す危険性があるためである．

先天性尿路通過障害

胎児水腎症の多くは，たとえ高度の両側水腎症であっても羊水量が普通に認められた場合には，新生児期に緊急処置が必要となることはない．それに対し，妊娠中に羊水減少を示し始めた両側水腎症，あるいは単腎の水腎症では，羊水減少がいつから始まったか，両側腎実質のエコー輝度の上昇や囊胞が形成されてないかを評価し，在胎週数により早期の誘発分娩か，胎児治療を考慮するか，あるいは満期まで待機するかが話し合われる（図15）．在胎 30 週前後に羊水過少に気づかれた場合には，新生児科も加わってカンファランスがもたれ，早期の誘発分娩が選ばれることが多い

が，児の生存の鍵となる肺低形成の有無については，いつまで羊水量が保たれていたかが不明な場合も多い．児は腎後性腎不全の状態にあると考え，出生後早期の尿路ドレナージを加える〔「後部尿道弁」(p. 121) 参照〕．

羊水過少を示さなかった両側高度水腎症例では，出生後数日間の血清クレアチニン値の推移をみながら，尿路ドレナージの必要性を検討する〔「胎児期，新生児・乳児期の腎・尿路の発育」(p. 2) 参照〕．

まれではあるが，一側性の高度水腎症のために横隔膜が押し上げられ換気障害を示すことがある（図16）．現症での強い腹部膨満と呼吸数の増加，そして胸腹部 X 線像を検討し，緊急的な尿ドレナージ（腎瘻術）が加えられる[1]．

下部尿路通過障害の原因としては，先天性尿道弁に加え尿管瘤による膀胱頸部から尿道の閉塞に注意が必要である．出生前診断で巨大膀胱と尿管

217

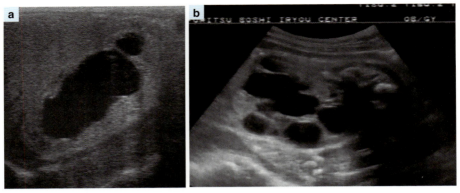

図15　尿路内圧上昇による腎実質エコー像の変化
a：腎実質の高輝度像　b：腎皮膜下囊胞．

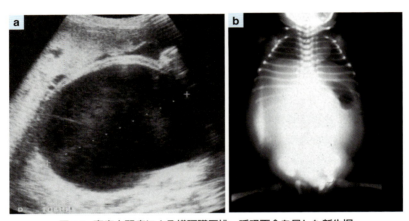

図16　高度水腎症による横隔膜圧排，呼吸不全を呈した新生児
a：在胎34週時の胎児超音波像．腎盂は高度に拡張・緊満している．
b：出生時の胸腹部X線像．

瘤の情報があれば，出生後すぐに尿路全体の超音波検査とVCUGで診断を確定し，緊急的な内視鏡的穿刺・切開術で瘤を縮小させる．しかし，胎児期から尿閉をきたしていた症例では，いわゆる"valve bladder syndrome"と同じように排尿筋機能に問題が残ることがある．その他，膀胱憩室，水子宮腟症が膀胱頸部を背側から圧排し，尿閉をきたす機序も考慮する必要がある．

文献

1) Shimada K, et al.：Urological emergency in neonates with congenital hydronephrosis. *Int J Urol* **14**：388-392, 2007

（島田憲次）

3．外傷

"子どもは小さな大人ではない"といわれるが，成人でみられる外傷はすべて小児にも起こりうる．泌尿器疾患もその例外ではない．もちろん小児には，急変しやすく経過が早いという特徴はあるが，重度の腎外傷を除けば，生命を脅かす泌尿器外傷は少なく，基本的に成人への対応と大きく異なる点はない．他臓器損傷を合併していることも多く，他診療科との連携が重要である点も同じ

である．

しかし，小児の場合，成長・発達の過程にあるという特殊性から，将来に身体的・精神的な後遺症をできるだけ残さないよう配慮した，的確な診断・処置・対応が必要である．

また，泌尿器疾患に限ったことではないが，受傷機転が明確でない小児の外傷に遭遇した場合には，虐待の可能性も考えなければならない．

● 頻度

小児の外傷において，尿路外傷は神経系外傷に次いで多いともいわれる[1]．成人と同様，最も高頻度にみられるのは腎外傷であり，鈍的外傷が80〜90％を占め，80％が他臓器損傷を合併している[1]．尿管損傷は，成人では医原性によることが多いが，小児では最も医原性尿管損傷の頻度が高い婦人科手術がないため，まれである[2]．一方，尿道損傷では成人と同様に医原性が多い[2]．

● 受傷機転

ほとんどは交通外傷，転倒，転落による鈍的外傷である．わが国においては，刺傷・銃傷などの貫通外傷は非常にまれである．

● 症候

血尿，局所の腫脹や圧痛などのほか，血圧低下・頻脈・意識障害などのショック症状の有無に注意する．意識清明であっても，小児の場合，複数の自覚症状を正確に表現することは困難であり，問診で状態を把握することは難しい．

● 検査

重症外傷の場合には，全身状態を安定化させるための治療と並行して行う．

1）血液・尿検査
出血による貧血の有無，血尿の有無を確認する．

2）超音波検査
侵襲なく簡便に繰り返し行える検査で，経時的な変化を観察することができるが，詳細な観察には検者による技量の差が出やすい．

3）腹部単純 X 線検査
他臓器損傷の除外として，free air の有無や骨折の有無をみる．

4）尿路造影検査
損傷部位に応じ，排泄性腎盂造影，逆行性腎盂造影，尿道造影などを行う．

5）造影 CT 検査
得られる情報量が多く，各々の損傷臓器の状態を把握するのに適している．他臓器損傷合併の有無，血腫・ウリノーマ（urinoma）の範囲などを確認することもできる．放射線被曝量が多いため経時的変化をみるには適さないが，全身状態に変化があり，他検査で把握できない場合には，短期間での再検査もやむを得ない．

● 各損傷部位による特徴

基本的な対応は成人と同様であり，小児における特徴に重点をおいて解説する．

1）腎外傷
小児は成人と比較し腹壁が未発達であり，また相対的に実質臓器が大きく，外力による実質臓器の損傷を受けやすい．先天的な腎の形態異常がある場合，その腎外傷のリスクが増すといわれているが，その頻度は報告によって4〜23％とばらつきがみられる[1]．

重症度に応じて，成人と同様，保存的治療，経皮的動脈塞栓術，開腹手術などの治療を行うが，小児は循環血液量が少なく，成人にとってはわずかな出血でも生命維持に支障をきたすおそれがあるため，より厳重な観察が必要である．成人では血圧低下が腎外傷の重症度，出血と関連しているが，小児では指標となりづらいといわれている[1]．

発症早期には，遅発性出血，urinoma の形成，感染の合併など，また将来的には，動静脈瘻，腎性高血圧などの合併症の出現に注意する．

2）尿管損傷
前述のとおり小児では医原性によるものは少なく，わが国では交通事故による非開放性鈍的外傷が多いが，海外では刺傷・銃傷などによる貫通外傷のほうが多い[1]．腎盂尿管移行部狭窄症などの

先天性疾患があるとそのリスクが増す[2]．

小児は鈍的尿管損傷が成人よりも起こりやすいが，これは小児の体幹が非常に柔らかいため，背部への衝撃が脊柱の過伸展を招き，その結果，尿管が腎臓と膀胱の間で急激に牽引され，断裂してしまうためと考えられる[1]．

完全断裂の場合には，尿管端々吻合，尿管膀胱新吻合などで再建を図る．損傷から時間が経ってから診断されることも多く，その場合には腎摘を余儀なくされることもある．

3） 膀胱損傷

充満時に鈍的外傷を受け損傷することが多い．成人では膀胱は骨盤内に存在し，硬い骨盤環と腹直筋によって防護されているのに比べ，小児の膀胱は恥骨よりも頭側に位置し，それらによる防護機能が弱く，さらに衝撃時の緩衝材となる膀胱周囲脂肪織も少ないため，成人よりも損傷を受けやすい[1]．また，この解剖学的特性のため，成人と比較し，腹腔内破裂のほうが腹腔外破裂よりも多く，骨盤骨折の合併は少ない[1]．多くはシートベルトによる外傷である[1]．

治療は成人と同様に，腹腔内破裂の場合には即時開腹手術を行い，損傷部位を縫合するが，腹腔外破裂の場合には尿道留置カテーテルで保存的に治療する[1]．

4） 尿道損傷

小児では前立腺が未発達で，恥骨前立腺靱帯も弱く，成人と比較し前立腺部尿道の防護機能が弱いため，より後部尿道損傷を受けやすい[1]．特に成人では非常にまれな，前立腺よりも近位側での損傷や前立腺部尿道損傷が，後部尿道損傷中34％にみられる[1]．

成人と同様，初期治療時に内視鏡なども利用して尿道を再開通させておくべきか，それとも膀胱瘻造設のみ行い，後日尿道の再建を行うべきか，という問題については様々な議論がある．最近の流れとしては，全身状態が悪い場合には膀胱瘻造設のみ行い，手術・麻酔が可能な状況であれば尿道の再開通を試みることが推奨されている[1]．

どちらにしても，修復術後の尿道狭窄は成人と同様に多く，非常に治療に難渋し，成人期までcarry-overする症例も少なくない．定期的に外来通院して行う尿道ブジーは，大きな恐怖を繰り返し与えることになり，その必要性を理解し受け入れて協力を得ることが難しいため，小児では適さない．内視鏡治療も再狭窄のおそれがあり，根治性の面で確実性に欠ける．なるべく麻酔・手術の機会を少なく抑えるには，機を逸することなく尿道再建術を施行すべきである．尿道端々吻合が不可能な場合，包皮や膀胱粘膜，口腔粘膜による再建が求められるが，術者の技量に応じて，より経験豊富な施設に相談することをためらわないことも肝要である．

5） 精巣外傷

鈍的外傷によるものが多い[2]．超音波検査にて，精巣白膜の連続性の消失，精巣組織の脱出，血腫形成，組織血流などが観察される．精巣破裂が疑われる場合には緊急手術を行う．

6） 陰茎外傷

宗教的あるいは習慣的に割礼を行う国や地域，集団においては，環状切除時に包皮を過剰に切除してしまう医原性陰茎外傷もよく起こる[3]が，わが国ではまれである．虐待，あるいはペットによる咬傷も増えている．

文献

1) Anthony J. Casale：Urinay Tract Trauma. John G. Gearhart, et al.：Pediatric Urology. 2nd ed, Saunders, 720-736, 2009
2) 上岡克彦：小児泌尿器科学各論 小児の尿路性器外傷．吉田 修（監）：ベッドサイド泌尿器科学．改訂第4版，南江堂，1051-1056，2013
3) Husmann DA：Pediatric Genitourinay Trauma. Wein AJ, et al.：Campbell-Walsh Urology. 10th ed, Saunders, 3731-3753, 2011

〈鬼塚千衣〉

J. 鎖肛，総排泄腔遺残，尿生殖洞奇形

1. 鎖肛・直腸肛門奇形（anorectal malformation, imperforate anus）

● 病　態

　鎖肛の病因としては環境因子や遺伝的因子の関与が示唆されているが，まだ明らかにされていない．その発生頻度は約5,000出生に1例で，男女比は3：2である．日本直腸肛門奇形研究会による集計をみると，高位型が29％（総排泄腔型8％を含む），中間位11％，低位型が57％，その他6％と報告され，最も頻度が高いのは男子の肛門皮膚瘻で，直腸尿道瘻，女子の肛門腟前庭瘻が続く．約半数に合併異常を認め，高位ほど合併異常の割合が高い．このなかで泌尿器系の異常（水腎症，膀胱尿管逆流症単腎症，異形成腎）の合併が最も多く，その他，心疾患やVACTER症候群などがある．二分脊椎・脊髄係留症・Currarino症候群などの脊椎形成異常の合併は，術後の排便機能障害の一因となる．染色体異常に合併することも多く，特に肛門無形成・無瘻孔型（anal agenesis without fistula）の半数はDown症候群の患児にみられる．

　大半は出生直後に，本来部位に肛門の開口がないことで発見される．なかにはこれに気づかず，著明な腹満や嘔吐などで発見されることもある．また，男子の低位鎖肛では胎便を含んだ瘻管が会陰部から陰嚢・陰茎に走行するのを認めたり，直腸と尿路との瘻孔がある場合には，胎便を混じった尿を認めたりすることがある．一方，女子では腟前庭部に瘻孔が多く，腟からの排便で気づかれる場合もある．低位で瘻孔が肛門窩に近い場合，乳児期以降に慢性便秘を主訴に受診し，肛門の開口異常を指摘され発見されることもある．女子で会陰部が一孔である場合は総排泄腔型が疑われ，水腟症（hydrocolpos）を合併することもある．通常，鎖肛の出生前診断は困難であるが，総排泄腔型では水腟症のほか，重複子宮・重複腟を指摘され診断されることもある．

● 発生機序（図1）[1]

　胎生4週頃に後腸（hindgut）の肛門側と下部尿路原基の尿膜（allantois）は総排泄腔（cloaca）を形成する．総排泄腔は排泄腔膜（cloacal membrane）によって羊膜腔と隔絶されている．胎生6週までには尿直腸中隔（urogenital septum）が尾側方向に発達し，総排泄腔は腹側の尿生殖洞（urogenital sinus）と背側の肛門直腸管（anorectal canal）に分かれる．女子では同時に子宮腔原基の左右の中腎傍管（Müller管〈Müllerian duct〉）が尿直腸中隔を正中で密接しながら下降し，後の子宮管（uterine canal）を形成する．総排泄腔膜は尿生殖膜（urogenital membrane）と肛門膜（anal membrane）に分離し，総排泄腔の末端は前方が尿道，後方は肛門に分離される．その過程で側方から内外2つの生殖襞（genital fold）と会陰隆起（perineal mound）が正中に向かって増殖伸展する．男子では生殖袋と会陰隆起が中央で合わさり正中襞（median raphe）に，女子では尿生殖洞周辺では生殖袋が左右に分離したまま陰唇となり会陰が形成される．胎生7週に尿生殖や肛門膜は破れ羊膜腔に開口し，また肛門膜周囲の中胚葉の増殖によって肛門窩（anal pit）が形成され，後述する直腸周囲の筋群も発達する．また，女子では左右のMüller管が癒合してできた子宮管が尿生殖洞の後壁に到達する．胎生9週には尿生殖洞が膨隆し洞腔球が形成され腟板となり，腟の尾側2/3が形成され，また子宮管の中隔も消失する．胎生9週には肛門や泌尿生殖器の形成が終了する．

　これら胎生早期の総排泄腔の分離過程の異常によって，様々な病型の鎖肛が発生する．すなわち，尿直腸中隔の発育不全によって，男子では直腸と膀胱や尿道の間の瘻孔が，女子では総排泄腔遺残が発生する．また，肛門膜の開口不全によってcovered anus completeあるいは肛門狭窄が，生殖襞と会陰隆起や生殖襞の発生不全は肛門皮膚瘻が発生する．女子ではMüller管が尿直腸中隔を下行することから，尿路系と交通することは少なく，腟または前庭瘻となる．

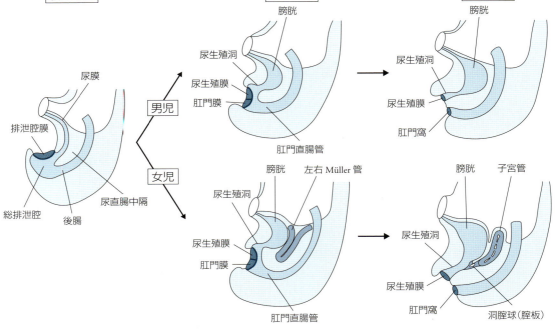

図1 肛門・泌尿生殖の発生
(T. W. Sadler(原著), 安田峯生(監訳)：ラングマン人体発生学. 第9版, メディカル・サイエンス・インターナショナル, 2006)

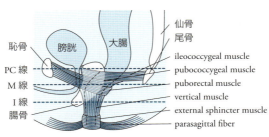

図2 排便に関わる骨盤底筋群
P：pubic bone　S：sacrum　C：coccygeal bone　I：ileac bone

排便に関わる骨盤底筋群（図2）

直腸肛門周辺の骨盤底筋群は，内肛門括約筋と，肛門挙筋群と外肛門括約筋から形成される．鎖肛患児では筋群の発生も影響を受け，直腸下端の位置が高位ほど筋群は未発達となる．これら筋群の特徴に熟知したうえで，正常の解剖学的形態に近づけるように直腸肛門形成を行い，術後の良好な排便機能が獲得できるように努める必要がある[2,3]．

1）内肛門括約筋

直腸筋層から連なる平滑筋からなり，不随意筋で，排便時には直腸壁の進展刺激で弛緩し，直腸肛門反射を示す．

2）肛門挙筋

横紋筋で，随意筋であり，腸骨尾骨筋（iliococcygeal muscle），恥骨尾骨筋（pubococcygeal muscle），恥骨直腸筋（puborectal muscle）からなる．前2者は恥骨後面および腸骨と尾骨の間にあり，左右からハンモック状に直腸を取り囲み，直腸肛門を支持する骨盤底組織を形成する．恥骨直腸筋は乳児期の幅は7 mm，厚さ5 mm前後で，左右の恥骨から起始し直腸を後方から取り巻くように走行

表1 直腸肛門奇形の病型分類

病型	瘻孔	男子	女子
総排泄腔型			総排泄腔奇形(cloacal malformations)
高位	＋	直腸膀胱瘻(rectovesical fistula)	
		直腸尿道瘻(rectoprostatic fistula)	直腸腟瘻〔高〕(rectovaginal fistula(high))
	－	直腸肛門無形成・無瘻孔型(anorectal agenesis w/o fistula)	
		直腸閉鎖(rectal atresia)	
中間位	＋	直腸尿道球部瘻(rectobulbar urethral fistula)	直腸腟瘻〔低〕(rectovaginal fistula(low))
	－	肛門無形成・無瘻孔型(anal agenesis w/o fistula)	
		直腸肛門狭窄(anorectal stenosis)	
低位	＋	肛門皮膚瘻(anocutaneous fistula)	
			肛門腟前庭瘻(anovestibular fistula)
			肛門腟陰唇瘻(anovulvar fistula)
	－	肛門膜様閉鎖(covered anus complete)	
		肛門狭窄(covered anal stenosis)	
まれな病型		直腸陰茎尿道瘻(rectopenile urethral fistula)	perineal canal
		肛門陰茎尿道瘻(anopenile urethral fistula)	
		congenital pouch colon	
		総排泄腔外反症(膀胱腸裂)(cloacal extrophy)	

色字は頻度の高い病変
(上野 滋:鎖肛, 直腸肛門奇形. 伊藤泰雄(監):標準小児外科学. 第6版, 医学書院, 214-223, 2012 より改変)

し，その下端は坐骨下端(I点：後述)の高さに位置する．恥骨直腸筋は排便機能に最も重要な役割をもち，通常は収縮し直腸を手綱状に前方に引き屈曲(anterior angulation)することで便禁制を保ち，弛緩することで排便を促す．

3) 外肛門括約筋

肛門挙筋の肛門側に位置する横紋筋で，随意筋である．肛門管を取り囲み，排便をこらえるときは収縮する．

 病型分類(表1[2], 図3)

わが国では，1970年にメルボルンの国際シンポジウムで提唱された国際分類に準じた，日本直腸肛門奇形研究会による分類が用いられている．直腸盲端の高さや瘻孔の開口部などによって，高位型，中間位型，低位型，総排泄腔型(後述)，およびまれな病型の5型に分類されている．

1) 高位型

直腸盲端あるいは瘻孔部位が恥骨直腸筋より高位にある．瘻孔を有する場合，男子では直腸前立腺部尿道瘻(rectoprostatic urethral fistula)や直腸膀胱瘻(rectovesical fistula)が，女子では直腸腟瘻(高)(rectovaginal fistula(high))がある．ともに頻度は高くない．

2) 中間位型

直腸盲端が恥骨直腸筋係蹄内にあり，また瘻孔も係蹄の中にあり，これを貫通していない．瘻孔を有する場合，男子では直腸尿道球部瘻(rectobulbar urethral fistula)があり，頻度が高い．女子では直腸腟瘻(低)(rectovaginal fistula(low))と直腸腟前庭瘻(rectovestibular fistula)があるが，ともにまれである．直腸下端と肛門窩の間に狭窄をもつ直腸肛門狭窄(anorectal stenosis)はCurrarino症候群に特徴的な病型である．肛門無形成・無瘻孔型(anal agenesis without fistula)は瘻孔のない中間位病型で，Down症候群の患児に多い．

3) 低位型

直腸肛門は恥骨直腸筋の肛門側を越えている病型である．会陰皮膚に瘻孔をもつ肛門皮膚瘻(anocutaneous fistula)は男子で最も多い病型である．肛門から肛門皮膚瘻開口部が前方陰嚢に開口する場合も少なくなく，時間とともに皮下を走行する瘻管内に胎便が透見されるようになる．肛門狭窄(covered anal stenosis)は肛門窩に瘻孔開口部はあるが，過剰な皮膚皺襞(bucket handle)を認める．一方，女子では腟前庭部に瘻孔が開口する肛

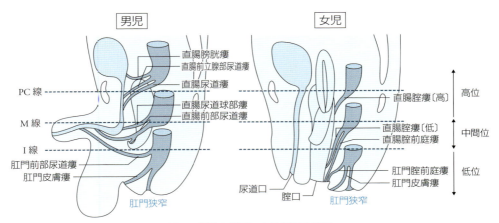

図3 瘻孔の位置による鎖肛の病型

門腔前庭瘻(anovestibular fistula)が最も多い病型である．

4) 総排泄腔型

「総排泄腔遺残(patent cloacal anomaly)」(p. 227)を参照されたい．

5) まれな病型

男子では，瘻孔が前部尿瘻に開口する直腸前部尿道瘻(recto-penile urethral fistula)あるいは肛門前部尿道瘻(ano-penile urethral fistula)がある．女子では，正常肛門に肛門腟瘻を合併しているperineal canalがある．congenital pouch colonは多くは北インドからの報告で，短くpouch状に拡張した結腸が膀胱瘻を形成する型で，男女比は2：1である．総排泄腔外反(膀胱腸裂)(cloacal exstrophy)については後述する．

検査

1) 肛門部視診

正常肛門を確認できない場合，肛門窩から会陰における皮膚の異常隆起を観察し，瘻孔や胎便の排泄・付着・透見の有無を確認する．特に女子では陰唇を開き腟口背側の前庭部をネラトンや鉗子で探索し，腟前庭部の瘻孔の開口を見逃さないようにする．

2) 倒立位X線撮影(invertography, Wangensteen-Rice倒立位X線撮影)

会陰部に瘻孔を認めない症例に対し，直腸盲端の高さを診断するために行う．直腸盲端部に空気が達する生後12時間以降に撮影する．肛門窩と会陰部皮膚面をマークし，肛門窩を最高位の状態で3分以上倒立位を保ったのち，股関節を約70°屈曲させ大腿骨大転子を合わせ左右の坐骨陰影が重なるように側面像を撮影する．恥骨中央と尾骨下端とを結ぶPC線(解剖学的には肛門挙筋の上端に当たる)，PC線と平行で坐骨下端を通る線をI線(同，恥骨直腸筋の下端)，PC線とI線の中間の線をM線(同，恥骨直腸筋の上端)とする．直腸盲端のガス像の位置がM線より口側にあれば高位型，M線とI線の間にあれば中間位型，I線より肛門側にあれば低位型となる(図2)．

3) 瘻孔造影

肛門窩と会陰部皮膚面をマークし，股関節を約70°屈曲させ大腿骨大転子を合わせ左右の坐骨陰影が重なるように側面位をとる．瘻孔から造影剤(ガストログラフイン®)を注入し，直腸下端と瘻孔を造影する．続いて，新生児では8号，乳児では10号のフォーリーカテーテルを挿入し，バルーンを拡張させたのち200gで牽引し，直腸肛門の下端の高さと瘻孔の長さを測定する．

4) 膀胱尿道造影

男子を肛門窩と会陰部皮膚面をマークし，股関節を約70°屈曲させ大腿骨大転子を合わせ左右の坐骨陰影が重なるように側面位をとる．陰茎に留置したカテーテルから倍希釈したウログラフィン®を注入する．排尿時膀胱尿道造影(voiding cystourethrography：VCUG）を行い，尿道の全長が描出されるようにする．これによって尿路系の瘻孔の有無の診断を行うとともに，膀胱尿管逆流症，尿道狭窄や前立腺小室の合併の有無を評価する．

5） 人工肛門造影

人工肛門を造設した患児では，生後1か月頃と肛門造設術前に行う．前処置として人工肛門より肛門側結腸の洗浄を行う．倍希釈したウログラフィン®を用い，正しい側面位として直腸盲端が十分に造影されるように撮影する．同時に膀胱尿道造影を行う．

6） 超音波検査

肛門窩にエコープローブを置き直腸下端までの長さを測定する．低位で無瘻孔型の治療の適応の診断に用いられる．

7） MRI，CT

中間位や高位の症例において，術前では，肛門括約筋の形成の状態や瘻孔との位置関係を評価するために行われる．また，仙骨前奇形腫，二分脊椎や脊髄係留症候群などの合併異常の有無を診断する．術後では，引き下ろした直腸の肛門括約筋との位置関係の評価によって排便機能障害の評価に有用である．

8） 膀胱鏡検査

直腸肛門形成前に行う．男子では尿路系の瘻孔の開口部位や下部尿路奇形の診断に行われる．女子では総排泄腔遺残における common channel の長さや分岐部の診断に用いる．

治療

直腸下端の位置によって手術時期や手術方法が異なる．低位では会陰式手術が，中間位では仙骨会陰式手術が，高位では腹仙骨会陰式手術が行われる．また，最近，高位や一部中間位の症例に対し腹腔鏡下手術が行われるようになった．どの術式においても神経刺激装置を用い，外肛門括約筋，内肛門括約筋，肛門挙筋などの収縮を確認し，正常肛門管の構造になるように直腸肛門の形成を行い，術後良好な排便機能が確保できるように心がける．

1） 会陰式手術

通常瘻孔の狭窄があればブジーで拡張し，体重増加が得られたのち行われる．手術は砕石位で行う．肛門皮膚瘻では新生児期に肛門形成術が行われる．

a） cut back 法

肛門窩に近い肛門皮膚瘻に用いられる．瘻孔開口部から肛門窩に向け，皮膚・皮下組織・外肛門括約筋の一部を縦方向に切開し，直腸粘膜と肛門皮膚の切開縁を横に縫合する．欠点として前方縦に長い外観を呈する．

b） anterior sagittal anoplasty, anal transposition

肛門皮膚瘻や女子の肛門前庭瘻や直腸前庭瘻が適応となる．女子の前庭瘻では腟との剥離操作が煩雑であることから，ブジーによって瘻孔を拡張し，体重が6kgになるのを待って行ったほうがよい．手術は瘻孔開口部を全周性に切開し，そのまま正中を肛門窩後縁まで切開する．腹側の括約筋を縦方向に切開し，瘻孔を直腸下端まで剥離する．腟と瘻孔との間の剥離は繊細な操作が必要である．瘻孔を切除後，直腸を内肛門括約筋内に移動させ，切開した筋群，会陰体（perineal body），皮膚を縦に縫合する．

c） 会陰式肛門形成術

瘻孔のない低位型に対し行う．肛門窩正中に切開を加え，外肛門括約筋を正中で分け直腸盲端に達し，これを剥離したのち，切開した肛門窩肛門皮膚に縫合する．

2） 仙骨会陰式手術

出生直後に横行結腸に人工肛門を造設後，体重6kg前後になって行われる．体位はジャックナイフ（Jack-knife）位をとる．

a） 後方矢状切開直腸肛門形成術（posterior sagittal anorectoplasty：PSARP，Pena 手術）[4]

中間位だけでなく，直腸下端が高位の症例でも適応となる．神経刺激装置で筋群を確認しながら，会陰から肛門窩さらに仙骨下端まで正中を矢状切開する（parasagittal fiber or superficial external sphincter muscle が皮下を左右に走行する）．深部に向かい外肛門括約筋，内肛門括約筋（Pena は vertical muscle complex と述べている）や恥骨直腸筋も含めた肛門挙筋を左右に分けるように正中で矢状切開する．正確に正中切開を行うと，これら

の筋群は左右に直視下に確認することができる．直腸下端を露出するが，高位では尾骨下端を正中で左右に切開し，直腸下端の剝離を行う．直腸尿道瘻または直腸尿道球部瘻があれば，直腸最下端を切開し直腸内腔から瘻孔開口部を確認し，これをくり抜くように剝離し，瘻孔を閉鎖する．これによって尿道損傷・狭窄，遺残瘻孔なく尿道瘻を処理することができる．直腸下端を十分剝離したのち，会陰体，vertical muscle complex 前縁を縫合したのち，直腸下端を肛門窩まで引き下ろす．直腸径が大きい場合，筋層の幅に合わせ直腸後壁を切除し tapering する．恥骨直腸筋も含め切開した筋群の後方を縫合したのち，肛門皮膚と直腸の縫合を行う．

b）仙骨会陰式直腸肛門形成術（sacroperineal anorectoplasty）

中間位に対し行う．仙骨下端から縦に切開をする．肛門挙筋を仙骨付着部で切離し，これら筋群の内側の直腸に達し，瘻孔があればこれを処理する．筋群を切開することなく直腸盲端を恥骨直腸筋前方から係蹄内を肛門窩に向かって貫通させる．恥骨直腸筋を切開しないという利点はあるが，pull-through 経路の作成が盲目的であること，瘻孔処置の視野が狭いという欠点がある．

3）腹仙骨会陰式手術

高位の症例で，出生直後に人工肛門を造設後，体重 6 kg 以降になって行われる．体位はまず Jack-knife 位で，PSARP など仙骨会陰式手術を行い，次いで腹臥位とし腹腔内操作で直腸の剝離と，仙骨会陰式で瘻孔の処理ができなかった場合はその切離を行う．直腸を会陰に貫通させ，再び Jack-knife 位とし仙骨会陰式に肛門形成を行う．

4）腹腔鏡補助下肛門形成術（laparoscopic-assisted anorectoplasty）[5]

高位あるいは瘻孔のない中間位鎖肛に対し行う．砕石位とし，腹腔鏡下に直腸の授動を行う．直腸尿道瘻があればその結紮切離を行う．ついで肛門窩を切開し，腹腔鏡下に神経刺激装置によって肛門挙筋の収縮を確認しながら，筋群の中央，特に恥骨直腸筋の内側（腹側）に貫通経路を作成する．直腸を肛門窩に向かい pull-through し，肛門吻合を行う．中間位の直腸尿道球部瘻では瘻孔が長く遺残しやすく，術後大きな憩室となり，注意が必要である．

術後管理・予後・保護者への説明

肛門形成後の創の安静が得られた後は，狭窄予防のために肛門ブジーを行う．Hegar ブジーを用い，最終的に新生児・乳児では 12 号，1 歳児では 15 号が挿入できるようにする．また，中間位・高位の症例は人工肛門閉鎖直後には水様便のため肛門周囲のびらんをきたしやすく，注意が必要である．

鎖肛治療の最終目標はいかに排便機能を保ち，社会生活を問題なくスムーズに行えるようにするかということである．低位の症例では術後の排便機能には問題はない．中間位・高位の患児では，便失禁や汚染，便意の有無，便秘といった問題を抱える．特に高位の症例では，肛門挙筋群の発育障害や支配神経異常の合併が多く，排便機能障害を合併しやすい．直腸肛門形成にあたっては，術後排便機能を良好に保てるように筋群の働きや解剖を理解し，正確な手術を行うことが重要である．

術後，幼少期には浣腸や下剤などを使用した排便訓練を積極的に行い，排便習慣の獲得を目指すことが重要である．保護者にはその必要性について十分な説明が必要である．高位の症例ほど術後の排便機能が不良で，便の汚染・失禁など日常生活に支障をきたすこともある．また，便意がなく，便秘を合併する頻度も高い．積極的な排便訓練が排便機能の改善に重要となる．

泌尿器疾患や脊椎異常の合併がある場合は，腎機能障害，排尿障害，尿路感染症に対する治療も必要である．また，長期的には病型によって生殖機能や性に関する問題が生じる可能性もある．排便・排尿・性に関する問題や複雑な心理社会的問題は，患児自身がよりよい日常を過ごすことができるように，環境づくりも含め長期にわたるチーム医療による対応が必要である．

文献

1) T. W. Sadler（原著），安田峯生（監訳）：ラングマン人体発生学．第 9 版，メディカル・サイエンス・インターナショナル，2006
2) 上野 滋：鎖肛，直腸肛門奇形．伊藤泰雄（監）：標準小児外科学．第 6 版，医学書院，214-223，2012
3) 八木 誠：直腸肛門奇形．福澤正洋，他（編）：系

統小児外科. 改訂第3版, 永井書店, 586-598, 2013
4) Peña A, et al.：Posterior sagittal anorectoplasty：important technical considerations and new applications. *J Pediatr Surg* **17**：796-811, 1982
5) Georgeson KE, et al.：Laparoscopically assisted anorectal pull-through for high imperforate anus：a new technique. *J Pediatr Surg* **35**：927-930, 2000

（米倉竹夫）

2. 総排泄腔遺残（patent cloacal anomaly）

病態・発生機序

　総排泄腔遺残は，女子において，尿道，腟，直腸が遺残した総排泄腔（共通管〈common channel〉）に合流し，会陰部には共通管のみが開口する直腸肛門奇形の特殊型である．鎖肛分類では，従来は高位に入れられてきたが，高位だけでなく，中間位あるいは低位に近いものもみられることから，現在では総排泄腔型として1つの範疇として括られている〔「鎖肛・直腸肛門奇形（anorectal malformation, imperforate anus）」（p. 221）参照〕．

　その詳細な発生機序は不明であるが，胎生4～6週における尿直腸中隔による中腎傍管（Müller管）と後腸との分離の異常によって発生すると考えられている〔「鎖肛・直腸肛門奇形（anorectal malformation, imperforate anus）」（p. 221）参照〕．このため，尿道，腟，直腸の合流には種々のvariationがあり，また重複子宮・腟などの生殖器の異常の合併も多い．

発生頻度・症状

　「鎖肛・直腸肛門奇形（anorectal malformation, imperforate anus）」（p. 222）図1を参照されたい．総排泄腔遺残は出生50,000に1例の発生頻度である．日本直腸肛門奇形研究会における1976～1995年の登録症例をみると，直腸肛門奇形全1,992例のうち総排泄腔遺残の症例は93例（4.7%）であった．

　総排泄腔遺残は通常，出生時に腟・肛門の開口を認めず，会陰は1つの開孔として発見される．小陰唇は包皮様で，時に陰囊様（鶏冠様）の外観を呈することもある．また，尿による水腟症・水子宮腟症に伴う腹部膨満や排尿障害を呈したり，まれに胎便性腹膜炎を合併したりすることもある．しばしば重複子宮・重複腟や泌尿器系の異常（水腎症，膀胱尿管逆流症，膀胱機能障害）を合併する．共通管からの排便は不可能であり，出生直後に人工肛門が造設される．

病型・検査

　尿道，腟，直腸の合流形態には多くのvariationがあり（図4），その合流形態の評価はその後の再建術式を検討するうえで極めて重要である．また，合流形態のみならず，遺残した排泄腔の長さ，すなわち共通管の長さは，治療，特に腟形成の方法を決定するうえで重要である．共通管の長さによって3 cm以下のshort typeと3 cm以上のlong typeに分けられる．

1) 瘻孔造影

　通常，出生直後に行うが，1回の検査では正確な合流形態診断に至ることは困難で，根治術までの間に数回行われることが多い．肛門窩と会陰部皮膚面をマークし，股関節を約70°屈曲させ，大

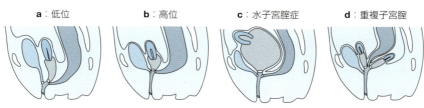

a：低位　　b：高位　　c：水子宮腟症　　d：重複子宮腟

図4　総排泄腔遺残の病型

腿骨大転子を合わせ左右の坐骨陰影が重なるように側面位をとる．瘻孔から造影剤（ガストログラフィン®）を注入し，共通管の長さとともに，尿道，腟，直腸瘻の形態の評価を行う．共通管から尿路系の造影が困難な場合，全身麻酔下に膀胱鏡ガイド下に尿道，腟，直腸瘻の造影を行う．尿路系の造影の際には排尿時膀胱尿道造影（voiding cysto-urethrography：VCUG）も行い，しばしば合併する膀胱尿管逆流症や膀胱収縮などの評価を行う．

2） 人工肛門造影

生後1か月頃に瘻孔造影と同時に行う．前処置として人工肛門より肛門側結腸の洗浄を行う．倍希釈したウログラフィン®を用い，正しい側面位として直腸盲端が十分に造影されるように撮影する．

3） 超音波検査

胎児超音波検査にて fluid-debris formation を呈する水腟症を認めることで，出生前診断される．生殖器，尿路系（膀胱拡張・水腎水尿管症）の病態診断とともに，思春期以降における溜血症などによる月経困難症の評価に重要である．

4） MRI，（造影）CT

水腟症，生殖器，尿路系，脊椎異常の精査に有用である．肛門括約筋の形成の状態や瘻孔との位置関係を評価するために行われる．

5） 瘻孔からの膀胱鏡（腟鏡）検査

共通管の長さや尿道，腟，直腸瘻の開口の位置関係を評価するために重要な診断である．硬性鏡だけでなく，必要に応じ軟性鏡を用いた検査も行う．

● 治療

水子宮腟症から胎便が腹腔に漏れ胎便性腹膜炎を合併した症例では，出生後，腹腔ドレナージが必要となる．通常，出生直後，横行結腸を用いた人工肛門が造設される．水腟症合併例などで排尿障害がある場合には，膀胱瘻の造設が必要である．

Hendren らは100例を超す症例に対しその形態によって種々の再建術式を報告した[1]．その後，Pena らが鎖肛手術に用いた後方矢状切開を応用した術式を報告したが，この術式は形態と病態発生を明らかにしたという点でも総排泄腔遺残の治療に計り知れない貢献をもたらした[2,3]．

1） 総排泄腔が3cm未満の場合

幼児期に一期的腟・肛門形成を行う．仙骨会陰式肛門形成と skin flap を用いた腟形成が行われてきたが，その後 Pena らは TUM（total urogenital mobilization）を報告した[4]．TUM 法では，まず Jack-knife 位として後方矢状切開直腸肛門形成術（posterior sagittal anorectoplasty：PSARP），〔「鎖肛，直腸肛門奇形（anorectal malformation, imperforate anus）」（p. 221）参照〕を行い，直腸瘻を分離し，直腸を剥離授動する．次いで，尿生殖洞を剥離し腟と尿道を一体として授動し，腟後壁を形成したのち会陰に吻合し，ついで肛門形成を行う．繊細な操作を要するが，手技は煩雑ではなく，ほぼ正常に近い外観とともに排便・排尿機能も良好で，すぐれた術式である．

2） 総排泄腔が3cm以上の場合

尿道・腟・直腸をそれぞれ形成する必要がある．一期的に行う方法としては，Pena らの PSARP と同時に腟・尿道をそれぞれ形成する posterior sagittal anorecto-vagino-urethroplasty 法がすぐれている[2,3]．Jack-knife 位として共通管まで PSARP を行う．直腸瘻を分離し直腸を剥離授動し，次いで腟周囲を剥離する．尿道を分離し，共通管を用い尿道形成を行う．腹臥位とし，開腹で直腸下端や有茎空腸を用いた代用腟を作成するか，重複腟症例では重複腟の片側を反転し会陰に引き下ろし腟形成を行う方法もある（vaginal switch）．再び Jack-knife 位とし会陰に pull-through した代用腟（または腟）を会陰に吻合し，肛門形成を行う．

二期的に腟形成を行う場合，思春期前の月経が開始する前に行う必要があるが，手術操作は煩雑となる．

● 術後管理・予後・保護者への説明

肛門形成や排便機能に関しては，中間位や高位鎖肛と同様である．わが国の全国統計調査では，腟形成後の長期的問題点として，月経流出路狭窄が41.4％に認められ，そのうち91.4％が急性腹症，65.8％に月経困難症を呈していた．術後排便機能は比較的良好で，約8割で禁制が保たれ，排尿機能も6割で良好な自排尿が獲得されている．

Penaらは共通管が3cm以上の場合は78%に膀胱機能障害がありCICの管理が必要と報告しており[3]，膀胱尿管逆流症や膀胱機能障害などに対しては厳重なフォローが必要である．また，腟口・腟の狭窄の合併も多く腟ブジーが必要となる．特に将来の性交のためにも，学童期以降に腟狭窄の有無や拡張の適応などの再評価が必要である．また，月経流出路障害を合併する症例も多く，放置すると思春期に月経流出路障害から子宮・腟留血腫が発生し，月経困難症を訴えるだけでなく，内膜症や不妊の原因となる．

　排便・排尿・生殖機能や性に関する問題や複雑な心理社会的問題に対しては，長期にわたるチーム医療による対応が必要である．

文献

1) Hendren WH : Cloacal malformations : experience with 105 cases. J Pediatr Surg **27** : 890-901, 1992
2) Peña A : The surgical management of persistent cloaca : results in 54 patients treated with a posterior sagittal approach. J Pediatr Surg **24** : 590-598, 1989
3) Peña A, et al. : Surgical management of cloacal malformations : a review of 339 patients. J Pediatr Surg **39** : 470-479, 2004
4) Peña A : Total urogenital mobilization : an easier way to repair cloacas. J Pediatr Surg **32** : 263-268, 1997

〈米倉竹夫〉

3. 泌尿生殖洞奇形

 病態・発生機序

　泌尿生殖洞(urogenital sinus)も鎖肛・総排泄腔遺残症と同じ発生過程の機序の異常が原因と考えられている〔「鎖肛・直腸肛門奇形(anorectal malformation, imperforate anus)」(p.222)参照〕．胎生9週に尿直腸中隔を下行した中腎傍管(Müller管)が尿生殖洞と癒合し(合流点)，上部1/3は中腎傍管，下2/3は尿生殖洞からなる腟と尿道が形成される．合流点の尾側は泌尿生殖洞として会陰に向かい短縮し，会陰に尿道と腟が別々に開口する．この下降過程が停止することで，種々の長さの泌尿生殖洞が発生する．

 症状

　「鎖肛・直腸肛門奇形(anorectal malformation, imperforate anus)」(p.222)図1を参照されたい．腟前庭部に一穴の状態で開口している．先天性副腎過形成などのDSD，鎖肛などに合併して認められる．合流点が低位の場合，症状は認めない．高位の場合，anterior perineal anusを合併し排便困難で気づかれることもあるが，初経発来後に月経困難症として気づかれる．

検査・治療

　合流点がどの高さにあるかを診断することが最も重要で，その検査法は総排泄腔遺残に準ずる．その治療はskin flap法，vaginal flap法による腟の延長術や，TUM(total urogenital mobilization)法が行われる．高位では肛門の会陰開口の合併もあるため，posterior sagittal anorecto-vagino-urethroplasty法が行われる(前項参照)．

〈米倉竹夫〉

索引

和文索引

あ
アミノ酸再吸収 ………………………… 6
アンジオテンシン II …………………… 4
アンドロゲン受容体 …………………… 180
アンドロゲン不応症 ………… 180, 184
　　完全型—— …………………… 184
　　部分型—— …………………… 184

い
異形成腎 ………………………… 71, 78
異形成精巣 …………………………… 183
萎縮膀胱 ……………………………… 122
異所性陰囊 …………………………… 153
異所性尿管 …………………………… 98
異所性尿管の描出 …………………… 46
一時的尿路変更術 …………………… 93
一側腎無発生 ………………………… 78
遺伝カウンセリング ………… 54, 56
遺伝学的検査 ………………………… 54
移動性精巣 …………………………… 147
異物 …………………………………… 27
陰核形成術 …………………………… 181
陰茎外傷 ……………………………… 220
陰茎癌 ………………………………… 158
陰茎欠損 ……………………………… 169
陰茎サイズ …………………………… 29
陰茎前位陰囊 ………………………… 151
陰茎痛 ………………………………… 25
陰茎彎曲症 …………………… 160, 164
陰唇間腫瘤 …………………………… 171
陰唇癒合 …………………………… 33, 171
陰囊形成術 …………………………… 151
陰囊腫大 ……………………………… 216
陰囊水腫 ……………………………… 149

う・え・お
ウリノーマ …………………… 122, 124
会陰式肛門形成術 …………………… 225
遠位部尿道狭窄 ……………………… 130
横紋筋肉腫 …………………… 173, 196
　　子宮—— …………………… 199
　　前立腺—— ………………… 196
　　腟—— ………………………… 199
　　膀胱—— ……………………… 196
　　傍精巣—— ………………… 198

か
海綿腎 ………………………………… 77
化学療法 ………… 192, 195, 197, 199
化学療法遅発性合併症 ……………… 198
過活動膀胱 …………………………… 136
核医学検査 …………………………… 42
過剰腎 ………………………………… 78
家族性良性血尿 ……………………… 15
感染症 ………………………………… 49
嵌頓包茎 ……………………………… 160
外肛門括約筋 ………………………… 223

き
起炎菌 ………………………………… 60
気管狭窄症 …………………………… 51
奇形腫 ………………………………… 203
亀頭包皮炎 …………………………… 157
稀尿 …………………………………… 20
機能的排尿障害 …… 80, 82, 131, 136
逆流性腎症 …………………………… 88
　　進行性—— …………………… 90
　　先天性—— …………………… 89
逆流防止機構 ………………………… 80
　　受動的—— …………………… 81
　　能動的—— …………………… 81
逆流防止術 …………………………… 84
逆行性洗腸 …………………………… 135
急性陰囊症 …………………………… 208
挙上精巣 ……………………………… 147
巨大尿管 ……………………………… 91
　　逆流性—— …………………… 96
　　原発性—— …………………… 91
巨大尿道 ……………………………… 127
巨大膀胱 ……………………………… 110

け・こ
経尿道的切開術 ……………………… 123
経尿道的尿管砕石術 ………………… 206
血中 NSE ……………………………… 193
血尿 …………………………… 14, 215
高 Ca 血症 ……………………………… 6
高 Ca 尿症 …………………………… 15
抗 Müller 管ホルモン ……………… 175
高血圧 ………………………………… 90
抗コリン薬 ………… 134, 139, 142
高位精巣摘除術 ……………………… 198
後腹膜リンパ節郭清術 ……………… 198
後部尿道弁 …………………………… 121
後方矢状切開直腸肛門形成術 …… 225
肛門挙筋 ……………………………… 222
抗利尿ホルモン薬 …………………… 141
戸籍 …………………………………… 177
骨盤骨骨切り ………………………… 117
骨盤底筋群 …………………………… 222
混合型性性腺異形成 ………………… 183
コンジローマ ………………………… 32

さ
細菌尿 ………………………………… 13
臍帯ヘルニア ………………………… 116
採尿法 ………………………………… 12
索状性腺 ……………………………… 183
鎖肛 …………………………… 51, 216
鎖肛・直腸易肛門奇形 ……………… 221
酸・塩基平衡 ………………………… 6
三環系抗うつ薬 …………… 139, 141
残尿測定 ……………………………… 48

し
糸球体型赤血球 ……………………… 15
糸球体サイズ ………………………… 4
糸球体性蛋白尿 ……………………… 16
糸球体囊胞 …………………………… 71
糸球体毛細血管圧 …………………… 4
糸球体濾過量 ………………………… 3, 4
子宮摘除術 …………………………… 199
子宮内胎児発育障害 ………………… 7
子宮留血症 …………………………… 26
射精障害 ……………………………… 198
周術期管理 …………………………… 49
出血性膀胱炎 ………………………… 198
術後管理 ……………………………… 52
出生前診断 ………… 116, 118, 120
出生前超音波検査 … 38, 82, 103, 110

小顎症 … 51
症候性水腎症 … 67
上昇精巣 … 147
常染色体優性多発性囊胞腎 … 72
常染色体劣性多発性囊胞腎 … 73
上部尿路変更術 … 122
鞘膜外捻転 … 208
女子の陰唇間腫瘍 … 216
処女膜閉鎖症 … 34, 173
女性化外陰部形成術 … 181
初尿 … 3
腎盂形成術 … 67
腎盂内圧測定 … 93
腎盂尿管吻合術 … 105
腎外傷 … 219
腎芽腫 … 189
神経因性膀胱 … 131
神経芽腫 … 192
腎血流量 … 3
腎静脈血栓症 … 215, 216
腎生検 … 17

す せ

髄質海綿腎 … 77
性感染症 … 158
性器外観 … 188
清潔間欠的自己導尿 … 139
清潔間欠導尿 … 134
精索間質細胞腫瘍 … 203
精索静脈瘤 … 154
精索水腫 … 149
精索水瘤 … 149
精索捻転症 … 144, 208
性腺芽腫 … 203
精巣外傷 … 220
精巣下降 … 178
精巣固定術 … 145
精巣腫瘍 … 144, 201
精巣上体炎 … 212
精巣上体垂捻転 … 213
精巣垂捻転 … 213
精巣水瘤 … 149
性的虐待 … 28
性分化 … 176
性分化疾患 … 34, 163, 175
性別(養育性) … 176
性別不詳外性器 … 32, 183
性別不詳児 … 216
生理的精巣下降 … 143
セクシュアリティ … 187, 188
仙骨会陰式手術 … 225

仙骨会陰式直腸肛門形成術 … 226
仙骨硬膜外ブロック … 51
先天異常症候群 … 54
先天性球部尿道狭窄 … 129
先天性水腎症 … 65
先天性尿道狭窄 … 129
先天性副腎過形成 … 185
先天性副腎皮質過形成 … 51
先天性膀胱憩室 … 106
潜伏精巣 … 161
前部尿道憩室 … 124
前部尿道弁 … 124

そ

造影検査 … 45
造血幹細胞移植 … 195
総排泄遺残 … 227
総排泄腔 … 2
総排泄腔外反症 … 116, 216
側腹部痛 … 26
鼠径ヘルニア … 144
　──嵌頓 … 214

た

体外衝撃波砕石術 … 205
帯下 … 27
胎児型 … 196
胎児超音波検査 … 65
胎児治療 … 38, 122
多尿 … 17, 124
多囊胞性異形成腎 … 74
多房性腎囊胞 … 76
段階的治療 … 112
短結腸症 … 116, 117
男子小子宮 … 163
単純検査 … 45
単純性腎囊胞 … 77
蛋白尿 … 16
　起立性── … 16

ち

恥垢 … 156
恥骨離解 … 111, 116
腟形成術 … 181
腟造影 … 101
腟摘除術 … 199
腟内異物 … 28
腟部分切除術 … 199
腟留血症 … 26
昼間尿失禁 … 22

中腎管 … 2
中部尿管狭窄 … 95
超音波カラードプラ検査 … 209
超音波検査 … 35, 209
腸管免疫系 … 63
重複尿管 … 97
重複膀胱 … 109

て と

低 Ca 血症 … 6
低形成腎 … 78
停留精巣 … 32, 143
テストステロン … 175
デフラックス注入療法 … 84
糖再吸収 … 6
倒立位 X 線撮影 … 224
特発性陰囊浮腫 … 214

な に の

内因性クレアチニンクリアランス … 7
内肛門括約筋 … 222
内視鏡の穿刺術 … 103
内視鏡的デフラックス注入療法 … 86
日本ウィルムス腫瘍研究グループ … 191
二分陰囊 … 151
二分脊椎 … 116, 131, 135
日本横紋筋肉腫研究グループ … 196
日本神経芽腫研究グループ … 195
日本直腸肛門奇形研究会分類 … 223
尿管芽 … 2, 97, 98
尿管形成術 … 93, 95
尿管性尿失禁 … 99
尿管損傷 … 219
尿管膀胱新吻合術 … 93
尿管瘤 … 102
　異所性── … 102, 103
　単純性── … 102
尿希釈力 … 5
尿禁制 … 113, 115, 131
尿細管機能 … 5
尿試験紙法 … 13
尿失禁 … 22
尿生殖洞 … 2
尿中 HVA … 193
尿中 VMA … 193
尿直腸中隔 … 221
尿沈渣 … 13
尿道・陰茎形成術 … 112
尿道下裂 … 32, 160
　──修復術 … 163, 182

尿道上裂 …………………… 115
尿道損傷 …………………… 220
尿道脱 ………………… 128, 171
尿道皮膚瘻 ………………… 166
尿道ポリープ ……………… 129
尿道無形成 ………………… 127
尿道リング狭窄 …………… 129
尿濃縮力 …………………… 3, 5
尿腹水 ………………… 122, 124
尿崩症 ……………………… 18
尿膜管開存 ………………… 107
尿膜管洞臍瘻 ……………… 108
尿膜管の異常 ……………… 107
尿膜管嚢胞 ………………… 108
尿流測定 …………………… 23
尿流動態検査 ……………… 47
尿流量測定 ………………… 48
尿路感染症 ………………… 60
尿路結石 …………………… 205
尿路再建術 ………………… 117
尿路閉塞評価 ……………… 46
妊娠性 ……………………… 146
脳疾患 ……………………… 131
膿尿 ………………………… 13
嚢胞性腎疾患 ……………… 71

は

肺低形成 …………………… 119
排尿痛 ……………………… 20
排尿機能検査 ……………… 133
排尿機能の発達 …………… 8
排尿記録 …………………… 138
排尿困難 …………………… 20
排尿時膀胱尿道造影 …… 40, 61
排尿日誌 …………………… 23
排便管理 …………………… 135
白血球尿 …………………… 13
発熱 ………………………… 24
半腎摘除術 ………………… 101

ひ ふ

非糸球体型赤血球 ………… 15
非触知精巣 …………… 143, 146
ビデオ尿流動態検査 ……… 48
泌尿生殖洞 ………………… 229
頻尿 ………………………… 19
副陰唇 ……………………… 34
副陰嚢 ……………………… 153
腹腔鏡手術 ………………… 53
腹腔鏡補助下肛門形成術 … 226
腹腔内精巣 ……… 119, 120, 143, 146

腹仙骨会陰式手術 ………… 226
腹痛 ………………………… 26
腹壁筋形成不全 …………… 120
腹壁形成異常 ……………… 119
腹壁閉鎖手術 ……………… 116
父性獲得率 ………………… 146
ぶどう状肉腫 ……………… 196
不妊症 ……………………… 144
部分的発育不全腎 ………… 78
プルンベリー症候群 ……… 118
プロスタグランジン ……… 4
分腎機能評価 ……………… 46

へ ほ

閉塞性乾燥性亀頭包皮炎 … 157
変位腎 ……………………… 80
傍外尿道口嚢胞 …………… 170
包茎 …………………… 31, 156
膀胱外反症 …………… 110, 216
膀胱拡大術 ………………… 134
膀胱頚部形成術 …………… 112
膀胱欠損(無発生) ………… 109
膀胱全摘除術 ……………… 197
膀胱損傷 …………………… 220
膀胱低形成 ………………… 109
膀胱内圧測定 ……………… 47
膀胱尿管逆流 ……… 40, 80, 119
　原発性―― ……………… 81
膀胱閉鎖 …………………… 112
膀胱レベル ………………… 106
縫線嚢胞 …………………… 170
胞巣型 ……………………… 196
乏尿 ………………………… 18
傍尿管口憩室 ……………… 106
傍尿道口嚢腫 ……………… 34
傍尿道嚢腫 ………………… 172
包皮環状切除術 …………… 159
包皮背面切開術 …………… 159

ま む も

マイクロペニス …………… 169
埋没陰茎 …………………… 167
無症候性水腎症 …………… 67
無痛性陰嚢腫大 …………… 201
問診 ………………………… 11

や ゆ よ

夜間尿失禁 ………………… 22
夜尿アラーム療法 ………… 140
夜尿症 ……………………… 140

有熱性尿路感染 …………… 24
癒合腎 ……………………… 78
養育性 ……………………… 117
羊水過少 ……………… 119, 217
羊水量 ……………………… 7
予防接種 …………………… 49
予防投薬 …………………… 62

ら り る

卵黄嚢腫瘍 ………………… 202
卵精巣性 DSD ……………… 184
利尿レノグラフィー ……… 93
両側腎無発生 ……………… 78
類表皮嚢胞 ………………… 203

欧文索引

A

α_1ミクログロブリン ……… 17
ADPKD (autosomal dominant polycystic kidney disease) ………… 72
AFP (α-fetoprotein) ………… 201
ambiguous genitalia ……… 32, 183
alveolar ………………………… 196
ambiguous genitalia …………… 183
anterior sagittal anoplasty, anal transposition ……………………… 225
ARPKD (autosomal recessive polycystic kidney disease) …………… 73

B

βHCG ………………………… 201
β_2ミクログロブリン ………… 17
BBD (bladder and bowel dysfunction) ……………………………… 137
Beck-with-Wiedemann 症候群 … 189
bell clapper deformity ………… 208
bladder level operation ………… 105
botryoid type …………………… 196
bud theory ……………………… 99
BXO (balanitis xerotica obliterans) ……………………………… 157

C

caeco-ureterocele ……………… 102
CAH (congenital adrenal hyperplasia) ……………………………… 51
CCr ……………………………… 7

CIC（clean intermittent cathethelization）······ 134
CISC（clean intermittent self catheterization）······ 139
cloacal membrane ······ 111
Cohen 法 ······ 86
Combined 法 ······ 85
coverd cloaca ······ 116
Cowper 腺嚢胞 ······ 127
cut back 法 ······ 225
cutis laxa ······ 107
cyctometry ······ 47

D

Denys-Drash 症候群 ······ 189
DMSA 腎シンチグラフィー ······ 42
DSD（disorder of sex development） ······ 34, 163, 175
dysfunctional voiding ······ 136
dysgenetic testis ······ 183
dysgerminoma ······ 183

E F

Eagle-Barrett syndrome ······ 118
Ehlers-Danlos 症候群 ······ 107
embryonal ······ 196
epidermoid cyst ······ 203
ESBL 産生菌 ······ 60
ESWL（extracorporeal shockwave lithotripsy）······ 206
everting ureterocele ······ 104
FENa ······ 5
Fowler-Stephens 法 ······ 147

G H

Gartner 管嚢胞 ······ 34
GCP（glomerular capillary pressure） ······ 4
GFR（glomerular filtration rate） ······ 3, 4
giggle incontinence ······ 136
gonadal stromal tumor ······ 203
gonadoblastoma ······ 183, 203
G-T balance ······ 6
Henoch-Schönlein 紫斑病 ······ 215
high insertion ······ 65, 68
Hinman 症候群 ······ 137
HIV ······ 158
Hutch 憩室 ······ 106

HVA ······ 193
hyperfiltration 説 ······ 90

I J K

INSL3（insulin-like hormone 3） ······ 175
invertography ······ 224
JNBSG（Japan Neuroblastoma Study Group）······ 195
JRSG（Japan Rhabdomyosarcoma Study Group）······ 196
JRSG プロトコール ······ 200
key-hole sign ······ 122, 124
Kova slide 法 ······ 14
Kropp 法 ······ 112

L M

Leydig call tumor ······ 203
Leydig 細胞腫瘍 ······ 203
LH-RH アナログ ······ 149
Lich-Gregoir 法 ······ 85
MAG3 レノグラフィー ······ 42
MCDK（multicystic dysplastic kidney）······ 74
Menkes 症候群 ······ 107
MGD（mixed gonadal dysgenesis）······ 183
MRU（magnetic resonance urography）······ 45
MRU 検査の実際 ······ 46
Müller 管遺残組織 ······ 182
Müller 管構造 ······ 183

N P

narrow segment ······ 91
Na 再吸収能 ······ 5
Na 排泄分画 ······ 5
N-myc 癌遺伝子 ······ 193
nutcracker 現象 ······ 15, 154
NWTS（National Wilms Tumor Study）······ 191
Paquin 法 ······ 84
parameatal cyst ······ 170
paraurethral cyst ······ 172
patent cloacal anomaly ······ 227
perineal groove ······ 174
Pippi-Sallee 法 ······ 112
Politano and Leadbetter 法 ······ 84

pop-off ······ 122
primary closure ······ 112
PSARP（posterior sagittal anorectoplasty）······ 225
pseudoureterocele ······ 99

R S T

RI 検査 ······ 42, 61
RMS（rhabdomyosarcoma）······ 173, 196
RPLND（retroperitoneal lymph node dissection）······ 198
Schwarz の方法 ······ 7
Sertoli cell tumor ······ 203
Sertoli 細胞腫瘍 ······ 203
single stage repair ······ 112
staged repair ······ 112
streak gonad ······ 183
teratoma ······ 201, 203
triad syndrome ······ 118
TUL（transurethral ureterolihotripsy）······ 206
TUM（total urogenital mobilization）······ 228
Turner 症候群 ······ 182

U V W Y

underactive bladder ······ 136
urogenital sinus ······ 229
UTI の危険因子 ······ 63
UTI の自然防御機構 ······ 63
vanishing testis ······ 143, 146
varicocele ······ 154
VCUG（voiding cystourethrography）······ 40, 61
video urodynamic study ······ 48, 139
VMA ······ 193
VUR（vesicoureteral reflux）······ 40, 80, 119
WAGR 症候群 ······ 189
Weigert-Meyer の法則 ······ 98
Williams 法 ······ 85
Wilms 腫瘍 ······ 189
Wolff 管 ······ 2
WT1 遺伝子異常 ······ 189
yolk sac tumor ······ 201, 202
Young-Dees-Leadbetter 法 ······ 112
Young の分類 ······ 121

- JCOPY 〈(社)出版者著作権管理機構 委託出版物〉
  本書の無断複写は著作権法上での例外を除き禁じられています．
  複写される場合は，そのつど事前に，(社)出版者著作権管理機構
  （電話 03-3513-6969，FAX03-3513-6979，e-mail：info@jcopy.or.jp）
  の許諾を得てください．

- 本書を無断で複製（複写・スキャン・デジタルデータ化を含みます）する行為は，著作権法上での限られた例外（「私的使用のための複製」など）を除き禁じられています．大学・病院・企業などにおいて内部的に業務上使用する目的で上記行為を行うことも，私的使用には該当せず違法です．また，私的使用のためであっても，代行業者等の第三者に依頼して上記行為を行うことは違法です．

泌尿器科医，小児外科医，小児科医も使える
小児泌尿器疾患診療ガイドブック

ISBN978-4-7878-2148-5

2015 年 1 月 5 日　初版第 1 刷発行
2016 年 8 月 8 日　初版第 2 刷発行

編　集　者	島田憲次
発　行　者	藤実彰一
発　行　所	株式会社　診断と治療社
	〒100-0014　東京都千代田区永田町 2-14-2　山王グランドビル 4 階
	TEL：03-3580-2750（編集）　03-3580-2770（営業）
	FAX：03-3580-2776
	E-mail：hen@shindan.co.jp（編集）
	eigyobu@shindan.co.jp（営業）
	URL：http://www.shindan.co.jp/
装　　　丁	株式会社ジェイアイ
イラスト	藤立育弘，小牧良次（イオジン）
印刷・製本	三報社印刷株式会社

©Kenji SHIMADA, 2015. Printed in Japan.　　　　　　　　　　　　　　　　［検印省略］
乱丁・落丁の場合はお取り替えいたします．